新装版

自殺の対人関係理論
予防・治療の実践マニュアル

The Interpersonal Theory of Suicide

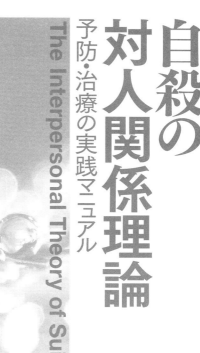

著＝
**Thomas E. Joiner Jr.
Kimberly A. Van Orden
Tracy K. Witte
M. David Rudd**

監訳＝
北村俊則

訳＝
奥野大地
鹿沼愛
弘世純三
小笠原貴史

日本評論社

Copyright © 2024 by Nippon Hyoron-Sha Co., Ltd.

This Work was originally published in English under the title of:
The Interpersonal Theory of Suicide:
Guidance for Working With Suicidal Clients as a publication of the American Psychological Association in the United States of America.
Copyright © 2009 by the American Psychological Association (APA).
The Work has been translated and republished in Japanese language by permission of the APA.
This translation cannot be republished or reproduced by any third party in any form without express written permission of the APA.
No part of this publication may be reproduced or distributed in any form or by any means, or stored in any database or retrieval system without prior permission of the APA.

Japanese translation rights arranged with the American Psychological Association,
Washington, D.C. through Tuttle-Mori Agency, Inc., Tokyo

目次　　［新装版］自殺の対人関係理論：予防・治療の実践マニュアル

はじめに　v

序章　自殺の対人関係理論：概念と根拠 ―― 3

1. 自殺の対人関係理論……4
   - (1) 自殺の対人関係理論：実証的根拠と事例研究　8
     身についた自殺潜在能力／8　　負担感の知覚／13　　所属感の減弱／17
   - (2) 自殺の対人関係理論の心理療法的意義とその他の臨床的意義　18
     最良の臨床的態度／19　　治療目標／20
2. このガイドブックで網羅されている臨床分野……24

第1章　自殺に関連する精神疾患 ―― 27

1. 自殺に関連する五大精神疾患とその他の障害……29
   - (1) 気分障害　29
     大うつ病性障害／29　　双極性スペクトラム障害／36　　気分変調性障害／39
   - (2) 摂食障害　41
     神経性無食欲症／42　　神経性大食症／45
   - (3) 統合失調症　48
   - (4) 境界性パーソナリティ障害　53
   - (5) 他の精神障害　58
2. 自殺の危険のある患者に診断を伝える……59

目次　●　i

第2章 自殺のリスク・アセスメント ─── 65

1. 用語の定義……………67
2. 自殺のアセスメント手法に含まれること……………69
3. 様々なリスク・アセスメント手法……………77
   - (1) 自殺の協働アセスメント・マネージメント　77
   - (2) 自殺関連事象経時評価法　79
   - (3) ワシントン大学リスク評価プロトコル　81
   - (4) 自殺リスク評価決定木　84
4. リスク・アセスメントの共通テーマ……………98

第3章 危機介入 ─── 103

1. 危機とは何か……………104
2. 危機介入技法……………105
   - (1) 入院　108
   - (2) 自殺手段への接近を取り除く　110
   - (3) ソーシャル・サポートを引き出す　112
   - (4) 治療参加の提示　114
   - (5) 危機カード　118
   - (6) 症状マッチング階層　122
   - (7) 気分グラフ　126
   - (8) 希望の道具箱　128
3. 治療中でない者への危機介入……………129
4. すべてを一緒に試みること……………131

第4章 治療 ─── 135

1. 治療目標……………137
2. 自殺行動の治療……………138
   - (1) 弁証法的行動療法　138
   - (2) 認知療法　145

        (3) 対人関係的精神力動的治療　153
        (4) 青年期患者の治療　158
    3　理論に基づいた自殺行動予防アプローチ……………161
        (1) SCRIPT原則1：対人関係の問題が中心的な目標である　162
        (2) SCRIPT原則2：治療動機づけが中心的な目標である　162
        (3) SCRIPT原則3：セルフコントロールを増やすことが
            中心的な目標である　164
        (4) SCRIPTの鍵となる技法：状況分析　165
            手順1／167　　手順2／168　　手順3／170　　手順4／171
            手順5／174　　手順6／174　　治療段階／176
    4　ガイドのツールベルト：本質的な要素……………180

第5章　治療関係 ——— 183

    1　自己決定：能力感と自律性……………185
    2　一体感とチームワーク……………191
    3　治療の全側面について開かれていること……………197
    4　セッションとセッションの間での接触……………204

第6章　予防と公衆衛生活動 ——— 213

    1　一次（全体的）予防戦略……………217
        (1) 致命的な自殺手段への接近を制限する　219
        (2) 自殺についての市民教育　224
        (3) 一次予防の限界　228
    2　二次（高リスク）予防戦略……………229
        (1) 最近の自殺企図者　230
        (2) 高齢者　232
        (3) 児童青年期　235
        (4) 二次予防の限界　237

終　章　希望を支援する自殺の対人関係理論の役割──────239
　　1　対人関係の文脈と関係性の重要性……………239
　　2　アセスメントと治療の理論的柔軟性、臨床的正確さ、
　　　　希望を支援する過程……………242
　　3　希望の支援、アセスメント、リスク・マネージメント……………245
　　4　理解と適用が容易なモデル：そして希望へと導くもの……………246

参考文献　249
索引　275
著者について　277

〈資料〉日本における自殺対策相談窓口　279
〈付録〉INTERPERSONAL SUICIDALITY RISK ASSESSMENT
　　　　TOOL（ISRAT）面接ガイド ver1.0　282
訳者あとがき　288

図表目次　図1　自殺の対人関係理論の図示　8
　　　　　図2-1　対人関係欲求質問票　71
　　　　　図2-2　身についた自殺潜在能力尺度　75
　　　　　図2-3　自殺リスク評価決定木（略式）　84
　　　　　図2-4　自殺リスク評価決定木面接法　89
　　　　　図2-5　自殺リスク評価決定木の第2段階：リスク水準の判定　92
　　　　　図3-1　治療参加書　117
　　　　　図3-2　危機カード　121
　　　　　図3-3　気分グラフの例　127
　　　　　図4-1　問題解決コーピング・カード　151
　　　　　図4-2　状況分析の手順4のための望ましい結果チェックリスト　173
　　　　　図6-1　全体的予防戦略の結果として想定される自殺リスクの移行　218
　　　　　表2-1　理論に基づいたアセスメントの推奨（要約）　76
　　　　　表2-2　身についた自殺潜在能力2つの表現　85
　　　　　表3-1　症状マッチング階層　123
　　　　　表3-2　自殺リスク水準ごとの危機介入　132

はじめに

　本書の目的は、自殺行動の治療を行う臨床家にとって有用で利用しやすいガイドラインを、その基盤となる自殺の対人関係理論（Joiner, 2005）とともに提供することである。この作業は、Thomas E. Joiner Jr、そして M. David Rudd らの研究室で現在進行中の実証的研究から生まれたものである。本書には、理論から導かれた自殺の危険のある患者への最良の治療法、理論から導入された実証的根拠のあるリスク・アセスメント手法の詳細、臨床の原則を例示する詳細な事例、自殺の危険性のある患者の臨床についての先行研究の簡潔な概論、治療者とクライエントが治療の過程でそのまま手渡して用いることができるプリントを収録している。

　本書を作成するにあたり、私たちは多くの人々や機関から恩恵、示唆、支援を受けた。そのなかのひとつが Tallahassee の Florida State University（FSU）の心理学科である。ここは業績（例えば、全米で4位の研究費獲得）と人々の調和が共存するたいへん貴重な学科である。私たちは FSU の臨床心理学プログラム、FSU の心理クリニック、Thomas Joiner が指導する自殺行動と関連現象の研究グループにかかわっている人々やそのアイデアから特に恩恵を受けている。また、American Psychological Association の書籍部門のスタッフ、なかでも、このプロジェクトに最初から最後まで従事してくれた Susan Reynolds ならびに改訂段階で熟練した指導者として活躍してくれた編集者の Peter Pavilionis に感謝している。特に感謝を示さなくてはいけないのは、序章に対して貴

重な助言をしてくれた編集者 Peggy Sullivan であり、さらに初稿に対して適切で建設的なコメントを提供してくれた 2 人の匿名の査読者である。

　Tracy K. Witte と Kimberly A. Van Orden は、同僚であり仲間でもある Jill Holm-Denoma や Kathryn Gordon、そして April Smith の支援と貢献に感謝している。本プロジェクトの過程を通じての彼らの助力と友情は、かけがえのないものであった。

　本書を準備している間に Tracy Witte は米国精神保健研究所（National Institute of Mental Health）から National Research Service Award の交付を受けた。彼女は、NIMH に対してこの助成から多くの機会が得られることについて、すばらしい同僚であり友人でいてくれた Kim Van Orden に、自殺行動研究に導いてくれた Kara Fitzpatrick に、そして大学院時代を通じて多くの支援と笑顔を与えてくれた Tina Lopez に、それぞれ心からの謝意を表する。彼女は、地に足をつけ、謙遜でいられたことが、人生を通じて愛情と支援を与えてくれ、かつ優しいちょっかいを出してくれた家族のおかげであると家族に感謝し、さらに本書を作る過程で辛抱強く愛してくれた Seth Gitter に大変な恩義を感じている。

　Kim Van Orden は、臨床スーパーバイザーの指導と支援にたいへん感謝している。彼らの考えや提案は彼女の思考をかたちづくったし、疑いなく、彼らは本書のなかに自らの考えが取り入れられていることに気づくだろう。彼女は、勇敢にも自殺の危機の闇のなかに向かってともに旅立ち、そこから抜け出したすべての患者に多大な恩恵を感じている。彼女は、子どもの頃に書いたタイムスリップする話から多重共線性についての原稿まで、彼女が書いたすべてのものを読んでくれた母親に対して、大学院という山登りを通して常にあった Lisa James と Rob Schlauch との親密な絆に対して、Tracy Witte の聡明さ、魅力的な気難しさ、寛容さに対して、そして Jess West が時差や大陸間を超えて常にそこにいてくれたことに対して、謝意を示すものである。

［新装版］
自殺の対人関係理論

予防・治療の実践マニュアル

略語表

略語	正式表記	和文
ACSS	Acquired Capability for Suicide Scale	自殺潜在能力尺度
CASE	Chronological Assessment of Suicide Events	自殺関連事象経時評価法
CAMS	Collaborative Assessment and Management of Suicidality	自殺の協働アセスメント・マネージメント
DSM-IV-TR	Diagnostic and Statistical Manual of Mental Disorders, 4th ed., Text Revision	精神疾患の診断・統計マニュアル
PPES	Painful and Provocative Events Scale	疼痛性・刺激誘発性出来事尺度
RCT	Randomized Controlled Trial	無作為比較対照化試験
SCRIPT	Self-control Regulation Interpersonal Psychotherapy	セルフコントロール調節対人関係心理療法
UWRAP	University of Washington Risk Assessment Protocol	ワシントン大学リスク評価プロトコル

序章

自殺の対人関係理論
概念と根拠

　治療者は、自殺の危険のある患者を扱う際にしばしば恐怖を感じるものである。事実、治療者に対する全米規模の調査において最も頻回に報告された恐怖（調査に協力した臨床家の97%）は患者が自殺によって死ぬ可能性であることが示されている（Pope & Tabachnick, 1993）。ある回顧録はあやうく命を落としそうになった登山事故を描写しているが、これは自殺の危険のある患者の治療の適切な比喩となっている。Joe Simpson（1988）は、彼と同行者のSimonが、お互いにロープで繋がれた2万フィート上空で危うく命を落としかけた出来事を述べている。Simonは文字どおりJoeの命をその手でつかんでいた。Simonが自らの命を助けるためには、そのロープを切りJoeをほぼ確実な死に追いやるしかないという状況であった。自殺の危険のあるクライエントの治療をするのはまるで、ロープを握って誰かの命の重さを手に感じ、救いようがないような気持ちになるかもしれない。しかし、これが真実である必要はないと、私たちは考えている。つまり、臨床家に自殺行動についての知識を装備させることは、命を救うほど強力なツールになりうるのである。

　本書の目的は、自殺の危険のある患者の治療を、自殺行動のモデル、すなわち自殺の対人関係理論（Joiner, 2005）のなかに位置づけることによって、そうした臨床にまつわる神話を取り去ることである。この理論は、なぜ人は自殺によって死に至るのかという疑問に対して、包括的で実証にも耐える答えを出そうと試みる野心的なものである。この疑問に対する包括的な答えを出すという

この理論の試みに対してこれまでに得られている知見は肯定的なものであった（後述する）が、もちろんそれは時が判断するものである。ところで本書は、この理論が検証に耐えて生き残るかどうかについての疑問に焦点を当てるものではなく、むしろ、私たちがすでに解明したと見なしている事柄に焦点を当てている。それは自殺という現象を理解するために不可欠な側面であるのに、いくつかの理論では言及さえされておらず、これまで十分には着目されてこなかったものである。この理論がこれらの概念を強調することで、自殺患者との臨床に厳密さと新しい焦点を持ち込むことを可能にする。

　本書では、自殺の危険性のある患者への臨床的ケアと治療を改善させるためにこの理論がどのように用いられるかを、例を挙げながら示す。私たちの枠組みでは、治療者の役割をいわば山岳ガイドの役割とたいへん似たものと考えている。すなわち、経験のあるガイドは地形を熟知し、楽々と危機を扱い、クライエントにどのように山に登るのかの技法を教え、そして何よりも、クライエントの安全を第一優先に置いている。しかしながら、ガイドは常にクライエントに束縛されているわけではない。ガイドはクライエントの生命に完全な責任を負っているわけではなく、また、天候を完全に予測できると主張するわけでもない。自殺の危険性のある患者を治療する臨床ガイドは、熟練していて知識も豊富であるが、万能ではない。本書は、自殺の危険性のある患者との対人関係理論に基づく臨床をどのように実施するかを解説する、ある種の「ガイドブック」であることを意図している。

　以下のセクションで、自殺の対人関係理論を手短に解説し、この理論にかかわるいくつかの事例研究や実証研究からの根拠を要約し、そのうえで自殺の危険性のある患者の心理療法に関連したいくつかの課題に対するこの理論からの指針を論じることによって、臨床課題に対する本書の重要性をその後の各章に先立って示す。

1　自殺の対人関係理論

　人々はなぜ自殺によって命を落とすのだろうか。彼らは**それができる**からであり、かつ**それを望む**からである。つまり彼らは自殺を行う願望とその能力の双方を発達させるからである。この答えは表面的でふざけた、あるいはまった

く愚かな答えのように見えるかもしれないが、もしも自殺の対人関係理論を10語未満でまとめることを強いられれば、この答えは妥当なものであるといえるだろう。もちろん10語未満での理論というのは通常見られないし、多くのことを含んではいない（しかしながら $E=mc^2$ という定理に感銘を受けるわけだが）。他の問題はあるにしても、この簡潔な答えは次のような多くの基本的疑問を残す。自殺によって命を落とすことができる人と、それができない人を分かつものはなんであるのか。その特性がなんであれ、それは人の人生を通じてどのように形成されるのか。自殺による死を望む人々のなかでは、何がその欲求の鍵となる要素なのだろうか。それは心の痛みなのだろうか。希望を失うからなのか。気分の落ち込みなのか。ほかにはいったいなんだろうか。

　自殺によって死ぬことができる人についての議論に対して、自殺の対人関係理論は、ひと呼吸おいて考えてみれば明らかな事実にもかかわらず、過去の研究では取り上げられてこなかった事実を主張している。それはすなわち、致命的な自傷行動は多大な恐怖や苦痛を伴うため、わずかな人しかそれを行うことができないという事実である。特に重要なことは、この事実が、たとえ自身の将来の見通しによってうちひしがれ、自殺の考えや願望を持っている人のほとんどにさえ当てはまるということである。

　私たちはこれを、単に、なるべくしてそうなっている、つまり人間は（他の生命体もそうだが）自己破壊をするようには造られていないと考えている。それどころか、自己保存は進化のなかで古代から続く根源的に強大な力である。自己保存は、「子を多く残すこと」を除けば、自然の最も強力な要請であり、そしてもちろん生存は生殖を目的とする手段としてみることもできる。

　自殺の対人関係理論によると、自殺によって死ぬことができるのは、過去において疼痛と刺激誘発的体験（自傷行為がその最たるものであるが、それに限らない）を十分にくぐり抜けてきたため自傷行為の恐怖と疼痛が習慣になり、それゆえ自己保存の要請が押し込められてしまった人たちのみである。私たちが示すように、自己保存本能はそのすべてを取り除くことができないほどに強く、常にその頭をもたげてくる。通常、自己保存本能は広く存在するが、なかにはそれをねじ伏せることができる選ばれたわずかな人々がいて、そうした人たちは、自殺の対人関係理論によれば恐怖と疼痛に慣れることによってこの危険な能力を獲得してしまったのである。その後の自傷行為に対する疼痛と恐怖

を減少させるという点で、自傷の既往（特に死ぬことを意図した自傷）が最も強力な習慣化体験ではあるものの、それが唯一のものではないことを強調することは重要である。怪我、事故、暴力、命知らずな言動、軍隊での活動や、医師としての仕事などはわずかな例であるが、様々な程度の恐怖や疼痛を伴う体験が習慣化体験となりうる。

　こうした種類の体験は、習慣化を通して、**身についた自殺潜在能力**を生み出し、これが致命的な自傷行為を実行する能力となる。この概念は、これまでの自殺行動の理論に厳密には包含されていなかったとしても、私たちの理論において決定的に重要であり、自殺行動を完全に理解するためには不可欠である。恐怖感が潜在的な危険を登山者に警告し、命を救うこともあることから、山岳ガイドは危険な傾斜に対して恐怖心を表していないクライエントにこそ、より繊細な注意を払いたいものである。同様に私たちは、低い恐怖心と自己危害に対する耐性を示す患者の治療に当たっている臨床家に対して、そうした患者の自殺の危険性により細心の注意を払うように提言している。

　しかし、自殺の対人関係理論の重要な点は、自殺潜在能力が、必ずしも常に希死念慮を伴うものではないということである。格闘技に熟達した人物は他者に対して身体的な危害を与える潜在的な力を持っているが、自己防衛を別にすれば、そうすることを望むわけではないし、それを行うものではない。医師は他者に対して身体的な危害を与える知識と潜在的な力を持っているが、治療や治癒の提供（例：外科手術や化学療法）以外では、そうすることを望むわけではないし、それを行うものではない（しかしながら、このセクションの後半で取り上げるように、彼らは平均を超える頻度で自身を傷つけるまでにその知識と能力を用いている）。同様に、致命的な自傷を行う潜在能力を獲得する程度にまで痛みに慣らされ、恐怖心を喪失した人も多くいるが、そうすることを望むわけではないし、それを行うものではない。自殺の対人関係理論によれば、自殺潜在能力と自殺願望の両方を備えた人たちのみが危険なのである。

　次に自殺願望という概念について検討しよう。自殺の潜在能力をおいておくとして、どのような人が自殺死を望むのだろうか。自殺の対人関係理論の答えは、**負担感の知覚**と**所属感の減弱**という２つの対人関係に関連した心理状態が持続的にそして同時に起きている人々、というものである。

　負担感の知覚とは、自己についてのひとつの見方であり、それは自尊感情の

低下を含んではいるが、さらにそれを超えるものである。この考えは、その人が不完全で欠点があるために自己価値が低められるだけでなく、さらに悪いことには、その人の存在が、家族、友人、社会にとってお荷物であるというものである。この見方は、「家族、友人、社会やそういった人たちにとって、私が生きているより死んだほうが、価値がある」という決定的な計算を心の中で生み出すのである。自殺の危険性のある人たちはこの計算結果が正しいと信じているが、それは致命的になりかねない誤った認識を表している。また、後でも考察するように、**負担感の知覚**は、人間における従来型の自殺や自殺するという脅しから、ハリアリやライオンに見られる自己犠牲にわたる自殺関連現象のすべてを結びつける自殺研究上の概念である。そしてこれは、獲得された能力という概念と同様、これまでの自殺行動理論のなかでは十分に展開させられてこなかった捉え方である。

　所属感の減弱とは、孤独や社会的疎外と完全に一致しないまでも、おおよそ同義である。これはある人物が、家族の一部でもなく、仲間の輪、価値のある集団などの他者から疎外されているという体験である。人々が、**負担感の知覚**と**所属感の減弱**を同時に体験した時、つまり、彼らが自分自身の他者に対する心遣いが重要でなくむしろ害を及ぼすとさえ感じ、彼ら自身も気遣われていないと感じた時、それが命にとって重要なつながりのすべてを断ち切り、その結果、死への願望が生じると自殺の対人関係理論は提唱するのである。

　ここで記載された3つの要素、すなわち、**身についた自殺潜在能力**、**負担感の知覚**、**所属感の減弱**は、どのような人物が自殺によって命を落とすことができるのか、そして誰がそれをしたいと思うのかという問いに対する答えとして提唱されている。誰ができるのか。習慣化によって、この致命的な自傷の潜在能力を身につけた人たちである。誰がそれを望むか。愛する人にとって自分がお荷物であると知覚し、価値ある集団や関係性から孤立していると知覚する人たちである。行うことができ、そしてそれを望む人たちが、重篤な自殺企図や致命的な自傷の最も高い危険にあるといえる。

　図1に示されるように、かなり多くの人々が自殺願望を抱くが、このことは精神科病院や気分障害専門クリニックに勤務する人であれば誰でも証明できるものである。また、比較的多くの人々が自殺を行う能力を発展させる。しかし、決定的であるのは、危険領域である重なりに存在するのは比較的少数の人

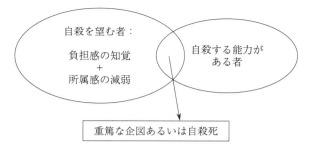

出典：*Why People Die by Suicide*（p.138）, by T. E. Joiner Jr., 2005, Cambridge, MA: Harvard University Press. Copyright 2005 by Harvard University Press, 許可を得て再掲。

図1　自殺の対人関係理論の図示

間であり、自殺の対人関係理論が重篤な自殺行動の危険性が最も高いとしているのはこれらの人々なのである。

(1)　**自殺の対人関係理論：実証的根拠と事例研究**

以下のセクションではこの理論の主な概念である、**身についた自殺潜在能力、負担感の知覚、所属感の減弱**を支持する実証研究や事例研究の概要を紹介する。歴史的出来事、事例、そして実証的調査を用いて根拠を示していこう。

身についた自殺潜在能力

殺すことは容易ではないし、それが同種を殺すとなればなおのことである。Grossman（1995）が彼の著作『戦争における「人殺し」の心理学』〔ちくま書房、2004：訳者注〕のなかで指摘しているように、同種での戦闘では致命的になることは稀である。ガラガラヘビは同種に対しては毒を用いずに取っ組み合いをする。ピラニアはお互いにひどく噛みつくことはなく、尾びれを用いてフェンシングのように戦う。人が戦うときにも、銃を持っているときでさえ、これと関連した現象が一般的に起こる。例えば、戦闘時の兵士は偶然をはるかに上回る確率でお互いをしとめ損なうのである。Grossmanは1863年、アメリカ南北戦争におけるVicksburgの戦いを目撃した人物の証言を引用している。

　　15歩ほども離れていない距離から兵士の集団がほぼ同じ数の兵士集団に向

かつて一斉射撃を繰り返しても、たった 1 人の死傷者も出さないことは奇妙であった。しかし、それがこの場面での事実だった (p.11)。

自分と同じ種を殺害することを自然に禁止する事実は、自分自身を殺害することへの禁止にも確かに拡張して当てはめられる。多くの実証データが自殺の対人関係理論のこの側面と軌を一にしているが、しかし、臨床データや事例データも同様に説得的で、特に自殺の対人関係理論の臨床適応に関連する書籍ではそうである。例えば、Shneidman (1996) は、ベアトリスという仮名の患者のハッとさせられるような事例を報告している。ベアトリスは、以下のように書いている。

> 手首を切ることが想像していたよりも詩的でも簡単でもないことを、今では知っています。血液が凝固し、気が遠くなるので、そうした傷で死ぬのは実際には難しいのです。すぐに凝固してしまう血管の傷を忙しくまた開くうちに、夜はどんどん過ぎていきました。私は辛抱強く、そして粘り強く、1 時間以上、自分を切りまくっていました。死ぬために自分の体と戦うというようなことは予想もしていませんでしたし、とことん戦った後に、私は気が遠くなったのです (p.4)。

同様に、Knipfel (2000) はその自叙伝 *Quitting the Nairobi Trio* において、彼の自殺企図がなぜ死に至らなかったかについて探求している。

> かつて、私が自殺を完遂できなかったのは臆病だったからなのは明白だ。成功しなかったのは度胸がなかったからだ。どれだけ必死に試そうと、どれもうまくいかなかった。階段の上から身を投げたこともあったし、漂白剤を飲み、手首を切り、バスの前に飛び出したこともあるが、どれも無駄だった (pp.13, 33)。

Public Radio International の番組、*This American Life* では、数次の自殺企図でも生き残ったある個人の説得力のある音声日記を紹介している。以下がその一部である。

これまで試した様々な自殺の方法のすべてが、なぜうまくいかなかったのでしょう。首を吊ろうとしました。ロープで輪を作り、クローゼットのパイプにくくりつけました。そのなかに入って、頭を通し、力を抜くのです。しかし意識が薄れていくといつも私はすぐに立ち上がってしまったのです。過量服薬も試しました。ある日の午後、イブプロフェンを 20 錠飲みましたが、ただ眠たくなっただけでした。そして、手首を切るたびごとに、私は十分に深く切ることができませんでした。要はこういうことなんです。何をしようと、身体は自分自身を生きながらえさせようとするんです（Runyon & Glass, 2002）。

　刃物で（多くは心臓などの中心部に位置する臓器に）自らを傷つけて死ぬ人に見られるためらい傷という現象もまた、自らの命を奪うことに根源的な恐怖という感情が伴う事実を示している。この恐怖は、それを乗り越えようとして進む者にさえ、明らかに影響を与える。ためらい傷は、人が致命的となるように切ろうとしている身体部位につける、軽微で致命的ではない「練習」の傷である。検死官が証言するように、心臓を刺し貫いて自殺した人の胸にはナイフで切った小さい切り傷――ためらい傷――があるが、殺害されたものにはこれがない（しかし、彼らはしばしば襲撃を防ごうとすることによって腕や手に防御創を負う）。この事実が、死因として自殺他殺両方が可能性として考えられる場合に、それらを区別するものだと考えられている。このためらい傷という名前こそがまさしく、人々が自身の生命に対して戦いを挑んでいる時に、最もためらうという事実をはっきりと示している。
　Camus（1955/1991）は『シーシュポスの神話』〔新潮文庫、1982：訳者注〕において、「身体の下す判断は精神の下す判断と等価のものであり、そして身体は滅亡を前にすると後ずさりをする」(p.8) と書いている。自殺によって死に瀕する時、身体はこれに協力しない。身体はそのようにデザインされてはいないので、自殺は基本的な生物学的（あるいはその他の）動機づけとの戦いを伴うのである。自殺の対人関係理論によると、この戦いを幾度も、そして異なる領域で行うことで、自己保存本能に（本人が望むのであれば）打ち勝つ能力がしみ込んでいくのである。
　こうした事例が提示する根拠は、多くの実証的所見によっても支持されてい

る。例えば、自殺の対人関係理論の直接的な示唆となるのは、過去に自殺企図の既往がある者はそれがないものに比べ、今後のより深刻なかたちの自殺を体験するし、この関連は他の変数によって交絡されるものではないという点である。Joinerと共同研究者はこのテーマについて、「台所の流し」と称した論文のなかで証明している。ここで、アメリカの大学生からブラジルの精神科患者にまでわたる4群の被験者において、過去の自殺行動と将来の自殺行動の間に明確な関連が見られている。そして、この関連はその他の自殺にかかわる膨大なリストになる強力な共変量のすべて――台所の流し以外はすべて――を統制しても生き残ったのである（Joiner, Conwell, et al., 2005; Joiner et al., 2003）。

　自殺の対人関係理論が示唆するいまひとつのことは、他者の痛みや傷への暴露が避けられないような職業に就いている人々は、それによって自殺の潜在能力を発達させるため、他の人よりも自殺率が高いということである。これは習慣化が直接的に本人の体験を通して、あるいは間接的もしくは擬似的に他者の体験を目撃することによっても起こるからである。このことは、医師がほかの防衛的な要素が多くあるにもかかわらず、高い自殺率を持っていることなどを含め、繰り返し確認されている（Lindeman, Laeaerae, Hakko, & Loennqvist, 1996）。

　自殺の対人関係理論は、過去に自殺企図の既往がある者は、それが強力な習慣化体験の役割を果たすため、他者に比べて痛みに対して慣れており、したがって、痛みに対して他よりも耐性を持つと予測している。これは、多くの理由から興味深い予測であり、そのうちのひとつは、他の自殺行動理論はひとつとしてこのことを想定していなかったことである。この予測もまた、自殺企図の既往のある精神科患者が、他の同様の患者、ただし自殺企図の既往のない者よりも高い疼痛耐性を持つことを示した、Orbachら（例：Orbach et al., 1996）の研究によって主として支持されている。

　Holm-Denoma, Witte, et al.（2008）の事例と実証研究を組み合わせた研究も、自身の身体についての恐怖感のない人々が、（願望を持っているという条件下において）特に致命的な自殺行動の潜在能力を持つというこの見解を支持している。彼らは自殺死した神経性無食欲症の一人ひとりを研究した。神経性無食欲症患者が早期に亡くなる傾向があることは、よく知られている。多くは、当然のことながら、それは自己飢餓の結果（通常は心不全）であると考えられ

ている。場合によっては、これは真実だが、それよりも神経性無食欲症患者の早期の死に、はるかに一般的に見られるものは自殺なのである。

　自殺と神経性無食欲症との関連はどのように説明されるだろうか。ひとつの可能性は、**脆弱性仮説**と名づけられるものである。自己飢餓によって身体的に脆弱になっていることから、神経性無食欲症の人は、そうでない人なら生存するであろう致命性の低い自殺企図からも、生存することができないのかもしれない。もうひとつの可能性は、**怖がらずに凝視する仮説**とでも呼ばれるようなもので、空腹など、自己飢餓状態でいることからくる自己保存本能と取っ組み合うことに対する恐れのなさと関係している。神経性無食欲症の人々は、これまでの自分の肉体との戦いが彼らを何にも動じないようにしたことから、致命性の高い自殺企図を起こすこともある。

　Holm-Denoma, Witte, et al.（2008）は、およそ15年にわたって前方視的に追跡した250人のなかの9人の神経性無食欲症患者が自殺に用いた手段を精査した。彼らの研究の目的は、脆弱性仮説と怖がらずに凝視する仮説のどちらがより自殺の手段に適合するのかを同定することであった。症例検討ではあるが、その結果は示唆に富んでいる。対象者のなかでの最も致命性の低い手段のひとつが、12オンス（およそ350ml）のLysolという便器洗浄剤（高濃度の塩酸を含んでいる）と強力な鎮静剤とアルコール（服用した量は不明であるが、血中アルコール濃度は0.16%であった）を同時に摂取するものであった。直接の死因は塩酸の作用による胃からの出血であり、内蔵での失血死であった。鎮静剤とアルコールは、彼女の死には直結していないと見られた。

　Van Orden, Witte, Gordon, Bender, and Joiner（2008）は、**身についた自殺潜在能力**に関連して2つの研究を発表している。第1の研究では、過去の自殺企図と**身についた自殺潜在能力**の関連が、**身についた自殺潜在能力**の概念を測定するようにデザインされた尺度を用いて精査された。その結果、心理療法を受けている外来患者において、過去の自殺企図の回数が**身についた自殺潜在能力**の水準を有意に予測しており、まさに自殺の対人関係理論が予測するように、最も高いレベルの**身についた自殺潜在能力**が複数の自殺企図の既往がある者によって報告されていた。第2の研究で彼らは、身についた潜在能力尺度の得点と負担感の知覚尺度との間の統計的な交互作用が、それぞれの患者を担当する臨床家が別に評定した自殺危険性を予測することを示した。つまり、それ

は高い潜在能力と高い願望（この研究では**負担感の知覚**のみが指標とされた）を持つものが、臨床家が最も自殺の危険性が高いと評定したクライエントだったということである。後者の発見は、**身についた自殺潜在能力**が自殺に関与していることをより確かなものとし、さらに**身についた自殺潜在能力**は願望があるという条件下でのみ自殺を予測するという、この理論におけるより大きな役割を支持したのである。次は願望に関連する根拠について見ていく。

負担感の知覚

　進化論においては、生存や適応といった術語が鍵であり、自己犠牲などの術語は意味のうえで対立していて、進化論体系にはそぐわないように見える。しかしそれでも、自然界にはかなりの量の自己犠牲が見られる。ヒトはもちろん、通常の意味での自殺によってのみではなく、自爆テロ、カミカゼ特攻隊員、手榴弾から味方をかばうなどのある種の英雄的行為といった、自殺に類似の方法でも命を落とす。羽を持つヒアリは雄、雌ともに主に春になると巣から離れ飛び立つ（Tschinkel, 2006）。彼らは空中で交尾をする。雄の生殖器は、雌が今後の人生を通じて必要とする 700 万の精子となって雌に向かって文字どおり爆発する。これは雄にとってある種の自殺任務であり、雌はその後コロニーを形成し、女王となる（ちなみに、羽を持つハリアリの雄の自己犠牲と、主に男性の現象であるヒトの自殺が同じく春にピークを迎えるという、おそらくは偶然の一致である事実を考察することは興味深い）。シラミの一種であるエンドウヒゲナガアブラムシは、宿主となるアブラムシに卵を注入するスズメバチによって托卵される。スズメバチの幼虫はその内臓を糧にアブラムシのなかで成長する。スズメバチが成虫として飛び立つ準備が整うと、アブラムシの背中を食い破って穴をあけて出ていく。托卵するスズメバチの存在によってアブラムシの集団全体が壊滅させられる恐れがある。托卵されたアブラムシは頻繁に、特に寄生したスズメバチが彼らを殺すよりもかなり前に、自己犠牲を行う。彼らは身を寄せている植物から地上に落ち、てんとう虫や他の自然界の捕食者の餌食となるのである。雄ライオンたちは、侵略から自分の群れにいる雌ライオンを守るために命を賭して戦う。これは、自分の交配相手を守っているのであれば理に適っているが、いまだ雌ライオンと交尾をしたことがない雄ライオンもこれを行うのである。

もし、アブラムシ、ハリアリ、ライオン、そしてヒト（自爆テロ、英雄的自己犠牲、あるいは通常の自殺など多様な死に方を含む）において同じ自己犠牲の動機が働いているとすると、それはSalmon（1984）が創り、著名な心理学者であるPaul Meehl（1990）が有名にしたフレーズである「へんちくりんな偶然（damn strange coincidence）」、すなわち、おそらくは自然界のなかのなんらかの重要性を指し示す同時発生を表しているのであろう。私たちは対人関係理論がこの動機を同定すると考えており、それは「私の遺伝子、愛する人、私の社会にとって、私が生きていることよりも私が死ぬことのほうがより価値がある」という表現で示される。

　アブラムシやハリアリはなぜ自己犠牲をするのだろうか。それは、彼らの死のほうが彼らの生よりも遺伝子にとって価値があるからである。ハリアリにとって一度の致命的な飛行は、彼らの命を対価とするが、それ以上のもの、つまり潜在的に数百万の子孫に遺伝情報のセットを引き継ぐこと、を得るのである。托卵されたアブラムシは、昆虫バージョンの手榴弾から味方をかばう行為を行う。ただ、彼らにとっての手榴弾が寄生虫なだけである。地面に落ちることで彼ら自身とともに寄生虫も殺し、自己犠牲をするアブラムシのなかの遺伝子以上の数が存在するアブラムシの集団全体を救うのである。その死によって、親類関係にあるアブラムシのなかに漂っている多くの遺伝子のセットが救われるので、その（遺伝子の1セットが失われる）死は生よりも価値がある。雄ライオンは、なぜ別の雄ライオンの雌を守るために自分の命を投げ出すのか。なぜならば、一群の雄ライオンの多くは、おおよそ半分の遺伝子を共有する兄弟であり、その群れを防衛することは、自らの遺伝子が兄弟たちを通じて広がっていくことを確かなものにするからである。

　ヒトはなぜ自己犠牲を行うのだろうか。自爆テロやカミカゼ特攻隊についての文献は、その主たる動機が明らかに家族や社会に利すること、つまり、「私の死とその結果は、私の家族や社会に私が生きていることよりも価値をもたらす」ことであるとしている（例：Reuter, 2004）。手榴弾から味方をかばう英雄的行為も同様であると、実際にそれを行い生き延びた者たちが証言している。通常の自殺によって亡くなる人も、少なくとも部分的に**負担感の知覚**から動機づけられているとデータは示唆しており、彼らの自殺は、彼らの生よりも他者にとって価値があるのである。これは認識の誤り、それも致命的な誤りである

が、自殺を試みる個人にはそれが誤りであるとは思えないということを、繰り返し述べることは重要である。

負担感の知覚の鮮明な例が Shneidman（1996）によって記述されている。離婚した夫に対してある女性は遺書に「[娘たち] は、病気でめちゃくちゃになっている母親ではなく、幸福な二人の人々が必要です。残りのお金は何かに役立ててください。受診料や薬代にするよりも、そのほうがよいと思います」とつづっていた。そして娘には以下のように書いている。「私がしてきたことを許してください。お父さんと一緒にいるほうがあなたにとってずっとよいはずです。しばらくはつらいかもしれませんが、長い目で見ればこのほうがずっとよいのです。私といるとあなたもめちゃくちゃになるから」（p.94）。

同様の例が自殺企図から蘇生した者からの聞き取り調査にも含まれている。

> 私は、自分がいなくても気にしないであろう人たちのリストを作り始めました。私は明らかに離婚した夫にとってよい妻ではありませんでした。彼は私がいなくても寂しがらないでしょう。そして、私はついぞ母親という役割にそれほど居心地のよさを感じられなかったですし、必ずしもよい母親とはいえませんでした。それはちょうど、彼らの背中の重荷を取り除いてあげるような感じでした。私がいなくなれば、彼らの人生がよりよくなることは明らかです。その時点で、これは彼らのためになることなんだと率直に思いました（Heckler, 1994, p.64）。

「彼らの背中の重荷を取り除く」というくだりは、明らかに**負担感の知覚**を示唆している。

住んでいた高層アパートの屋上から飛び降りたマレーシア人の老夫婦の自殺も、**負担感の知覚**という概念を示している（Ananova, 2001）。彼らの遺書には、「もしも私たちが病気で死ぬまで待っていたら、あなた方すべてにより多くの迷惑をかけるでしょう」と書かれていた。前述した *This American Life* で取り上げられた音声日記の男性は、自身の自殺のエピソードを物語って、負担感を強調している。

> 私は自分の心が、[彼が自殺企図をした] 14 歳の時と同じパターンの考えに

逆戻りしていることを感じました。自分が嫌いでした。私はどうしようもない。私はどんなことでも上手ではないのです。私がうろちょろして他人の人生を台無しにしていくことに何の意味もないのです。ここから抜け出さなければならない。私の人生から抜け出す方法を見つけ出さなくてはいけないのです（Runyon & Glass, 2002）。

　Tina Zahn（2006）は、死のうとして橋の上からまさに飛び降りようとしているところを警官によってくい止められたが、その回顧録『私が飛び降りた理由：産後うつ病、劇的な救助、そして希望への帰還の真実 Why I Jumped: My True Story of Postpartum Depression, Dramatic Rescue, & Return to Hope』のなかで、「私は生きる屍のようでした。息はしていますが、何の価値もないのです。私は自分が死ねば、皆が得をするということを知っていました。自殺は私のみじめさを終わらせ、周囲の人たちの負担を取り去るのです」（p.150）と記している。

　こうした事例報告からの根拠は私たちの興味があるものであり、自殺行動における**負担感の知覚**の役割にある程度の信用性を与えるものである。もちろん証拠としてさらに水準が高いのは**負担感の知覚**の役割について統制群と比較する実証研究である。Joiner et al.（2002）は遺書の記録を研究し、その半分は実際に自殺で亡くなった人々によって書かれた遺書、もう半分は、自殺を企図し、遂行したが、救命された人々によって書かれた遺書を調査している。評定者はそれらの遺書を、負担感がどの程度かのみならず、絶望や一般的な心の痛みがどのように表現されているか、などを含む複数の次元について評定するように訓練された。この研究では、(a)自殺企図の群に比べて自殺既遂群の遺書に、そして、(b)暴力的でない手段の群より暴力的な手段で自殺を行った群の遺書に、負担感の表現が多く見出されていた。この結果は負担感に特異的であり、絶望や一般的な心の痛みにおいてはこのような差は両群間で見られていない。

　心理療法を受けている外来患者について研究した Van Orden, Lynam, Hollar, and Joiner（2006）は、負担感の知覚尺度が、絶望などの自殺に関連する強力な共変量を統制してもなお、自殺企図と現在の希死念慮の強力な予測因子であることを示している。すでに述べたように、Van Orden et al.（2008）は**負担**

感の知覚の指標が、身についた自殺潜在能力の尺度点数と相互作用して、臨床家が評定する自殺の危険性を予測することを示している。

所属感の減弱

所属欲求は実に強力な動機づけ要因である。実際に、所属欲求の力は自己保存や生殖といった本能と匹敵するほどであると主張することも可能であり、この欲求が妨げられると、心身の健康が損なわれる結果となることは疑いない（Baumeister & Leary, 1995）。分子水準から始まり、神経生物学的水準から社会文化的水準に及ぶすべての自殺行動の危険因子のなかで、社会的な孤立の関連指標が全体として最も支持されている（Joiner, 2005）。

New Yorker に掲載された、サンフランシスコにあるゴールデンゲート・ブリッジでの自殺についての Friend（2003）の記事には、所属感と自殺にかかわる例が登場している。若い男性が橋から飛び降りて命を落としたが、Friend がインタビューをした精神科医 Jerome Motto は次のように話している。

> その後で、私は検死助手とともに彼のアパートを訪れました。（中略）彼は、整理ダンスの上にメモ書きを残していました。そこには「これから橋まで歩いていく。もし途中で誰か一人でも私に微笑みかけてくれたら、私は飛び込まない」と書かれていたのです（p.6）。

Colapinto（2000）はその著書『ブレンダと呼ばれた少年』〔無名社、2000；扶桑社、2005：訳者注〕のなかで、男性として生まれ、女性として育てられ、10代の時に男性に戻ったデービッド・ライマーについて述べている。38歳時の自殺の数年前、彼は過去の他者とのかかわりと関連して、「どこにも属していないし（中略）捨てられたクズだ。変わるはずがない」（p.102）と述べている。同様に、彼の同級生が恋人同士になっていくのを見てどう感じたかを聞かれ、彼は「あの人たちは自分がどこに所属しているかを知っているように見えました。誰とであれ、どこであれ、私がしっくりと落ち着いていられるところはどこにもなかったのです」（p.127）と答えている。

実証的には、すでに述べてきたように、自殺と低い所属感との関連を支持するデータはその数も多くかつ強力である。その関連は様々なかたちで認められ

る。まず、子どもの数が多いノルウェーの母親（したがって平均的に高い水準の所属感を持っている）は、子どもを多く持つことからのストレスがあるにもかかわらず、子どもの数が少ない母親よりもその自殺率は低い（Hoyer & Lund, 1993）。一卵性双生児（一卵性であることから平均的に高い水準の所属感を持っている）は、精神疾患へのやや高い発症率の危険因子を持っているものの、他に比べて自殺率は低い（Tomassini, Juel, Holm, Skythe, & Christensen, 2003）。お祭りの期間（人々が祝うために集う）には自殺率は下がり（Joiner, Hollar, & Van Orden, 2006）、困難な時期や悲劇の際（人々が弔意を表すために集まる）にも自殺率は下がる（例：ケネディ大統領の暗殺時。Biller, 1977）のである。

　Conner, Britton, Sworts, and Joiner（2007）は、ヘロイン中毒の既往があり、現在メサドンによる維持療法を受けている人々について研究し、所属感の低さが自殺企図の既往を予測することを示している。このグループは、意図的な自殺企図の既往と意図的でない過量服用の既往がともに非常に一般的であるため、理論の特異性という興味深いテーマの検討を可能にしている。その結果、低い所属感と自殺企図の既往は意図的な自殺企図との間で関連が有意に認められた。しかし、所属感と意図的でない過量服薬の間には関連がなかった。前述した Van Orden et al.（2008）の研究では、低い所属感は大学生の自殺願望の尺度と関連しているが、なかでも特に**負担感の知覚**のある者において顕著であり、これはまさにこの理論の予測するところであった。

(2)　自殺の対人関係理論の心理療法的意義とその他の臨床的意義

　本書全体の目標は、自殺の対人関係理論の多岐にわたる臨床的意義の詳細を、明確にそして利用しやすく描き出すことである。症状や診断単位の解説が説得力を持つには、それが論点となっている状況を臨床家がどのように評価、治療、予防するかについて有効で貴重な事柄を含んでいなければならない。本書では、自殺の対人関係理論を私たちの地図とコンパスとして、自殺の危険のある患者の臨床での取り組みのための包括的なガイドブックを提供することを目指している。以下、本序論以降の各章の内容の要約をしていく。私たちは心理療法をこの理論のひとつの応用として選択し、私たちの理論を地図とコンパスとし、自殺の危機を乗り越え、そして先へ進む旅の道しるべとなる臨床活動について解説する。

最良の臨床的態度

登山講座を振り返って、ある学生は次のように書いている。

> 私たちは皆、急斜面の凍土や、不安定な岩肌、崖、クレバス、氷河、雪原、急流、とげの密集する多雨の密林、そして行く手を阻む倒木などを、登り、下り、渡り、雪をかき分けて進んできた印としての打ち身や、擦り傷、唇のひび割れ、そして虫さされなどを耐えてきた。（中略）向きを変えるたびに、まったく予測できない、多くは心地よくはない、新しい挑戦がある。（中略）誰も、人に助けられることと、人を助けることがないまま、一日を過ごすことはできない。登山仲間に対して無関心でいることはまったく不可能なのだ（Outward Bound International, 2008）。

　この文章は、安全に山を制覇するなかで、いかに関係性が中心的な役割を担っているかを強調している。このことは、自殺の危険性という岩だらけの斜面を横断しようと試みている臨床家と患者にとっても同様である。技術的な支援と指導を提供する強固な治療関係がなければ、陰性の転帰、すなわち自殺行動が起きることを予防することは見込めない。

　私たちが本書全体を通じて主張する治療者の態度の基盤は、私たちの自殺の対人関係理論、ならびに人間の動機についての理論であり、多くの実証的根拠が集まってきている自己決定理論（self-determination theory: SDT、概要はRyan & Deci, 2000, 2002を参照）を基礎としている。自己決定理論は、人間には3つの根源的な要求があると提唱している。その3つとは、関係性（言い換えるなら所属感）、能力感（負担感の欠如）、自律性の三者である。さらに自己決定理論は、内発的動機づけと幸福感がこれら3つの要求を満たすことによって育まれると提唱している。Sheldon, Williams, and Joiner（2003）は、自己決定理論の原理を治療に応用することで、患者が治療に取り組む動機づけを高めることができると主張している。治療作業が困難であることを踏まえると、治療関係によってこれらの要求が満たされることなしには、高い水準の内発的動機づけが容易に得られることは考え難い。ちょうど登山を学ぶ学生が山を登り頂上に至るのにお互いを支え合うように、自殺の危険性のある患者を治療する臨床家も支えを提供しなくてはならない。

自己決定理論は、人間の根源的要求を満たすことは動機づけだけでなく幸福感も育むと提唱している。この理論は、人間が健康と成長を指向する内的傾向を持っていることを前提としている。したがって、治療者の立場に自己決定理論の原則を応用することによって、治療者は患者が彼らの健康の声を聞くことを可能にする治療同盟を作り出すのである。自殺の危険のある患者にとって、この健康の声は生きたいという願望の発見を含んでいる。自殺の危険のある患者の治療では、社会的つながりと社会的能力感の欲求に寄り添った治療態度をとることを私たちは主張している。本書全体を通じて、私たちは折に触れ、この、指導し支援をするガイドとしての臨床家という主題を扱っており、評価・治療・予防という自殺患者の臨床作業のすべての分野にわたって、それがなされるよう解説を提供している。

　治療目標
　本書全体にわたって登場するもうひとつの主題は、自殺患者に対する治療目標を明確にするために自殺の対人関係理論を用いることである。**負担感の知覚、所属感の減弱、身についた自殺潜在能力**、これが高い優先順位を占めている治療目標であると私たちは信じている。**負担感の知覚**という知覚の歪みを常に標的とすべきである。繰り返しになるが、負担感についての致命的な計算結果は「他のひとにとって私が死ぬことは、私が生きていることよりも価値がある」というものであるが、人間が自殺をすることを考えている際に導き出されるこの結果は、（ハリアリやアブラムシとは違って）間違っているのである。認知療法の主たるポイントは、こうした間違いを同定し、修正することである。それを行っている治療者の態度は、一方で、その人がいなくなることが全体として他者の利益となると信じている人間の窮状に対する深い共感（特にこの共感は、治療的関係に対する所属感を促進する働きがある）と、他方、この知覚の妥当性についての判断保留を併せ持つべきである。治療者は「それは重要ですね、まさに生と死を分けるくらい重要な考え方ですから、私たちはその見方が100パーセント正しいと確信する必要がありますね。そして、もしも生か死かという命題が真であるならば、そのことを私たちが確認するのは容易であるはずです」と発言してもよい（「私たち」という言葉の用い方は意図的であり、帰属意識の要求に寄り添うためのものである）。

治療者は、治療者と患者のこれからの実証的共同作業のひとつとして、患者のいう計算結果が妥当なものかを精査することを治療関係の出発点にしようと提案し、さらに、治療者にとって患者の死はその人の生以上の価値がないことに言及するのもよい。治療者は、患者が重要な人物、家族、友人そして社会に対して貢献している事実について言及することで、この発言を守り抜けるようでなくてはいけない。患者からの予想される反応は、治療者は「仕事で成り立っている関係なので数に入らない」という趣旨に沿ったものであろうが、それに対して治療者は、(a)治療関係は2人の人間が個人的、感情的、時には生死にかかわる内容を話し合う現実のものであると反論すること（これはもちろん所属感の欲求にさらに応えるものである）、および、(b)「もしあなたが周囲の人の役に立っていることを私が感じるなら、あなたの生活のなかで周囲の人たちも同じように感じるのではないでしょうか。この疑問に答えるための証拠を一緒に集めませんか」と患者に質問をすることができる。楽しめる活動の一覧表（詳しくは本書の第3章、同じく Linehan, 1993b を参照）には、**負担感の知覚**を緩和する要素が含まれるべきである。具体的には、例えば、ペットシェルターでのボランティア、献血をすること、赤十字などの機関でのボランティア、子どもや成人の学習支援、地域清掃や募金活動、地方行政に対する草の根活動、地球温暖化、税改正、議会の縮小化、人権問題など、個人的に政治的問題意識のある分野に影響を与える活動への参加などである。これらはリストの一部であるが、これらの項目は社会全体に焦点が合わせてあり、家族や友人に対して不満を持った人々を含む幅広い分野の人々に応用できることに注目すべきである。可能であれば、家族や友人に対して貢献する活動を優先する。

　所属感に関して言えば、ただひとつの介入手法が自殺死を防ぐのに効果的であるということが実証されていることは重要な事実である。これは創始者によって所属感介入と命名されており、入院後にそれ以上の治療を拒んだ高い危険状態にある患者に、医療者が憂慮を表明する書簡を送るものである（Motto & Bostrom, 2001）。対照群には書簡が送られなかった。第1群に送られた書簡は、彼らを気遣う非常に短い文章と、彼らが必要としたときに治療機関を訪れることができるという旨の覚え書きからなっていた（具体的には「あなたがここを訪れてからしばらく経ちました。お元気でお過ごしのことを願っております。もしも何かありましたら是非お聞かせください。お待ちしています」）。そして、書簡

を受け取った群のほうが自殺による死者が少なかったのである。

　この「気遣いの手紙」研究では、書簡にそれぞれの患者を担当したスタッフのサインがしてあり、患者からの返信はすべて以降の手紙で応えている。これらの個人的書簡を書いて発送することがこの研究の作業の大部分であった。このような細部のどの程度の差が、人々の自殺行動に違いをもたらすのに十分な気遣いを伝える書簡を作り出すのに必要だったのだろうか。オーストラリアでの研究から判断する限り、答えは「それほど沢山ではない」ようである（Carter, Clover, Whyte, Dawson, & D'Este, 2005）。この研究は、気遣いの手紙研究を再現するために計画され、同じように設計されていた。しかし、そこにはとても面白い違いがある。それは気遣う手紙そのものに施されていて、書簡はコンピューターによって自動的に印刷されたはがきであり、個人的な色彩が少ないものになっていた。しかし、気遣いと医療機関の利用可能性についての表現は記されていた。はがきを受け取った人たちは、受け取らなかった人たちに比べて、致命的な自殺行動の頻度が少なかった。気遣いと医療機関の利用可能性のメッセージは、それが自動化されていたとしても、患者に届いていたのである。

　まとめると、これらの研究は所属感が大きな影響力を持つことを示している。繰り返すが、自殺死に影響を示すことができた唯一の研究が所属感介入である（Motto & Bostrom, 2001）。Motto and Bostrom（2001）の研究と「気遣いの自動はがき研究」（Carter et al., 2005）は、かなり小規模な介入が長期的な効果を持つことを示し、いうまでもなくこの研究での介入は他のどの介入方法よりも低いコストで行うことができる。この所見は、臨床実践に対し、現在よりもはるかに大きな影響を与えるべきであると私たちは考えている。臨床家は、自殺の危険のある患者の治療において所属感の重要性を強調するべきである。

　私たちはこのことを達成するために3つのことを提唱している。第1は、自殺の危険のある患者の治療をする場合、治療関係が所属感の源になっていることに常に注意を払うべきである。これは、例えば「私たちは2人で取り組んでいきます」や「私たちは一緒にこれを乗り越えることができます」などといった表現をすることである。定期的に治療関係が、助け、気遣い、支援の資源となるよう修正を加え、この資源がどのように患者の人生の他の関係性にも一般化できるかをブレーンストーミングすること、治療関係における問題や食い違

いがどのようなものであるか、そしてそれをどのように乗り越え、そのことをどのように患者の人生の他の関係に一般化するかを精査するのである。

　第2は、第1とも関連を持つが、自殺の危険性のある患者の治療に特化し開発された正規の臨床的枠組みを遵守すべきである。私たちは本書の第2章においてこれらのいくつかを紹介している（例：Jobes, 2006の自殺の協働アセスメント・マネージメント Collaborative Assessment and Management of Suicidality）。第3の提案も第1、第2と一貫しており、自殺患者に対して帰属意識に関連した宿題を定期的に出すというものである。とりわけ Linehan（1993b）は、（前述のように）100項目以上に及ぶ楽しめる活動の一覧表を作っているが、その多くが所属感を伴うものである（そして、多くが実用面において利用が困難だったり費用が掛かりすぎたりという問題をクリアーするものである）。少し調べただけで、多くの地域では日常的に芸術、音楽、演劇、ダンス、博物、教育、運動、市民活動、そのほかたくさんのイベントが行われており、その多くは無料で利用できるのである。

　先に述べた提唱は、このモデルの**負担感の知覚**と**所属感の減弱**の要素にそれぞれ働きかけている。モデルの第3の要素である**身についた自殺潜在能力**が比較的固定的で静的であるのに対し、**負担感の知覚**と**所属感の減弱**は流動的で力動的であり、よってより可塑的で、短期的な介入に対して反応しやすいのである。この理由のため、この2つに高い優先度がある。それでも、**身についた自殺潜在能力**にも検討する価値はある。患者には**身についた自殺潜在能力**の基礎をなしている習慣化の軌道をさらに進める活動を避けるか、あるいはその回数を減らすよう助言する。これらの活動の心理学的機能について繰り返し議論することと、同じ機能を達成する刺激の少ない方法について繰り返し議論することが効果的である。**身についた自殺潜在能力**の静的な特性は、**所属感の減弱**と**負担感の知覚**の流動的特性と相まって、頻回で定期的な自殺の危険性の評価を必要とすることの明確な理論的根拠を示している（例えば、危険性は急激に上昇しうるのである）が、患者によってはそれに疑問を呈する者もいる。最後に、**身についた自殺潜在能力**は明らかに危険性を孕んではいるものの、恐れのなさ、鋼のような強さ、そして決意をも含んでいることを指摘しておくことは価値があろう。William James は、自殺を試みる人物に生きるよう説得するためには、「呼びかける——彼のこころを病ませた不幸の名において呼びかけるこ

とだ。つまり、最後まで踏みとどまって、この戦いを戦い抜くことができるのかを見届けることを」と書いている（Dublin & Bunzel, 1933, p.235）。自分自身に対する自傷行為を容易にしてしまうような恐怖感の欠如を転換させる戦術は、何人かの患者には効果が期待できるかもしれず、それによって自殺を試みる人物の決意を、他者を代表して悪魔と戦うという方向に変えることができ、**所属感の減弱**や**負担感の知覚**を軽減することもある。

2　このガイドブックで網羅されている臨床分野

　本書の各章は、自殺患者にかかわる臨床作業の要素について言及している。最初の2つの章は、評価について述べている。第1章では、自殺の診断に焦点を当てている。『精神疾患の診断・統計マニュアル』（第4版、American Psychiatric Association, 2000）のいくつかの診断カテゴリーが自殺とより強く関係している。したがって、診断を自殺のリスクに結びつけるべく理論に準拠した早見表を提供し、そしてその理論を用いて、なぜ特定の精神障害が自殺に関連しているかについて説明している。第2章では、自殺リスク評価のプロセス中にどのような情報を得るべきか、そしてその情報をどのように適切に収集・分析するかについて、理論に準拠した提案をしている。また、自殺の対人関係理論のレンズを通して、危険評価のフレームワークの概要を紹介する。

　次の3つの章は、治療について述べている。第3章では、自殺の対人関係理論を通して危機介入の対策と技術を示している。危機介入の主な目標は現在の危機の苦しみを緩和し、危機の苦しみを耐えられる範囲に納めることである。**所属感の減弱**と**負担感の知覚**からくる苦痛に対する介入（例えば、負担感に対しては他者に対する果たすべき役割）や、**身についた自殺潜在能力**の表現を抑制する介入法（致命的な手段を取り除くことと治療契約への参加）の解説をしている。第4章は、自殺行動に有効な治療法に焦点を当て、対人関係理論のレンズを通して様々な対応アプローチを調査したうえで、自殺の対人関係理論のすべての要素に直接に的を当てたひとつのアプローチについて詳細に説明している。第5章では、治療関係に焦点を当て、本序章のはじめに述べた最適な治療的かかわりについてより詳細に探究している。さらに、セッションとセッションの間に治療者がどのように患者にアクセスするかについても述べている。

最後の2つの章ではもとに戻って、より広い角度から自殺の対人関係理論の臨床上の意味を調べている。第6章では、自殺防止と公衆衛生活動について述べている。終章では、自殺の対人関係理論に基づいた計画によって、自殺患者に対する臨床作業の総合的な主張を提供している。

　関係の重要性を振り返ってみると、登山講座を完了した学生の話を思い出す。「誰も、人に助けられることと、人を助けることがないまま、一日を過ごすことはできない。登山仲間に対して無関心でいることはまったく不可能なのだ」(Outward Bound International, 2008)。私たちは、山を登り山頂に至るには、クライエントとガイドがともに、つながりと能力を経験しなければならないと実感する。この本が、自殺患者の治療に当たる人々の経験を活かすことに寄与できれば幸甚である。

第1章

自殺に関連する精神疾患

　精神疾患のなかには、他の精神疾患と比べて自殺行動に強く関連するものがある。自殺に関する重大なリスクをもたらす診断（すなわち、大うつ病性障害、双極性障害、神経性無食欲症、統合失調症、境界性パーソナリティ障害）を**五大精神疾患**として考えることが役に立とう。自殺リスクの増加に関連する他の精神疾患（例えば物質依存）が存在するのは確かだが、五大精神疾患が最も強い関連性を有している。そのため、臨床家はそれらの診断がついた患者を治療する際には、特に注意が必要である。

　自殺の対人関係理論は、診断名を自殺のリスクに結びつける簡便な指針書となる。さらに、ある障害がなぜ自殺行動と特に関係しているのかを、少なくとも部分的に説明し、そのことは診断カテゴリー内においてリスクの程度を鑑別するという意味で重要である（例えば、**負担感の知覚**や**所属感の減弱**というはっきりした感覚を有する大うつ病のクライエントに比較して、大うつ病でもそれらが軽いクライエントはリスクが低い）。自殺のリスク予測に精神障害の存在が重要であることは、精神医学や心理学の分野の長い歴史のなかで強調されてきたことである。自殺死する人々の多くは（すべてではないことは確かだが）、死の時点でⅠ軸障害を有しているという事実（Conner, Duberstein, Conwell, Seidlitz, & Caine, 2001）、つまり精神障害が自殺の潜在的リスクに関連する重要な要素であるという事実が認められているのである。

　しかし、Ⅰ軸障害を持つ多くの人々は、自殺で死ぬものではない（Conner et

al., 2001)。事実、非常に重篤な精神症状を有する人の 90% 以上が自殺では死なないのである。こうしたことから私たちは、他の状況的ストレス因、そしておそらく最も重要な自殺の症状そのものに注意を向けずに、自殺の危険のあるクライエントの精神医学的診断にばかりに焦点を絞らないよう、臨床家に注意を呼び掛けたい。事実、Jobes et al.（2004）は、クライエントが対人関係や役割上の責任が最大の苦痛であると報告することが最も多いことを報告している。希死念慮を予測するには、診断的変数よりも心理社会的変数のほうが重要であることを報告している研究者もいる（Clum, Esposito, Hirai, & Nelson, 2000）。このように精神障害の診断以外で、自殺の予測をめぐる他のルートを追求することが重要である。私たちは、自殺の対人関係理論（Joiner, 2005）が、個人が精神障害を持っているという情報からわかること以上に、自殺の危険因子を解明する自殺行動のわかりやすい説明根拠を提供するものであると考えている。つまり、精神障害や特定のパーソナリティの特徴、遺伝的脆弱性、その他多くのことなど、自殺行動の様々な直前の危険因子が存在すると考えている。しかし、自殺の対人関係理論によれば、これらの直前の危険因子は理論の 3 つの主要概念、つまり**負担感の知覚**、**所属感の減弱**、**身についた自殺潜在能力**の原因になっている限りにおいてのみ、自殺の危険因子と言えるのである。

　本章では、自殺行動リスクが高いことが知られているいくつかの主要な精神障害について論じる。そして自殺の対人関係理論上中心となる考え方を踏まえて、各々を評価する。これらの障害を有すると診断された人の自殺率を検討する際、情報に基づいた比較をするために、自殺行動は全体として稀であることを念頭に置いておくとよい。アメリカ合衆国の一般人口において、10 万人に 11 人（0.011%）が毎年自殺し、また 10 万人のうちおよそ 275 人（0.28%）が毎年自殺未遂を行う（American Association of Suicidology [AAS], 2004）。加えて、おそらく人口の 3 人に 1 人は人生のどこかの時点で自殺を考える（Paykel, Myers, Lindenthal, & Tanner, 1974）。論を進める前に注意しておくことがある。私たちは**所属感の減弱**、**負担感の知覚**の個人的なレベルに合わせて自殺願望のレベルが上昇することや、人が致死的自傷をするためには**身についた自殺潜在能力**が欠かせないことを提唱している。しかし、今日までに、これらの構成概念の平均がそれぞれの精神疾患でどれほどかについて、引用可能な確実なデータは存

在していない。それゆえ、私たちが行えることは、こうした情報なしに、理論の構成概念において、どの種の障害がよりリスクの上昇をもたらすのかを予測することになる。

1　自殺に関連する五大精神疾患とその他の障害

自殺のリスクをもたらす診断カテゴリーについて考える際、真っ先に気分障害が浮かんでくるだろう。以下に論じるとおり、大うつ病性障害は双極性障害や気分変調性障害よりも重大な自殺のリスクを有している。これは大うつ病性障害は双極性障害や気分変調性障害よりも、**所属感の減弱**や**負担感の知覚**を体験しやすくさせるからである。

(1)　気分障害
大うつ病性障害

成人の17％が人生のどこかの時点で大うつ病性障害の診断基準を満たす（Alegria, Jackson, Kessler, & Takeuchi, 2007）ことからわかるように、大うつ病性障害は比較的よくみられる病気である。よく引き合いに出されるうつ病の自殺率を15％であるとして引用するのは、研究者や臨床家にとってまったく珍しいことではない。事実、これは『精神疾患の診断・統計マニュアル』（4th ed., text rev.; *DSM-IV-TR*; American Psychiatric Association, 2000）で示されている自殺率である。この割合はGuze and Robins（1970）が自殺症状のため入院中で、原発性感情障害のある人々に対して行った研究の結果である。Blair-West, Mellsop, and Eyeson-Annan（1997）は、人口の17％がうつ病を経験し、仮にうつ病の人々の15％が自殺で死ぬとしたら、アメリカ合衆国全体の自殺率は実際よりも4倍高くなるはずだという根拠から、この割合は高すぎると非難している。最近の総説は、自殺率は患者の種別（例えば入院患者か外来患者か）、性別、年齢によって上下すると示唆している。例えば、Bostwick and Pankratz（2000）は、気分障害（すなわち大うつ病性障害、双極Ⅰ型障害、双極Ⅱ型障害、気分症状を伴う精神病性障害）のある患者に関する29の研究から自殺率を検討し、その個人属性が、外来患者か（自殺率2％）、自殺症状のため入院した入院患者か（6％）、他の理由で入院した入院患者（4.1％）であるのかによって、自

殺率はかなり異なることを見出した。別の総説（Blair-West, Cantor, Mellsop, & Eyeson-Annan, 1999）でも、大うつ病性障害の男性は女性よりもかなり高い割合で自殺によって死ぬ（7％対1％）というように、大うつ病性障害の人の自殺率もまた、性別によって上下するとされている。この性差は、男性は疼痛と刺激誘発的な体験（例：身体接触のあるスポーツ、暴力行為）に関与する傾向が高いため、**身についた自殺潜在能力**が発生しやすいという点で、自殺の対人関係理論と一致している。女性はうつ病の症状として自殺願望を持つだろうが、自殺潜在能力を身につける可能性は低いので、全体の自殺率が低くなる。うつ病で年齢が25歳以上の人では、男性と女性の自殺の比率は5.6対1で、25歳未満であればいっそう高い比率（10：1）といった具合に（Blair-West et al., 1999）、性差は年齢によっても上下する。

　全体として、うつ病と診断される人々の自殺率は、一般人口における割合（0.011％; AAS, 2004）より上回っているが、うつ病の大多数の人が自殺によって死なないことは明らかである（またこれは特に女性に当てはまることで、女性は男性よりも2倍うつ病になりやすいが、自殺によって死ぬ人は男性よりもとても少ない。Nolen-Hoeksema, Grayson, & Larson, 1999）ことが、これらの数値から示唆される。自殺行動に関する他の理論は、自殺のリスクの予測に、絶望（A. T. Beck, Brown, Berchick, Stewart, & Steer, 1990）や「心の痛み」（Shneidman, 1996）といった構成概念の存在が重要だと強調しており、それらは大うつ病性障害には頻繁に生じるものである。確かに、希死念慮を体験することは、DSM-IV-TRによれば、大うつ病性障害の症状のひとつである。絶望や心の痛み（もちろん希死念慮もそうである）といった症状を体験することは自殺のリスクを高めるだろうが、それらは十分条件ではないことは確かなことで、もしそうでなければ大うつ病性障害の人の自殺のリスクはもっと高くなるだろう。

　うつ病を有する人のうち比較的わずかな人しか自殺死することはないが、自殺する人の大半（60％に至る程度）は、生涯にうつ病を経験している（Lonnqvist, 2000）ことを覚えておくことは重要である。自殺は単なるうつ病の結果だという考え方を支持するのは、うつ病の大半の人が自殺では死なないという事実を無視することになる。だが、こうした自殺で死ぬ人たちの割合は比較的小さいものの、Harris and Barraclough（1997）による精神障害を持つ人々の自殺率に関するメタ分析では、大うつ病性障害の標準化死亡比（standardized mortality ratio: SMR）は 2035 であった。標準化死亡比は、人口から予想される数字の比率に対する観察された自殺死（あるいは他のいかなる種類の死）の比率を 100 倍したものである。手短に言うならば、2035 という標準化死亡比は、大うつ病性障害の人々の自殺率が一般人口の数値よりも 20 倍高いということである。これはかなりなリスクの増加である。しかしながら、人口中の自殺率は低い。つまり 20 倍のリスクの増加であっても、全体には大きなパーセンテージと解釈されないのである。

　うつ病の人の自殺死は相対的に珍しいにもかかわらず、致死的でない自殺企図や希死念慮はよくあることである。Verona, Sachs-Ericsson, and Joiner（2004）は大規模な地域サンプルにおいて、大うつ病性障害を有する人々の 24％が生涯に自殺企図があったことを見出している。過去の自殺企図は、以降の希死念慮（Joiner, Conwell, et al., 2005）、自殺企図（Maser et al., 2002; Putnins, 2005）、既遂自殺（Brown, Beck, Steer, & Grisham, 2000; Maser et al., 2002; Tidemalm, Elofsson, Stefansson, Waern, & Runeson, 2005; Zonda, 2006）の最も強い予測因子である。したがってどんな自殺企図歴も軽んじられるべきではなく、本書第 2 章で述べるとおり、リスク要因を考えるに当たって、過去の自殺企図歴を重要視することを私たちは推奨するのである。人が死に至る可能性のある自傷をするためには、自殺潜在能力を身につけている必要があると、自殺の対人関係理論では考える。自殺企図は、自殺死に向かう道筋を先に進むための最も可能性の高い方法のひとつであるが、致死的でない企図は、自殺を望んでいるだろうという事実があるにもかかわらず、（本理論に従えば）自殺潜在能力を身につけていないことを意味している。自殺企図は稀ではあるものの、自殺死より頻繁に見られるのはこのためである。

　Goldney, Dal Glande, Fisher, and Wilson（2003）は、大うつ病性障害の 4 分の 1 の人が面接を受ける 2 週間前までの期間に希死念慮を経験していると報告している。大うつ病性障害の人々のうち、生涯で希死念慮を経験する人の率は、この結果よりもさらに高いだろう。自殺の対人関係理論は、うつ病の人にとっても自殺によって死ぬことは相対的に稀ではあるにもかかわらず、こうした人々が希死念慮を経験することがよくあるのはなぜかを説明している。特にうつ病の人は、他の人たちよりも**所属感の減弱**や**負担感の知覚**を体験しやすく、本理論によれば、どちらもその個人の自殺願望の原因となるのである。そ

うは言っても、うつ病の人は自殺を望むが、彼らには必ずしも**身についた自殺潜在能力**があるわけではない。自殺の対人関係理論によれば、それが致死的自傷行為をするために欠かせない条件なのである。

　なぜうつ病の人は、**所属感の減弱**をより体験しやすいのだろうか。うつ病に関する文献のなかには、ソーシャル・サポートなどの対人関係的要因がうつ病の慢性化や重症化の重要な予測因子であるという、強力な証拠がある（Hooley, Orley, & Teasdale, 1986; Keitner et al., 1995）。このように、対人関係の困難さがより慢性的で重篤なうつ病の過程を引き起こすという証拠があるが、しかしうつ病者に対人関係的な困難さを増幅させる過程はどのようにして生じるかという疑問の余地が残る。研究者たちは、うつ病の人々がなんらかの**ストレス生成**と考えられることがらに関与していることを報告しており、これはその人自身のストレス水準を増大させる行動に自らかかわることとして定義でき（例えば、Hammen, 1991; Potthoff, Holahan, & Joiner, 1995; Simons, Angell, Monroe, & Thase, 1993）、これらの増加したストレス水準がうつ症状を悪化させうることも報告している。

　Joiner（2000）は、特にうつ病の人によく見られる多くのストレス発生過程で、対人関係の葛藤に帰結し、その結果、うつ病の症状の持続に至るようなものについて述べている。まず、うつ病の人々は他者から否定的なフィードバックを積極的に探す傾向がある。これは直観に反するように思われる――つまりすでにネガティブな気分を体験している時に、なぜ他者に否定的なフィードバックを求めるのか疑問に思うだろう――が、それは自己確証理論（self-verification theory）と一致する（Swann, 1983）。自己確証理論では、人は自分自身の自己認識の確証を得る必要があり、これを成し遂げる方法のひとつは、他者からのフィードバックを求めることである。もし人が肯定的な自己概念を持っているならば、他者から探し出そうとするフィードバックは肯定的な（すなわち、個人の自己認識と一致している）ものである。けれども、もし個人の自己概念が否定的であれば、うつ病の場合がそうであるが、他者から探し出すフィードバックはその人の自己認識と一致した否定的なものなのである。

　他者から否定的なフィードバックを探し出すことは、うつ病の人にとって多くの望ましくない結果をもたらす。第1に、単にうつ病の人は否定的なフィードバックを探し出すだけなので、その人が否定的なフィードバックを受け取っ

た時に、肯定的な情緒を体験することが必ずしも続かないことに留意するのは重要である。むしろ、批判や拒絶がそれに続く抑うつエピソードをもたらしうる。事実、Joiner（1995）は、要求どおり否定的なフィードバックをうつ病の人に与えることは、彼らが将来うつ病を再発する可能性を増大させることを論証している。うつ病の人（さらには、他者から否定的なフィードバックを受け取るあらゆる人）が経験する否定的な情緒は別としても、否定的なフィードバック探しは個人が社会的拒絶を経験しやすくなるだろうし、それは**所属感の減弱**に似たものである。Casbon, Burns, Bradbury, and Joiner（2005）は、うつ病の人が自分自身に関する否定的なフィードバックを与えられた際、さらなる否定的なフィードバックを探す傾向があることを発見している。これがなぜ他者にとって嫌悪的（あるいは少なくとも普通ではなく不快）と見なされるのか理解できる。これはうつ病ではない人とは対照的で、彼らは一度否定的なフィードバックを見つけたら、さらに探す可能性は少ないのである。

　一見否定的なフィードバック探しと矛盾するようだが、うつ病の人は「過剰な再保証探し」（Joiner, 2000）として知られる行動に移行しやすい。この過程は、はじめ Coyne（1976）によって論じられたもので、友人、家族成員、恋人やその他の人に再保証を繰り返し求めることにのめり込むものである。うつ病の人が自分自身の価値に関する再保証を受け取った時でさえ、それが妥当なことであると受け入れるのが難しいので、そのため彼らは何度も再保証を求めずにいられない。これは相手との関係においていらだちや欲求不満（またある場合にはうつ病の伝染。Coyne et al., 1987; Joiner, 1994）をもたらしがちである。不幸なことに、この過剰な再保証探しをすることによって、うつ病の人が実際に他者から拒絶される可能性が増えるので、逆効果になる傾向がある（Joiner, Alfano, & Metalsky, 1992, 1993; Joiner & Metalsky, 1995）。（満足行くまで確認の努力をするための）否定的なフィードバック探しと、（否定的な情動を和らげるための）繰り返される再保証探しの両方を求めるように駆り立てる2つの競合する動機に挟まれながら、うつ病者は悪循環にはまるのである。Katz and Beach（1997）の研究では、これら両方の過程にかかわりやすい女性の恋人が、その関係に満足できなくなることが予測されているように、これら両方の過程に関与することが相手との関係にとって嫌悪的反応を引き起こしやすいのである。

　うつ病の人々は対人関係の相互作用、特に葛藤に陥るような相互作用を避け

る傾向がある（Joiner, 2000）。例えば、うつ病の人はそうでない人よりも自己主張が少ない傾向にある（Ball, Otto, Pollack, & Rosenbaum, 1994）。こうした回避は、不安回避が強められる場合（うつ病の人が葛藤を回避する時に安心感を経験する場合）と同様に、負の強化がなされ、後にそれがうつ病の人の対処メカニズムになり、社会的孤立の増加につながる。このようにうつ病の人は積極的に対人関係の葛藤を回避することが確証されているが、たくさんの対人交流には葛藤が存在することを考慮すれば、多くの社会的相互交流の回避は必然的である。うつ病の人がそうでない人よりも社会的スキルが少なく（Segrin, 1992）、人生において重要な他者と否定的な内容を話題にする傾向があること（Segrin & Flora, 1998）も論証されている。これらすべての社会的スキルの欠陥が、自殺の対人関係理論の観点でなぜ重要であるかを理解するのは困難なことではない。社会的孤立（あるいは重要な他者から気にかけてもらえないという認知）は、長期にわたる抑うつ症状の危険因子であるだけでなく、所属感の減弱（本理論によれば、自殺願望の重要な構成要素）を感じることにもつながりうる。

　ストレス発生に関する対人関係過程について、最後に述べるべきは非難の持続である。時が経つにつれ、うつ病者の関係者たちはうつ病の人のパーソナリティや機能に関する偏った心的表象（イメージ）を形成し始める。うつ病の人の症状が軽くなり始めてからも、彼らは依然として、関係者からはうつ状態である（あるいは、少なくとも否定的な個人的性質を持っている）と見なされる。このことの帰結は小さいものではない。うつ病の人がもはや対人関係上の嫌悪的な行動（例：否定的なフィードバック探しや過剰な再保証探し）に関与しないとしても、うつ病者にとっての重要な他者からそうした改善が認知されないこともある。これは対人関係の相互作用において、肯定的な出来事よりも否定的な出来事の影響力が強いことから、部分的に説明されうる（Baumeister, Bratslavsky, Finkenauer, & Vohs, 2001）。本質的に、人々がうつ病の人に関して抱き始める否定的な見方が減るのは、肯定的な改善を目の前にしてもゆっくりである。こうしたことが深い抑うつ状態から抜け出し始めている人へ与える影響は想像できよう。彼らが何をしても、傷ついた関係性を修復できる望みがないという気持ちになるだろう。

　Stellrecht, Joiner, and Rudd（2006）は、これらの対人関係過程が自殺の対人関係理論とどのように関連するかを論じている。これらの過程への関与と社会

的拒絶(**所属感の減弱**に関連)の可能性との間にかなり明らかな関連があることに加えて、うつ病の人は対人関係での消耗が明らかになった後、自分が愛する人の重荷になっているかのように感じ始めると想定することも妥当である。あたかも社会的関係性を欠いているとか、周囲の重荷になっているかのように感じることは、(Joiner 理論によれば)特に苦痛であるため、再保証を求めてますます努力することになり、やがてさらに大きな社会的拒絶をもたらしうる。

　うつ病の人々が**負担感の知覚**(すなわち、知覚された低い能力)を確信するのには、もうひとつの根拠がある。Adler et al.(2006)は、大うつ病性障害や気分変調性障害の人は、リウマチ様関節炎の人と比べても、仕事に関連した多数のスキルに障害を示すことを報告している。これら現実的な仕事の障害は、特にそれらが仕事を解雇されることにつながるのであれば、かなり確実に周囲の重荷になっているという感覚に至るであろう。うつ病が慢性的精神障害であると仮定すれば、重荷になっているという知覚が増えるのと相まって、これらの長期にわたる対人関係の否定的な交流パターンには、自殺に対する脆弱性が増大する可能性がある。本著の序論で述べたとおり、**身についた自殺潜在能力**は時が経つにつれてゆっくり減っていくものであると考えられる。このように、人がこうした自殺の潜在能力を身につけていて、かつ**所属感の減弱**と**負担感の知覚**という慢性的感覚を経験すると、自殺リスクはさらに高くなるのである。

　うつ病の人が希死念慮や自殺企図を経験しやすいことについて、いくつかの考えられる理由を論じ終えたので、うつ病の人の多くがなぜ自殺しないのかということについて、可能性のある理由を論じておくのが重要である。自殺の対人関係理論では、個人が自らの手で死を遂げる能力を持つには、自分を傷つける能力を獲得しなければならないと考える。ここには、死に対する恐怖感がないことならびに身体的疼痛への耐性が高い(すなわち、死をもたらしうる行動ができるほど耐性が十分高い)ことを含んでいる。うつ病の人はうつ病でない人より、身体的疼痛に対する耐性が低く、これは特に女性に当てはまる(Gormsen et al., 2004; von Knorring, 1974; von Knorring & Espvall, 1974)。Gormsen et al.(2004)は、疼痛とうつ病はおそらく生物学的メカニズム(例:セロトニン作動性あるいはカテコールアミン作動性の神経伝達)を通じてお互いに関連している確証があることを示唆している。うつ病治療によく使用されるのと同じ薬物——つまり、三環系抗うつ薬や選択的セロトニン再取り込み阻害薬——が、疼

痛を軽減する可能性があることが実証的に示されている（Sindrup, Bach, Madsen, Gram, & Jensen, 2003; Sindrup & Jensen, 1999）。うつ病の多くの人が自殺をしない唯一の理由が、疼痛耐性の弱さだと提唱するわけではない。しかし、これらの知見は自殺の対人関係理論を支持する興味深いまとまった証拠を与えてくれる。

双極性スペクトラム障害

双極性障害は、自殺のリスクをもたらすことが知られている、もうひとつの気分障害である。双極性障害は、抑うつエピソードと高揚またはいらだたしい気分のエピソードの両方によって特徴づけられる。双極Ⅰ型障害の場合、アメリカ合衆国での生涯有病率は1％で（Alegria et al., 2007）、大うつ病エピソードと、少なくとも7日間極めて高揚した気分が生じ入院が当然なほどかなり厳しい状態である躁病エピソードとの間を往復する。躁状態の時は、苦痛な結果を伴うであろう危険な行動（例：危険な性行為や薬物の使用）を行う。双極Ⅱ型障害の場合にも、生涯有病率は1％で（Alegria et al., 2007）、大うつ病エピソードと、期間は比較的短くて（4〜7日間）躁病エピソードよりは障害が軽い軽躁病エピソードの間を往復する。

一見、双極性障害がうつ病エピソード（これは自殺願望と関与している。すなわち、**所属感の減弱**や**負担感の知覚**）と危険な行動を行うエピソード（これは**身についた自殺潜在能力**につながるだろう）の両方を含んでいることから、自殺率は大うつ病性障害に比べて双極性障害ではより高いだろうと考えるかもしれない。だが実際は、双極性障害の自殺のリスクは大うつ病性障害のそれよりもわずかに低い。Harris and Barraclough（1997）のメタ分析によれば、大うつ病性障害の標準化死亡比が2035なのに対して、双極性障害の標準化死亡比は1505である（双極性障害は一般人口と比べて15倍高い自殺率）と論証されている。この結果は、気分障害のある入院患者を対象にした縦断的研究では、単極性うつ病のほうが双極性うつ病よりも自殺のリスクが高いと報告している Angst, Slassen, Clayton, and Angst（2002）による最近の知見と一致している。双極性障害の患者が大うつ病性障害の患者よりも自殺によって死ぬことが少ないひとつの理由は、おそらく躁病エピソードと関連した極端な障害のため、彼らのほうが精神科治療を受けているからであると、Angst et al.（2002）は示唆してい

る。Angst et al.（2002）は、双極Ⅰ型とⅡ型の患者に自殺率の違いを見出さなかったが、双極Ⅱ型障害の患者は双極Ⅰ型障害の患者に比べて、致死的でない自殺行動（つまり念慮と企図）の割合が高いという報告はある（Rihmer & Pestality, 1999）。

　Rihmer and Pestality（1999）はまた、単極性、双極Ⅰ型、双極Ⅱ型障害を有する連続する100人の自殺者を調査した2つの研究（Rihmer, Barsi, Arato, & Demeter, 1990; Rihmer, Rutz, & Pihlgren, 1995）を報告している。自殺者の46%は自殺時点で双極Ⅱ型障害だったが、双極Ⅰ型障害は1%であり、また53%は単極性のうつ病だった。これらの統計結果によって、おそらく双極Ⅱ型障害は双極Ⅰ型障害よりも高い自殺のリスクを与えることが示唆された。著者らは、双極Ⅱ型の患者が単極性のうつ病と誤診されている可能性があり、それによって気分安定薬が投与される可能性が減ることを示唆している。リチウムというよく知られた気分安定薬は自殺予防に効果的であるという報告（Baldessarini, Tondo, & Hennen, 2003; Goodwin et al., 2003; Tondo, Hennen, & Baldessarini, 2003）や、抗うつ薬だけを患者に投薬することが軽躁病の症状を悪化させうる（Akiskal et al., 2000; Akiskal & Mallya, 1987; Benazzi, 1997; Ghaemi, Boiman, & Goodwin, 2000; Wehr & Goodwin, 1987）という根拠が挙げられており、双極性スペクトラム障害の人に正確な診断をすることは、生死を分ける問題であることは間違いないであろう。

　自殺の対人関係理論の主な構成概念が、特定の障害においてどれほどのレベルにあるのかを明確に示すデータが今のところないという事実を再度、強調しなければならない。だが、様々な障害の診断的特徴に基づいて、いくらかの予測はできる。いかにうつ病の人が**所属感の減弱**や**負担感の知覚**をもたらしうる否定的な対人関係的行動を取りやすいかについてはすでに論じた。Hammen（1991）は、大うつ病性障害の女性は双極Ⅰ型の女性に比べてストレスを生じやすいことを見出しており、双極Ⅰ型は大うつ病性障害よりも自殺率が低い（Angst et al., 2002）。これは自殺の対人関係理論によって予測されうることと一致している。双極性スペクトラム障害の人はうつ病エピソードの期間中でさえも、ストレスの発生に関与する可能性が低いため、**所属感の減弱**（加えて、おそらく**負担感の知覚**）を経験しにくく、そのため、自殺願望を経験しにくいだろう。自殺願望なしに、人は致死的な自傷をしないと自殺の対人関係理論は予

測するものである。Valtonen et al.（2007）は、双極性障害の病相期のなかで、躁病相とうつ病相のどちらのエピソードが自殺の症状とより関連しているのかを明らかにするために、自殺行動の様々なタイプの頻度を研究している。サンプルのうちのどの対象者も、躁病エピソードと軽躁病エピソードの間は自殺企図がないことがわかった。むしろ大うつ病エピソードだけが、自殺企図や希死念慮を経験する高いリスクに関与していたのである。

　双極性障害の人のうつ病エピソードの平均的な長さは3〜6ヶ月で、大うつ病性障害の人は平均3〜12ヶ月である（Akiskal, 2005）。特に大うつ病性障害の人はストレス発生に関与しやすくもあるため、大うつ病性障害の人のより長いうつ病エピソードが、対人関係上のより大きな傷つきを生み出すのかもしれず、それが社会的拒絶につながっている。さらにAkiskal et al.（2006）は、双極I型とII型障害、単極性うつ病の患者を統制群と比較した。これらの集団はすべて病気の寛解期間に調査された。双極I型の人は双極II型と単極性うつ病の人よりも、かなり外向的で社交的であることがわかった。双極I型の人は神経症傾向についても得点が低かった——双極I型の集団は対照群と等しくはないものの、彼らの得点は健常に近かった。このように、双極I型の人は障害の活動期にはかなり重大な機能障害を経験しているが、単極性うつ病の人と比べて、寛解期には対人関係の不和を修復できる良い状態にいるのであろう。

　双極性障害の人が大うつ病性障害の人よりも自殺のリスクが低い理由についていくつかの説明を与えてきたが、双極性障害の人は自殺のリスクが比較的高いと考えられている事実については強調しなければならない。双極性障害の人の半数近くが生涯に自殺未遂に至り（Valtonen et al., 2005; Verona et al., 2004）、最大80％が希死念慮も含めたなんらかの自殺行動を呈する（Hawton, Sutton, Haw, Sinclair, & Harriss, 2005）。自殺の対人関係理論は、**所属感の減弱、負担感の知覚、身についた自殺潜在能力**の3つの組み合わせが特に致死的であると予測している。双極性障害の人のなかには、一般人口よりもこれらすべての構成概念について高いレベルのリスクがあるのは確かである。双極性障害の抑うつ状態および混合状態が自殺行動のリスクが高い時期であることを考えると、躁病相が（明らかな理由のため）臨床的な注目を集めるのは残念なことである。躁状態の人は極端な恐怖心のなさという感覚（**身についた自殺潜在能力**に近い）を経験するだろうが、この時期に自殺企図あるいは既遂自殺が少ないのは興味

深い。これは理論の予測と一致する。つまり、**身についた自殺潜在能力**が高いレベルで潜んでいるにもかかわらず、躁病相にある人は自殺を望む傾向が低いのである。たいへん無謀で恐怖心のない人でさえも、自殺願望の欠如によって自殺による死は予防される。

　要約すれば、双極性スペクトラム障害の人は、一般人口やその他多くの精神障害者よりも自殺のリスクが高いと考えられている。双極Ⅰ型障害は重大な機能障害を惹起する（そして精神科入院の理由となる）という事実にもかかわらず、大うつ病性障害やおそらく双極Ⅱ型障害の人よりも、双極Ⅰ型障害のある人は自殺のリスクが若干低い。自殺の対人関係理論は、双極性障害からもたらされた高い自殺のリスク（この障害の人は**所属感の減弱**や**負担感の知覚**を経験する可能性が高く、加えて、**身についた自殺潜在能力**を増大させうる行動に関与する傾向が高い）、および大うつ病性障害と比べてわずかに低いリスク（比較的軽い社会的障害が**所属感の減弱**や**負担感の知覚**のレベルを減少させる）、この両者を説明するものである。

　気分変調性障害

　気分変調性障害は、大うつ病性障害に見られるよりも軽い抑うつ症状が長期間にわたって続くことによって特徴づけられる（診断基準を満たすには、少なくとも2年以上の期間にわたって抑うつ気分のある日のほうが抑うつ気分のない日より多くなければならない）。大うつ病性障害に比べて頻度も低く、生涯有病率は4％である（Alegria et al., 2007）。Harris and Barraclough（1997）は気分変調性障害の標準化死亡比を1212と算定し、一般人口のそれと比較して自殺のリスクが12倍に上ると解釈している。この値は大うつ病性障害で見積もられた標準化死亡比よりかなり低く、双極性障害よりわずかに低い。

　Klein, Schwartz, Rose, and Leader（2000）らは、早発性（初発が20歳以前）気分変調性障害の患者と挿話性大うつ病性障害の患者の転帰を比較する5年間の観察研究を行った。その結果、気分変調性障害は大うつ病性障害に比べて、慢性経過をとることが明らかとなった。5年間の追跡調査の期間中に、ベースライン時点で気分変調性障害と診断された患者は観察期間の70％以上において当該診断基準を満たす一方、ベースライン時点で大うつ病性障害と診断された患者が当該診断基準を満たすのは観察期間の25％未満であった。さらに気

分変調性障害の患者の 94% 以上が、調査終了時点までに大うつ病エピソードの診断基準を満たした（さらに、調査開始以前には大うつ病エピソードを認めなかった気分変調性障害の患者のうち 74% 前後の患者が、調査期間中に大うつ病エピソードの診断基準を満たした）。気分変調性障害の患者は大うつ病性障害の患者よりも多くの治療を受けていることが報告されたが、それが所属感と関連していたのかもしれない（治療者との接触量が増えたことで所属感が増加）。さらに、このサンプルについて 5 年後のフォローアップ調査が行われ（Klein, Shankman, & Rose, 2006）、合計 10 年間の追跡調査となったが、著者らは気分変調性エピソード期間の中央値が 52 ヶ月だと報告しており、その結果は気分変調性障害が慢性であることを強調するものである。著者は、気分変調性障害を大うつ病性障害から切り離すよりもむしろ、慢性（つまり気分変調性障害と慢性大うつ病性障害）か慢性でないかによってうつ病を概念化したほうがより妥当であると提唱している。例えば、気分変調性障害から回復した患者では、再発した場合、それが気分変調性エピソードか大うつ病のエピソードであるかは同等であった。

　不幸なことに、気分変調性障害の患者における自殺率を調査した研究はほとんどない。Harris and Barraclough（1997）によって報告された 9 つの研究のうち、8 つは 1986 年より前に行われており、直近の研究でも 1994 年に行われている。問題は、気分変調性障害の定義がこれまでに変更されたことで複雑化していることである。例えば、*DSM-III*（American Psychiatric Association, 1980）はうつ病の症状は 13 の基準のうち 3 つによって特徴づけられるべきとするが、一方、*DSM* の以降の版では（*DSM-III-R*; American Psychiatric Association, 1987 と *DSM-IV*; American Psychiatric Association, 1994）、6 つの基準のうち 2 つを満たすことが求められている。*DSM* の各版の間で、重複しているのは 4 基準である（不眠あるいは過眠、気力の減退と疲労、無価値感、集中力の減退と決断困難）。*DSM-III* の基準のなかには自殺のリスクや対人関係理論と関連するものがあるが（社会的孤立と死や自殺に関する考え）、これらの基準は後の *DSM* からはなくなっていることを注記しておくことが重要である。それゆえ、早い段階の研究で報告された自殺率を、重症度の低い症状から構成される最近の気分変調性障害の定義の自殺率に当てはめることはできないだろう。

　気分変調性障害のほとんどすべての人が、最終的には少なくとも 1 回の大う

つ病エピソードを経験することから、気分変調性障害における自殺リスクのさらなる研究が必要とされる。定義上、気分変調性障害は大うつ病性障害よりも重症度の低い少数の症状から構成されている。しかし、気分変調性障害の慢性的な性質から対人関係上の多くの損傷を想定できるが、おそらく大うつ病性障害に比べれば少ないであろう。さらに、気分変調性障害の多くの人は、最終的に大うつ病性障害の基準を満たす。2つの障害の間にはっきりと定義された境界線がないことから、自殺リスクを評価する際には、診断的情報だけに頼るよりも、クライエントの理論的構成概念のレベルから熟考することを、私たちは臨床家に強く勧めている。これは自殺リスクを解明するために自殺の対人関係理論を用いることの利点を示しており、気分変調性障害と大うつ病性障害のどちらに診断されているかにかかわらず、理論上の3つの主要構成概念について高いレベルを経験しているならば、自殺のリスクがあると私たちは予測している。本理論は、なぜ気分変調性障害の人は低い自殺率なのかを説明し（障害があまり深刻ではなく、推測されるに、**所属感の減弱**や**負担感の知覚**はあまり強くない）、またクライエントの診断にかかわらず、自殺リスクを評価できる実務的な法則を提供するのである。

　要約して言えば、大うつ病性障害、双極性障害、気分変調性障害を含めたすべての気分障害は、自殺行動のリスクをもたらす。これらの障害のすべてのうち、大うつ病性障害は自殺死に対してより高いリスクを与えるが、それは（本理論によれば）大うつ病性障害の人が**所属感の減弱**や**負担感の知覚**を経験する可能性が増大していることに由来している。気分変調性障害の人と比べて、これらの症状の激しさが、大うつ病性障害の人に自殺死の可能性が高いことを説明すると考えられているが、一方、持続期間がより長いことが、大うつ病性障害と双極性障害のリスクの違いを説明すると提唱されている。それでもやはり、すでに論じてきたとおり、大うつ病性障害（と気分障害の他のタイプ）の圧倒的多数の人々は自殺によっては死なないのである。

(2) 摂食障害

　摂食障害もまた、自殺のリスクを与えることが知られている。神経性無食欲症と神経性大食症は希死念慮や自殺企図のリスクを増大させるが、神経性無食欲症だけが既遂自殺のリスクを与える。自殺の対人関係理論によれば、これは

神経性無食欲症だけが身についた自殺潜在能力を増大させるからである。

　神経性無食欲症
　一生のうちに神経性無食欲症の診断基準を満たすことがあるのは、成人の1％未満である（Alegria et al., 2007）。神経性無食欲症はあらゆる精神障害のなかで最も致死的なものに含まれ、その特徴は体重と体型を非常に重要視することと正常体重を保つことを拒否することである。この障害の人は自己断食を行い、それが多様な健康問題を引き起こす。しかし一般的に信じられていることと違い、神経性無食欲症の多くの人は栄養不良に関連した身体的合併症では死なない。むしろ自殺によって死ぬ傾向が強い（Crisp, Callender, Halek, & Hsu, 1992; Moller-Madsen, Nystrup, & Neilsen, 1996; Patton, 1988）。神経性無食欲症の患者に関する13の研究をまとめたHarris and Barraclough（1997）は、神経性無食欲症の人は予想されるより23倍高い割合で自殺死すると報告している。さらに最近のメタ分析がPompili, Mancinelli, Girardi, Ruberto, and Tatarelli（2004）によって行われており、彼らは神経性無食欲症の人の転帰情報についての合計9つの研究結果を報告している。追跡期間の長さは5年から23年で、研究はいくつかの異なる国々（英国＝3、アメリカ合衆国＝3、デンマーク＝2、ドイツ＝1）で行われた。そのうちのひとつ（Crisp et al., 1992）を除いたすべての研究で、神経性無食欲症の人の自殺率は、一般人口で予測される割合よりも著しく高かった。全体として、一般人口では10万人のうち自殺死者は約3人だが、神経性無食欲症の人は10万人のうち24人であることがメタ分析によって示された。こうした自殺率の高い理由のひとつには、これらの追跡研究に含まれた神経性無食欲症者が入院患者である傾向が強く、すでに論じたとおり、入院患者と外来患者は自殺率が異なる（少なくとも大うつ病性障害の人にとって）ことが考えられる。

　この点を明白にするため、Keel et al.（2003）は、追跡期間中にその相当数が入院治療を経験したものの、調査開始時点では外来患者であった神経性無食欲症の女性サンプルを追跡調査した。この研究では136名の女性神経性無食欲症のうち4人（3％）が自殺によって死亡しており、自殺がサンプル内の主たる死因であった。このサンプルの標準化死亡比は5690で、同様の背景特徴を持つ女性と比べて、およそ57倍にのぼる自殺死のリスクの増大が示されたこと

になる。入院歴が自殺死の可能性を上昇させることは見出されなかった。あるとすれば、入院はいくらか予防的に働く結果が得られた。追跡研究の対象に含まれていた神経性大食症の女性たちでは、死亡全体あるいは自殺死のリスクが高まっていなかったことに言及するのは重要である。神経性無食欲症が神経性大食症より自殺による死について高いリスクを与えているように見えることに加えて、Franko et al.（2004）は、神経性無食欲症の女性が神経性大食症の女性よりも追跡期間中に自殺企図も起こしやすいと報告している。

　神経性無食欲症のいったいどこが、それほど劇的に自殺のリスクを増加させるのであろうか。これは、自殺のリスクが類似疾患である神経性大食症の人におけるそれよりもかなり高いという事実を考える際、特に興味深い質問である。自殺の対人関係理論が、臨床家や研究者が自殺状況のこうした事実について理解する枠組みを与えてくれる。神経性無食欲症と診断が下されるには、理想体重の85%未満でなければならず、これは意図的な摂食制限に起因していなければならない。食べることは人間の基本的欲求であり、神経性無食欲症の人は体にひどい損傷が起きるまでどうにか我慢できているのである。飢餓状態の人は腹痛、便秘、乾燥肌、もろい髪の毛や爪、低体温を経験している。つまり、栄養失調の影響は苦痛を伴うのである。

　神経性無食欲症の人に自殺死のリスクが高い理由は、自己飢餓と関連した疼痛や刺激に慣れてしまっていることにあると私たちは考えている。自傷を行うことは恐怖喚起的で、人間（さらに言えばあらゆる動物）の本能に逆らう過程である。自己飢餓も基本的な生存欲求に抵抗する恐怖喚起的な過程であるのは、まさにそのとおりである。もちろん、神経性無食欲症の人は危険な栄養失調状態のために、体はもろく、健康な人にとっては致死的でない自殺企図であっても、いとも簡単に死ぬ可能性がある。最近私たちの研究グループのメンバーは、それと反対の証拠を打ち出した。Holm-Denoma, Witte, et al.（2008）は、自殺によって亡くなった9人の神経性無食欲症の事例報告を提示し、通常の体重や健康な人にとっても致死的なものだったかどうかを究明するために、各々の自殺方法を検討した。9人のうち7人は、体重の多少にかかわらず、誰にとってもほぼ確実に致死的であったであろう企図をしていた。このうち、ある鮮烈な事例の女性は、ガソリンスタンドのトイレに閉じこもり、ゴミ箱に火をつけたのである。死因は一酸化中毒と断定された。著者らの推定では、部屋のな

かに生成された一酸化炭素の量は、どんな健康な成人も死亡するほどのものだった。この事例に関して特にぞっとするのは、窒息するなかで、意識的に室内に留まることに専念した決意の強さについて考えずにいられないことである。致死的な室内の一酸化炭素濃度に曝されるには、少なくとも30分はかかっただろう。つまり、自らの選択を覆すのに十分な機会があったが、そうは選択しなかったのである。この種の決意は、健康的あるいは通常と考えられる以下に体重を維持する決意に似ていると、私たちは考えている。この事例では、彼女のBMI指数は死亡時点で14.6であり、重篤な低体重と考えられる。

神経性無食欲症の人は**身についた自殺潜在能力**が高いだけでなく、摂食障害のない対照群の女性と比べて、生活のなかで重要な他者からの支援をあまり得られないという根拠もある（Tiller et al., 1997）。この研究では、神経性無食欲症の女性は、神経性大食症女性や対照群の女性と比べて配偶者や恋人がかなり少ない。摂食障害の人が直面する社会的困難さは、この障害の人が回復を遂げた以降にもある（Yager, Landsverk, & Edelstein, 1987）。自殺の対人関係理論では、**身についた自殺潜在能力**が減っていくのは遅いが、一方、**所属感の減弱**という感覚や**負担感の知覚**という感覚は容易に改善するであろうと考えている。神経性無食欲症の既往歴がある人の場合には、この障害の寛解期を過ぎた後も一定の期間、**身についた自殺潜在能力**は高い状態でいる。少なくとも自殺の対人関係理論によれば、社会的困難さも持続するとすれば（**所属感の減弱**を参照）、自殺のリスクも障害の活動期を過ぎても続くのである。

神経性無食欲症の特徴もまた、**負担感の知覚**と関連している。神経性無食欲症の人のうちで、**負担感の知覚**を測定したデータは（私たちが知る限り）まったく収集されていないものの、Treasure et al.（2001）は神経性無食欲症の人のケア提供者が負う現実的な重荷の大きさに関するデータを提供している。神経性無食欲症の患者のケア提供者は、重症の精神病性障害を持つ患者のケア提供者よりも、より強い困難や苦痛を経験していることを著者らは明らかにしている。障害が家族に与える重荷について神経性無食欲症の患者が気づくようになるのを想像することは、難しいことではない。だが、現実的な負担と知覚した負担感を区別することは重要である。神経性無食欲症の症状によって家族成員にかかる現実的重圧が、神経性無食欲症の人にとっての、**負担感の知覚**へと正確に置き換えられるかどうかを明らかにするためには、さらなる研究が必要で

ある。

　要約して言えば、神経性無食欲症の診断は自殺死と明確な関連がある。この関連は、**身についた自殺潜在能力**、**所属感の減弱**、**負担感の知覚**の経験を増大させる障害の特徴に起因するものだと私たちは提唱する。神経性無食欲症の人が自己断食の間に、死を臨むことに関連した疼痛や刺激誘発に慣れてしまうことから、**身についた自殺潜在能力**の違いにより神経性無食欲症と神経性大食症の間における自殺率の違いが発生すると考えられる。さらに神経性無食欲症の症状は、おらく神経性大食症の人に生じるものと比べて、現在の対人関係にかなり緊張感を与えるという証拠も私たちは提示した。

　神経性大食症

　生涯のうちに神経性大食症の診断基準を満たすのは、人口の1％近くである（Alegria et al., 2007）。すでに述べたとおり、よく知られた証拠によれば、神経性大食症の人は一般人口に比して自殺死のリスクは高くない（Herzog et al., 2000; Keel et al., 2003）。それにもかかわらず、神経性大食症では自殺企図のリスクが高いことを示す複数の研究がある。例えばCorcos et al.（2002）は、大食症女性のサンプルのうち約28％が、生涯中に自殺企図があったと報告している。この割合は、神経性大食症の女性（23％）と神経性無食欲症の女性（30％）の両者に関してFranko et al.（2004）が発表した結果と類似している。

　下剤の乱用や薬物使用歴が、神経性大食症の自殺企図の予測因子になるという証拠は、様々な方法論を用いた研究で一致している（Corcos et al., 2002は後方視的回想研究、Franko et al., 2004は自殺企図に関する前方視的追跡研究）。この両方の行為が疼痛や刺激誘発に関係していることに注目するのは、重要である。薬物乱用や依存はこの章の後半で論じられるが、静脈注射による薬物使用は特に自殺の対人関係理論と関連があり、そこでは、個人の**身についた自殺潜在能力**を増大させるような、繰り返し自ら行う注射が関与している。

　下剤乱用に関しては、排出行動を伴う摂食障害者のうち、ほんの少数の者のみが単独の排出手段として下剤を使用している。例えば、Tozzi et al.（2006）は対象患者の約7％が排出手段として下剤だけを使用することを報告している。だが大多数（55％）は、少なくとも時々は排出に際して下剤を使用すると報告している。調査したすべての排出方法のうち、下剤使用だけが自殺症状お

よび自傷行為に関連していた。下剤乱用は、他のタイプの代償行動とは異なる機能を果たしていると想定できる。下剤使用が排出方法としてはどちらかというと補助的であり、カロリー摂取の減量に関してまったく効果のない方法であるとすれば、摂食障害者の下剤使用の背景にある動機は、代償行動そのものというより、自傷と関連している可能性がある。もしこれが事実であれば、著者が示唆しているように、摂食障害の患者を治療する際に、このことを考慮することが望ましい。特に体重コントロールの戦略としての下剤使用は効果がないという心理教育を提供するだけでは十分ではなく、自傷以外の代替的対処方法を提案する必要もあるだろう。

　下剤乱用を繰り返すことによる身体的結末は、痛ましく、また重大である。長期にわたる下剤使用で、血性下痢、不整脈、腎不全、大腸炎などが出現する（Baker & Sandle, 1996）。このように、神経性大食症におけるこれら2つの自殺企図予測因子は、自殺の対人関係理論と一致している。神経性大食症は神経性無食欲症と同種の自己加害（自己断食）による痛みを伴わないから、致死的な自殺潜在能力をあまり身につけていないため、自殺死する可能性が低いのは当然であろう。それにもかかわらず、神経性大食症が自己加害による傷をまさに伴う行動（薬物使用や下剤乱用）と結びついている時は、自殺企図の可能性が増大するのである。

　致死的でない自殺企図の頻度は、神経性無食欲症と神経性大食症の女性では同等である（Corcos et al., 2002; Franko et al., 2004）。それにもかかわらず、自殺死亡率は神経性無食欲症の女性のほうが非常に高い。これらの事実は、神経性大食症の人は自殺を望んでいるが（**所属感の減弱**や**負担感の知覚**を経験する）、多くの場合、致死的な自殺潜在能力を身につけていないことを示していると考えられる。事実、神経性大食症の人は、この障害のない人に比べて情緒的な支援を得られるソーシャル・ネットワークが狭く、自分が有している支援に満足していないという報告がある（Rorty, Yager, Buckwalter, & Rossotto, 1999; Tiller et al., 1997）。これは**所属感の減弱**の感覚に影響があることは明らかである。さらに、対人関係療法（Klerman, Weissman, Rounsaville, & Chevron, 1984）は対人関係の問題に関する検討を含んでおり、神経性大食症に特有の症状へ直接的に働きかけるわけではないが、1年の追跡時点で認知行動療法と同程度の効果があるという事実は、対人関係の困難さが神経性大食症の人にとって大きな問題で

あることを示している（Fairburn et al., 1991）。自殺の対人関係理論によれば、これらの対人関係の困難さは特に神経性大食症の症状関連転帰（例：Blouin et al., 1995）と自殺企図の可能性の双方に影響を及ぼす。しかし私たちの知る限りでは、神経性大食症の人において、ソーシャル・サポートの欠如や**所属感の減弱**によって引き起こされる自殺企図、念慮、自殺死のリスクという主題を取り扱った審査のある雑誌論文はない。自殺の対人関係理論では、適切なソーシャル・サポートのある神経性大食症の人は、希死念慮も含めて自殺行動のリスクが十分低減しているだろうと予測している。

神経性大食症における**負担感の知覚**について、これらの感情を特定して測定したデータを私たちは知らない。しかし、神経性大食症の人に対するケア提供者の経験に関する最近の質的研究は、神経性大食症の人をケアすることが、情緒的にも経済的にも非常に苦痛をもたらすと示唆している（Perkins, Winn, Murray, Murphy, & Schmidt, 2004）。例えばあるケア提供者は、神経性大食症である自分の娘のケアについて以下のように述べている。

> 彼女が私と生活を送れるように支えているだけなのに、何年間もひどくお金がかかっていて、彼女は今のところ私にお金を払えないから、金額が本当に高くて、買い物の額も大きいのよ（Perkins et al., 2004, p.262）。

さらにこのような感情が、神経性大食症の人に**負担感の知覚**をもたらしうると想像するのは、困難なことではない。

要約して言えば、神経性無食欲症も神経性大食症もともに自殺企図のリスクを高めるが、多数の証拠から、神経性無食欲症は神経性大食症よりも自殺死のリスクをかなり高めることが示唆される。これは、神経性無食欲症も神経性大食症もともに、自殺願望のリスクがあるとする自殺の対人関係理論の予測と一致している（**所属感の減弱**や**負担感の知覚**を経験している）が、神経性無食欲症は致死的な自殺潜在能力を身につけるリスクを比類なく増大させている。私たちは、診断名にかかわらずすべてのクライエントについて、自殺に関する評価をすることを強く勧めている。神経性無食欲症と神経性大食症の領域では、多くの研究は女性だけを対象に行われてきたことも指摘したい。男性は女性よりも自殺死する確率が高いことから、男性の自殺リスクは女性よりもかなり高い

可能性があるので、摂食障害の男性に関する調査がもっとなされることが重要である。

(3) 統合失調症

統合失調症は、相当な自殺死のリスクを与えるもうひとつの精神疾患である。統合失調症は人口の約 1％ が罹患する（Regier et al., 1993）。自殺率の推定は 13％ ほどの高さであると報告されてきたが（Caldwell & Gottesman, 1990）、過去 90 年を超える文献に関する最近の総説では、真の自殺率は 1.8％ から 5.6％ の中間に位置することが示されている（Palmer, Pankratz, & Bostwick, 2005）。これらの割合の下限は、統合失調症の初回発症以降のリスクであり、一方、上限は初発時点のリスクにある。これらの割合が示すとおり、統合失調症の症状を最初に体験する時は、自殺のリスクが 3 倍近くあり、徐々に横ばいになり始めるのである。自殺企図のリスクはさらに高い。Harris and Barraclough（1997）のメタ分析は、統合失調症の人は自殺企図のリスクが 80 倍に上ることを示している。Palmer et al.（2005）は、統合失調症の人は現在、外来でマネージメントされていることが多いことに言及している。残念なことに、特に外来患者の自殺率を規定する Palmer et al.（2005）のメタ分析の試験対象患者基準を満たす研究はひとつもない。しかし、少なくともいくつかの証拠が、外来患者として治療される統合失調症の人は、入院している患者よりも実際に高い自殺率を呈することを示している（Helgason, 1990）。統合失調症の人に高い自殺の危険性があり、外来治療の頻度が高くなっているとすれば、この分野においてより多くの情報が必要であるのは明らかである。

統合失調症には、自殺死の予測因子がある。統合失調症に関する最近の心理学的剖検調査では、その時点のうつ病やその時点の中等度から重度の精神病性症状の存在が、他の共変量を統制しても、自殺死の可能性を有意に予測している（McGirr et al., 2006）。抑うつ症状が自殺行動の予測因子であるのは、抑うつ状態の人が**負担感の知覚**や**所属感の減弱**（すなわち、自殺願望）を経験することに対して脆弱だろうとした点で、自殺の対人関係理論と一致している。現時点の精神病性症状の重症度は実に最大の予測因子で、自殺の可能性が約 87 倍に上昇している。この報告は、適切な投薬の重要性を強調するものである。抗精神病薬は、統合失調症の陽性症状（幻覚や妄想；Bradford, Stroup, & Lieberman, 2001）の改善に効果がある。したがって、処方薬を遵守する患者は、陽性症状が減退する限りにおいて自殺リスクがより低くなるだろうと推論される。

　他の精神障害と比べて、統合失調症に見られるひとつの特徴的な危険因子は、命令性の幻聴（人に自傷、他害の指示をする幻覚）の存在である。これらの幻覚のタイプは、統合失調症の人に比較的よくみられる——18％から50％の人がある時点でこれを経験する（Hellerstein, Frosch, & Koenigsberg, 1987; Zisook, Byrd, Kuck, & Jeste, 1995）。Harkavy-Friedman et al.（2003）は、統合失調症あるいは統合失調感情障害をもつ100人の入院患者をサンプルに、命令性の幻聴の発生率について調査した。彼らは、サンプルの22％がこのタイプの幻覚を経験したことがあったこと、また一生涯のうちに命令性の幻聴を経験したことがある群とない群との間に自殺率の違いがないと報告している。しかし、自殺企図したサンプルのうち、25％近くが命令性の幻聴に反応して自殺企図をしていた。統合失調症患者において、そのような幻覚の存在が自殺行動の唯一の原因ではないことは確かであるものの、こうした患者を治療する場合、憂慮すべき事項でなければならないのである。著者らは、命令性の幻聴の有無を予測する人口統計的あるいは臨床的危険因子を確認することはできなかった。年齢、性別、人種、罹病期間、大うつ病エピソード・物質乱用・依存の既往歴などにグループ間の差はなかった。少なくとも自殺企図に関するなんらかのリスクを与えているように思えることから、命令性の幻覚の予測因子を確定することは重要な課題である。

　なぜ、統合失調症の人は自殺死する傾向が非常に高いのだろうか。ここでも私たちは、この障害の特定の側面が、自殺の対人関係理論の主な構成要素の3つすべてを発展させる可能性を増大させるからであると提唱するのである。第1に、統合失調症の人は**身についた自殺潜在能力**を発展させる傾向が強い。統合失調症の人は一般人口に比べ、自殺死するだけでなく、より暴力的かつ攻撃的で、殺人さえも犯す可能性が高いことは比較的知られている（例：Arseneault, Moffitt, Caspi, Taylor, & Silva, 2000; Wallace, Mullen, & Burgess, 2004）。統合失調症の人が全員、生得的に危険であると言っているわけではない。年齢、性別、居住地をマッチングさせた統合失調症群と統制群のWallace et al.（2004）の大規模なコホート比較では、統合失調症の約8％が人生のうちに暴

力的犯罪で有罪判決を受けていたが、対照群は約2％だった。自殺の対人関係理論によれば、暴力行為を行う統合失調症のうち少数は、**身についた自殺潜在能力**へとさらに向かっていき、その結果、自殺リスクが高くなると推測される。

　Naudts and Hodgins（2006）は暴力行為を行う統合失調症者を、特徴的な3群に分けて記述している。第1は、統合失調症と診断されるより前に始まった、攻撃的行為の長い前歴がある者である。2つ目は、攻撃的行為の前歴はなく、一度だけの攻撃的行為を行う人である。男性は女性よりも攻撃的行為を行う傾向がかなり高いことから予想されるとおり、最初の2つのグループでは、性別の内訳の大部分は男性である（例：Arsenault et al., 2000）。最後のグループは、精神病的な時にだけ暴力的な人々からなり、このグループは男性と女性が同等に暴力を行う傾向が強い点で興味深い（Krakowski & Czobor, 2004; Newhill, Mulvey, & Lidz, 1995）。この最後のグループは、単に病前の暴力傾向では説明することができない、統合失調症によって与えられる暴力に対する特有の脆弱性という観点から、非常に興味深く思われる。陽性症状は、自殺行動との関係と同様に、暴力行為とも関係がある（Krakowski & Czobor, 2004; McNiel & Binder, 1994; Tardiff & Sweillam, 1980）。

　さらに、統合失調症でない人における暴力行為（特に殺人）の前歴は、自殺死と関係がある（Conner, Duberstein, Conwell, & Caine, 2003）。したがって、統合失調症と自殺の関係は、統合失調症の人は暴力行為を行う可能性が高く、それが次に暴力に関連する疼痛や刺激誘発に慣れることを通して、自殺のリスクが与えられるということで、部分的には説明されうる。確かに、統合失調症者における暴力行為の前歴が以降の自殺死の可能性を増大させることを示す、少なくとも2、3の証拠が存在している（Cheng, Leung, Lo, & Lam, 1990）。しかし、私たちが知る限りでは、この関連性は具体的に統合失調症の人において体系的に研究されてはおらず、それに反する証拠も少なくとも2、3はある。例えばMcGirr et al.（2006）は、対照群と比較して、攻撃的な行為に関する自己報告測定によって測られた攻撃性の経歴と自殺者の状態との間の関連を見出すことはなかったとはいえ、有意ではないが予測した方向の傾向は見つけたのである。

　身についた自殺潜在能力に向かいやすい統合失調症患者に特有の脆弱性のも

うひとつは、その過剰な疼痛耐性である。統合失調症の人が疼痛への感受性が低いことを示す報告がある（Dworkin, 1994; Dworkin, Clark, Lipsitz, & Amador, 1993）。このことを描写する例として Mujica and Braunstein（2002）の事例報告例では、「睾丸を麻痺させろ」(p.788) という命令性幻聴を体験した統合失調症の入院患者が、靴ひもを自身の陰のうに巻きつけることでこの命令を遂行している。著名なのは、軽い腹痛以外のいかなる痛みも訴えなかったことである。運よく、彼の行動は取り返しのつかない損傷が起こる前に発見された。この患者は、15年前に命令性幻聴に反応して自分のペニスを自分で切断していた。この事例報告の著者は、精神病患者の疼痛耐性を評価しなければ重大な結果をきたすことから、その重要性を強調している。この患者に自殺行動の前歴もあったことが偶然の一致とは考えられない。自殺の対人関係理論によれば、この患者の身体的疼痛に対する見た目の鈍感さが、自殺死に伴うような程度の疼痛にも耐えることを可能にさせることから、その自殺死のリスクを高めるのである。

　実験的に引き起こした身体的疼痛への耐性の高さは、統合失調症患者の親族で精神病歴のない者でも確認されている（Hooley & Delgado, 2001）。この知見は、統合失調症に見られる高い身体的疼痛耐性が、単純に同程度の痛みを経験しているものの、認知的欠陥のため疼痛を報告できずにいるとして説明されるものではないという、ある程度の証拠を提供している。統合失調症の人が過剰な疼痛耐性を持つ素質がある（そして自殺行動を習慣化するのに、疼痛と刺激誘発的な経験に曝される必要があまりない）という考えに一致しているのは、自殺死をする統合失調症患者は他の疾患と比べて、生涯のなかで自傷をする傾向が著しく低い（Hunt et al., 2006）ことである。彼らはまた、進化論的な観点において、生得的にぞっとさせるような手段を用いる傾向が強い。例えばある研究では、自殺で死んだ統合失調症者のサンプルのうち40％が、高所から飛び降りていたことが示されたが、統合失調症でない人のサンプルのうちわずか4％のみがこの方法を用いていた（Kreyenbuhl, Kelly, & Conley, 2002）。

　前述したとおり、統合失調症の人が自殺の潜在能力を身につけるリスクがかなり高まっているのにはいくつかの理由がある。さらに、統合失調症は自殺願望（**所属感の減弱**と**負担感の知覚**）を発展させるリスクも与える。自殺のリスクという観点では、精神病性障害を有する人に質的違いは何もないと思われる

し、急性精神病患者の発言内容を無視することのないよう強く勧めるものである。つまり、一見して「妄想」と思われるかどうかにかかわらず、**負担感の知覚**や**所属感の減弱**を主題とする発言を検討すべきである。例えば Bleuler (1950) は、統合失調症で自殺の危険のある患者が、まるで神が彼の腹を経由して引きこもってしまったようだと訴えた事例を報告しているが、こうした種類の発言は、孤独感や**所属感の減弱**という感覚をもののみごとに暗示するものである。

統合失調症の人が**所属感の減弱**を感じやすい傾向があることの、より具体的な理由もある。例えば、統合失調症患者の20年にわたる追跡研究は、彼らの半数以上が一度も結婚していないことを明らかにしている (Helgason, 1990)。結婚した者でも、約3分の1が離婚している。さらに、おそらく統合失調症の人へのケアに特有の困難さのため、サンプル全体の約3分の1は家族からの支援を喪失していると報告している。統合失調症の人はまた、社交的状況に関してより強い快感消失を経験している。すなわち肯定的な対人関係状況にいる時でも、喜びを経験し損ねているため (Burbidge & Barch, 2007)、所属したいという欲求を満たすことに困難を経験することがある。自殺の対人関係理論と一致しているのであるが、統合失調症患者では自殺死が社会的孤立と関連があり、ソーシャル・サポートが自殺予防となる証拠がある (Montross, Zisook, & Kasckow, 2005)。この後者の視点は、自殺の対人関係理論がそれぞれの主要な構成概念が自殺死するためには不可欠であることを予測する点で、特に注目に値する。それゆえ、**身についた自殺潜在能力**と**負担感の知覚**を経験している者においても、適切なソーシャル・サポート（**所属感の減弱**参照）が自殺死を予防しうると本理論は予測する。

統合失調症スペクトラム障害の人に見られる自己嫌悪感情は、自殺症状と独特な関係がある (Joiner, Gencoz, Gencoz, Metalsky, & Rudd, 2001)。実証的には検討されていないが、これらの自己嫌悪感情が統合失調症患者において**負担感の知覚**の主題と関係する可能性を私たちは考えている。いったい、何によってそのような自己嫌悪感情が生じるのだろうか。その他の深刻な精神障害（例：神経性無食欲症）に関してすでに論じたのと同じで、統合失調症患者をケアすることは極めて困難な仕事である。50％から80％に上る統合失調症患者が、自分たちのケアを家族成員に委ねている (Gibbons, Horn, Powell, & Gibbons,

1984; Lehman & Steinwachs, 1998)。Hunt et al. (2006) は、自験例のうち自殺死した統合失調症患者の81%が未就労だったことを発見しているが、このことは統合失調症患者が現実的に経済的な負担をケア提供者にかなり負わせ、有給の仕事を続けられないことに無力感を経験していることを示している。統合失調症患者をケアすることは家族の財政を擦り減らし、ケア提供者に情緒的な犠牲を強いている。統合失調症の家族成員にかかる負担のレベルは、重症な発達障害（例：精神遅滞。Pariante & Carpiniello, 1996）のある人をケアする家族成員のそれに匹敵している。やや皮肉なことに、ケア提供者の負担感の予測因子のひとつは、統合失調症患者の側における自殺の気配や希死念慮である（Jones, Roth, & Jones, 1995）。統合失調症の人が自分を重荷と知覚したことが自殺企図につながり、そしてそれによって家族成員にかかる負担感が増し、今度は統合失調症の人にさらに増大した負担感の知覚をもたらすという点で、これは悪循環を生み出しうる。

　要約して言えば、統合失調症は自殺率の高い悲惨な精神疾患である。この高い危険性は、統合失調症者が（生得的に高い疼痛耐性や暴力に曝されることで）自殺能力を身につける可能性が高く、（社会的孤立のため）**所属感の減弱**を体験し、かつ（ケア提供者に負担感を与えているという感情や有給の就労を維持するのが困難なため）**負担感の知覚**を体験したりするということに起因している、と考えられる。

(4) 境界性パーソナリティ障害

　自殺のリスクに関する五大精神疾患と考える最後の障害は境界性パーソナリティ障害（borderline personality disorder）であり、これは人口の2%が罹患する（Swartz, Blazer, George, & Winfield, 1990）。境界性パーソナリティ障害は、激しい気分の不安定さ、対人関係の激しさ、見捨てられ不安、自己の空虚感、非自殺性自傷行為、衝動性によって特徴づけられる。おそらく境界性パーソナリティ障害の人は非自殺性自傷行為をしばしば行い、それは定義上自殺の意思を有していないことから、多くの人は境界性パーソナリティ障害の人の側におけるすべての自傷行為（あるいは自傷行為の脅し）には自殺の意思が欠けていて、「操作」目的で行われるものだと誤って信じている。事実は、多くの境界性パーソナリティ障害の人は生涯のいずれかの時点で自殺企図し（60%から70%。

Gunderson, 2001)、それは定義上、自殺の意思を有している。非自殺性自傷行為率と自殺企図率が高いことから考えれば、自殺の対人関係理論から、境界性パーソナリティ障害の人は繰り返し自傷行為を行うことを通じて、自殺潜在能力を身につける傾向があるだろうと予測できる。境界性パーソナリティ障害の自殺死亡率が高いことを考えると、この推論は正しいと思われる。パーソナリティ障害と自殺死に関係する公表されたすべての縦断的研究に関する最近の総説（Duberstein & Witte, 2009）は、2040人の境界性パーソナリティ障害（うち86人が自殺死）を含んでおり、自殺率が4.21％から4.80％の範囲であると報告している。この割合は、よく引用される8％から10％という数値（American Psychiatric Association, 2000）より低いが、一般人口中の割合（0.01％）よりも400倍以上高い。自殺潜在能力を身につけうる最も明らかなメカニズム（非自殺性自傷行為と自殺企図）に加えて、境界性パーソナリティ障害の人は物質乱用や無謀な運転といった衝動行為をする傾向もある。これらのタイプの行動は、自傷行為と関連した恐怖や苦痛に対してさらに慣れを与えうるものであろう。

　ここまで私たちは、境界性パーソナリティ障害の人が自殺潜在能力を身につける高いリスクがある理由（繰り返される自殺企図、非自殺性自傷行為、衝動行為で引き起こされる苦痛や恐怖への慣れ）について論じた。では、彼らはなぜ自殺願望を経験するリスクが高いのだろうか。この場合もやはり、これはこの障害の人が、**所属感の減弱**と**負担感の知覚**を経験する可能性が高いためであると私たちは考える。境界性パーソナリティ障害は、パートナーとの関係を理想化する時もあれば、ある時にはおとしめて憎悪もするという点で、激しい対人関係によって特徴づけられる。おそらくこのタイプの関係性の混乱は、**所属感の減弱**という点において「最悪の事態」を作り出している。Butler, Brown, Beck, and Grisham（2002）は、機能不全を発生させる信念が境界性パーソナリティ障害を他のパーソナリティ障害から有意に区別しているという所見を報告している。これらの信念を検討してみると、**所属感の減弱**という構成概念と明らかに関連のある主題が見出される（例：「人が私と仲よくなろうとすると、彼らは『本当の』私を見つけ出し、拒絶するだろう」、「一人ぼっちにされたら、私は無力だ」、「私が親密になる人は、不誠実か不正直だ」。Butler et al., 2002, p.1236）。境界性パーソナリティ障害の人が**所属感の減弱**と関連する機能不全の信念を通常持っていることに加えて、高いレベルのボーダーライン的特徴を持つ人は、

否定的な対人関係の日常的なストレスに対して非常に過敏であるため、日々の出来事によっては自尊心や陽性感情が急激に不安定に揺れる（Ziegler-Hill & Abraham, 2006）。つまり、境界性パーソナリティ障害のなかには、ある日には周囲の人々のグループに属し、関係を持っているかのように感じているが、もし否定的な対人関係が生じると、次の瞬間には**突然所属感の減弱**を経験する者もいる。すでに存在している**身についた自殺潜在能力**と相まって、仮にその個人が**負担感の知覚**を経験しているとすれば、否定的な対人関係が自殺企図あるいは自殺死さえももたらしうるのである。

　境界性パーソナリティ障害は、**負担感の知覚**を経験するリスクを与えもする。Butler et al.（2002, p.1236）が論じた機能不全の信念のなかには、この点と関連のあるものがある（例：「私は愛情に飢えていて、かよわい」、「私が行う必要がある場合や悪いことが起きた場合に、いつでも私がことを運べるように対応してくれる誰かが私には必要」）。そのような信念を抱えている人は、自身に対処能力があると信じておらず、対処能力は**負担感の知覚**の対極にあると考えられる。境界性パーソナリティ障害の**負担感の知覚**（と、おそらく前述した機能不全の信念）の起源のひとつは、自身の精神疾患が愛する人の重荷になるかのように感じていることである。あらゆる深刻な精神障害と同様、境界性パーソナリティ障害の人をケアすることは家族資源に重荷となる。境界性パーソナリティ障害に関連した偏見は、おそらく他の障害よりも家族成員に負担感をもたらしうることは、不幸なことである。例えば、Hoffman, Buteau, Hooley, Fruzzetti, and Bruce（2003）は、境界性パーソナリティ障害患者のいる家族成員のうち境界性パーソナリティ障害に関する知識が豊富な者は、あまり知識を持たない家族成員よりも実際に抑うつや敵意をより強く経験し、境界性パーソナリティ障害の家族からより重い重荷を負わされていると報告している。統合失調症などの他の障害で同様の変数を検討した研究（例：McFarlane, Link, Dushay, Marchal, & Crilly, 1995）において、この知見が反対の結果であるということは、特筆すべきである。

　境界性パーソナリティ障害に関する多くの情報が、障害に関する根拠のない偏見を反映することを、これらの相違する知見が示しているのかもしれない。例えば、境界性パーソナリティ障害に関して事実である確証された知識を持っている家族成員は、他の事実でない知識にも曝され、そうした情報が家族成員

と障害を持つ人の両者に情緒的に害を及ぼす可能性がある。家族成員の負担感が境界性パーソナリティ障害の人に伝わるならば、彼らは**負担感の知覚**を感じるであろう。これは、すでに述べたように、否定的対人関係の反応に対する過敏さによって悪化するかもしれない。もちろん、これは実証的に解決すべき論点である。境界性パーソナリティ障害の人から負わされるケア提供者の負担に関する考えが伝わり、**負担感の知覚**に至る程度に影響を与えるであろう調節変数（例：表現された感情。Leff & Vaughn, 1987）があると想定するのは合理的である。**負担感の知覚**の悲惨な衝撃が潜在的に想定できることから、この問題を検討する今後の研究に期待するものである。

　私たちはこの機会を利用して、多くのメンタルヘルスの専門家が抱く境界性パーソナリティ障害に対する不幸な偏見について述べたい。その特有の性質（例：情緒不安定さ、対人関係の激しさ、繰り返す自傷と自殺企図）のため、境界性パーソナリティ障害は治療困難な障害であろう。しかし、障害の治療困難性は、境界性パーソナリティ障害の人たちを排除するような態度の言い訳にはならない。これらの人々が、極度の心理的混乱や苦悩を経験していることは明らかで、共感や同情を最も必要とするのである。Gallop, Lancee, and Garfinkel (1989) は、精神科看護師のグループに統合失調症もしくは境界性パーソナリティ障害かどちらかの事例を読ませる研究を行った。仮説上の患者であるが、看護師が境界性パーソナリティ障害の患者よりも統合失調症の患者により同情的であるという一貫した結果が見られた。

　最近のある研究は、大うつ病性障害、統合失調症、境界性パーソナリティ障害について精神科看護師の抱く見方を、社会的距離（例：「もしあなたに子どもがいるとしたら、境界性パーソナリティ障害と診断された男性あるいは女性と結婚することで、あなたは強く失望するだろう。Markham, 2003, p.599」）、リスク、改善に対する楽観さについて段階評価を調査している（Markham, 2003）。看護師が大うつ病性障害や統合失調症の患者よりも、境界性パーソナリティ障害の患者からかなり社会的距離をとることが、その研究からわかった。また彼らは境界性パーソナリティ障害の患者をより危険と見なし、改善に対する楽観さに欠けていた。Nehls (1998) は、これらの研究でわかった偏見の原因として可能性のあることがらについて論じている。特に、境界性パーソナリティ障害を相手にする臨床家は、操作されるのではないかと過剰に心配していると考えられ

るが、このため、同情やケアを最も必要としている人にそれを提供できないでいる。また理由が何であっても、境界性パーソナリティ障害患者は相互作用する人からの強い情緒反応を顕在化させる傾向がある。

　臨床家も人であり、臨床家でない人に与えるのと同様の偏見や苦痛に影響を受ける。しかし、治療に否定的な衝撃を与える可能性のある、そして臨床家が抱くであろう偏見を認識することで、これを回避すべきである。Linehan（1993a）の境界性パーソナリティ障害のための弁証法的行動療法では、治療者がグループ・スーパービジョンやチーム・コンサルテーションの一員となることによって、この問題に明確に対処している。これは、治療者が弁証法的行動療法の原則を厳守することを保証することと、できる限り早急かつ効果的に治療者の燃え尽きに注意を向けるという2つの目的に適っている。境界性パーソナリティ障害患者に対する臨床家の否定的な態度を減らすのに役立つかもしれない弁証法的行動療法のもうひとつの構成要素は、治療妨害的行動を断ち切ることを直接的に強調していることである。この治療構成要素は、生命を脅かす行動を低減させることに次いで、重要なものである。こうした行動を無視する、あるいは徐々に不満を高めたりするよりもむしろ、これらの行動を中心の治療目標と見なすのである。弁証法的行動療法が境界性パーソナリティ障害に対する最も効果的な治療形式のひとつであるだけでなく、低いドロップアウト率を誇っていることは、偶然の一致とは考えられない（弁証法的行動療法は25％であるのに対して、地域の専門家——精神保健活動の指導者から困難なクライエントの治療における専門知識を備えた治療者の模範として指名された専門家——による治療では59％であった。Linehan, Comtois, Murray, et al., 2006）。境界性パーソナリティ障害の人の側の社会的拒絶（**所属感の減弱**）や**負担感の知覚**を減らすためになされうることはどんなことでも、長期的には、希死念慮、自殺企図、自殺死を減らすであろう。優しく思いやりのある専門家には、境界性パーソナリティ障害の人にとっての対人関係のつながりや対処能力があるという感覚を育てる潜在力がある。あなたを癒すことが一番の目的だとする人から拒絶されることを想像することによって、境界性パーソナリティ障害の人がどの程度の痛みを感じるのか、想像してみればよい。

　要約して言えば、境界性パーソナリティ障害は自殺潜在能力が身についたり、**所属感の減弱**を経験したり、そして自身が周囲の重荷であると知覚する可

能性を増大させる精神障害である。これらの危険因子は、境界性パーソナリティ障害が非自殺性自傷行為、自殺企図、そして自殺死に対して高いリスクを有しているという事実と一致するのである。

(5) 他の精神障害

　紙幅の関係上、すべての精神障害の自殺行動の関係要因について十分な検討をすることはできない。確かに、他の障害も一般人口よりも高い自殺のリスクを有している。例えば、物質乱用は、一般人口よりも約5.7倍の自殺のリスクを有している（Harris & Barraclough, 1997）が、特定のタイプの薬物依存はさらに高いリスクを有している（例：オピオイド依存は13倍の自殺死のリスク。Wilcox, Conner, & Caine, 2004）。静脈麻薬の使用やおそらくアルコールを含めた他のタイプの物質による鎮痛効果（自殺行動に際して、痛みへの耐性が増すであろう）の場合、物質の誤った使用と自殺行動が関連しているのは、繰り返す自傷を通して疼痛と刺激誘発に対する耐性ができることに起因するであろうと、自殺の対人関係理論は予測する。さらに、物質使用としばしば同時に存在する社会的孤立がリスクを高めることも、自殺の対人関係理論から予測できるであろう。複数の疾患の併存と、異なる障害がどのように自殺のリスクを増やす可能性があるのかを考えることも価値がある。例えば、大うつ病性障害と物質依存の両方の診断がついた人は、理論によれば、さらに高い自殺のリスクがある。それはおそらく、彼らが、（大うつ病性障害という診断から）高いレベルの**所属感の減弱**と**負担感の知覚**を経験し、一方（物質依存から）疼痛と刺激誘発に対するさらに強い耐性と相まっているからである。この予測は、物質依存の人にうつ病が存在することで、自殺企図の前歴の可能性が6倍から8倍の間で増加することを見出したAharonovich, Liu, Nunes, and Hasin（2002）の報告と合致している。他にも多数の組み合わせが考えられる。ここでの私たちの要点は、自殺の対人関係理論が自殺リスクを評価するための基礎を築くために有用な枠組みを与え、疾病の併存に特有の複雑さを理解するのを助けてくれるということである。

　結論として、特定の精神障害がまさに自殺のリスクを与えること、特に五大精神疾患（大うつ病性障害、双極性障害、神経性無食欲症、統合失調症、境界性パーソナリティ障害）はさらに大きなリスクを有していることが、証拠によって

示されている。この章では、自殺の対人関係理論の主要な構成概念との関連でこれら各々の障害について論じ、それとともに様々な障害のあるクライエントの相対的な自殺リスクを測定する際に、臨床家が使用できる有益な枠組み（その障害は定義上、**所属感の減弱、負担感の知覚、身についた自殺潜在能力をもたらすだろうか？**）を提起した。しかし、繰り返し述べてきたとおり、これらの障害を持つ人の圧倒的多数は自殺によって死ぬものではない。このことは、ある人が精神障害を持っているという事実を知ることが、自殺リスクを決めるに際し、実に最初のステップでしかないことを示唆するものである。加えて、なかには診断可能な精神障害がつかなくても、自殺によって死ぬ人もいる（彼らが閾値下精神障害を持っている可能性はとても高いと私たちに印象づけるが）。したがって、私たちは、診断にかかわらず、臨床家がすべてのクライエントに対して自殺リスクを注意深く評価するよう警告するのである（詳細なリスク・アセスメント手順は、第2章で論じる）。

2　自殺の危険のある患者に診断を伝える

　自殺の危険のある患者に診断を伝えることに関して、臨床場面によっては、一般的に患者と、さらには特に自殺の危険のある患者と、診断についてはっきりと話し合うことを避けて通りがちである。患者は傷つきやすく、診断に関する率直な話し合いは彼らをさらに不安定にして、深刻な自殺行動に追いやるだろうと考えてしまうのである。この信念のパターンは、20世紀の早期から中期の頃、医師が癌などの好ましくない診断を開示しなかったのだが、その頃の標準的な医療実践に由来する（Goldberg, 1984）。癌に対する診断手技や治療効果が発展するのに伴い、癌専門医は患者に癌の診断を開示する傾向も高くなり、実質100％になっている。精神障害に対するより妥当性のある診断システムと有効な治療の発展によって、精神医学や心理学の領域においても同様に診断的意見を伝える傾向の高まりにつながるべきであるが、これは必ずしも事実と考えられない。これらの発展にもかかわらず、医師や心理士のなかには患者への診断、特に精神障害の診断の開示に反論し続ける者もいる。こうした悪気のない人々の大半は、この種の開示が治療効果に害を及ぼす、あるいは妨げかねないものだという意見である。なかには、「彼らの病気に関する真実すべて

を知りたいという希望をはっきり述べる患者に対してさえも、これは彼らにとって正しいことを意味しない」と言ってしまう者もいる（Hassan & Hassan, 1998, p.1153）。

癌の診断を患者に開示する義務があると思われる倫理的理由のひとつは、癌は生死にかかわる可能性があり、率直な開示によって、患者は情緒的にも経済的にも準備が可能となることである。しかし、生死にかかわる可能性のある診断を開示することは、患者を動揺させてしまいそうで、それは医師にとって開示をより困難にさせうるし、医原性の悪い効果を患者にもたらす可能性を秘めている。15年間の死亡率が比較的低い種類の癌において（例：甲状腺癌6％、睾丸癌9％、前立腺癌13％。Brenner, 2002）、その率は境界性パーソナリティ障害や統合失調症と診断されたクライエントの自殺率（前述のように、これらの割合は2％から6％の間である）と劇的に異なるものではない。それにもかかわらず、事実上すべての癌専門医は決まって患者に癌の診断を開示する（Goldberg, 1984）が、一方、精神科医の約55％のみが境界性パーソナリティ障害の診断を開示し、約59％のみが統合失調症の診断を開示している（Clafferty, McCabe, & Brown, 2001; McDonald-Scott, Machizawa, & Satoh, 1992）。

臨床家がクライエントに診断を開示する見込みは、精神障害によって異なるように思われる。例えば医師は、気分障害、不安障害、物質使用障害の開示はたいてい行いそうだが、統合失調症の開示はほどほどにしかしないだろうし、パーソナリティ障害の開示はさらに少ないだろう（Clafferty et al., 2001）。臨床家の何パーセントが摂食障害の診断をクライエントに開示するかに関するデータを報告している研究を見たことはまったくないが、この点は今後の研究が待たれるところである。

患者に診断を提供することの悪影響の可能性を心配することに加えて、臨床家のなかには、最近の診断システムの妥当性を憂慮し、おそらく妥当ではない診断的ラベルを患者につける（あるいは、少なくとも患者にはこの診断を開示する）ことを控える者もいる。*American Journal of Psychiatry* の論説で、Tucker（1998）は、診断的ラベルを割りつけるため DSM を広く利用することが患者を症状の一覧表に単純化し、精神病理学に固有の複雑さをぼかしてしまう心配があると述べている。現行の診断システムに関するTuckerの心配のひとつは、それがデータというより専門家の意見の一致に重きを置いていることであ

り、このことは私たちの専門領域が、症状群のうち決まった数を経験しているか否かという基準に基づいて患者にラベルを当てはめているという指摘である。私たちもこれは正当な憂慮であると認識している。*DSM* は発展途上のものであり、それが含む様々な診断は絶対確実だと見なされるべきでない。しかし、精神医学だけが患者を診断する際にある程度の不確実さのある医学専門領域ではないという指摘は重要である。

　例えば、他科の医師はその助言が不確かな時でさえ確実だという雰囲気を醸し出すことがしばしばあり、それは特に深刻な状況の場合に当てはまるという証拠が示されている（例：乳癌治療や集中治療。Hewson, Kindy, Van Kirk, Gennis, & Day, 1996）。Parascandola, Hawkins, and Danis（2002）は、患者に関する不明確な事柄を扱う際の複雑な倫理的問題について論じているが、そこには医師が患者に対して不明確な事柄を開示することに関しての遠慮が含まれている。患者に対して医療決定の不確かさを開示することは、医療者にとって重要であるが、医療者が確信を持てない理由についても開示することが重要であると彼らは結論を下している（例：医学文献がはっきりとしたパターンを示していないのか、医師が単に知識不足なのか）。多くの人は、医療決定はほとんどの場合すでに用意されている（すなわち「正しい」答えがある）と誤解している。それゆえ、そうでない場合、丁寧な説明に時間をとることが有益である。このことを精神科診断に戻せば、臨床家は単に診断の妥当性に関する不確かさに基づいて診断の開示をすることを避けるのではなく、むしろ、どのようにしてその診断に辿りついたかと、有効な治療の選択肢とその効果に関する証拠について透明性のある説明を行うべきである。このように開かれていて率直であることが、診断が 100％ 確かでない場合でさえも、診断を伝えることの懸念を低下させるであろう。

　包み隠しのない診断開示は、患者にとっての支持や再保証となる可能性があり、ラポールを強固にして、しっかりと状況に合った方法で自殺のリスクに関して患者にアドバイスできる機会を臨床家にもたらすと、私たちは提唱するのである。例を挙げるなら、境界性パーソナリティ障害で繰り返す自殺企図のある患者について考えてみよう。インテーク面接の終わりに、臨床家は以下のように話をまとめることもあろう。

今日あなたと話してみて、あなたが体験してきたことがよくわかったように思います。あなたは最近、人との関係でたくさんの不安を経験してきて、孤独感、空虚感、寄る辺なさを感じているのですね。そして、あなたは情緒のコントロールがきかなくなって、唯一の頼みの綱が自分を傷つけることだと時々感じるのね。これらすべてによって、この世界でのあなたの居場所や立場に疑問が残り、時々、居場所のなさや役立たなさを感じるのですね。これらの経験すべてが**境界性パーソナリティ障害**と呼ばれている症候群の一部なのです。この症候群について重要なことをお話ししたいと思います。まず、それについてたくさんのことがわかっていて、特定の効果的治療法も開発されています。とりわけこの治療では、所属感のなさや、自分がほとんど役に立っていないといった考えを、あなたと私の間で検討していくことになります。私たちは客観的証拠を踏まえて、これらの考えを検討して、それらが正しいかどうかも一緒に判断します。この治療には、あなたが無力で、所属感のなさを感じるような行動について検討して変化させていくことも含まれています。それと、あなたが今日話してくれましたが、これまでにご自分を傷つけてきた過去の経験がありますね。過去にご自分を傷つけたことがあり、そのため、今後もっと深刻にご自分を傷つける、いわば「力」を身につけておられるかもしれないので、今後、あなたと一緒に、定期的に自傷行為をモニターしたいと思います。これを予防するには、あなたと私で一緒に自傷行為の利点と不利な点を考え、そして、マイナス感情に対処する他の方法を考えていきましょう。全体として、このアプローチはこの症候群に効果がありますが、それには私たち2人がいつも努力する必要があるのです。私たちがこのことで協力して、2人で一生懸命努力すれば、プラスの変化や安心感が現実のものとなるでしょう。

　DSM から境界性パーソナリティ障害の診断基準をコピーしたものを患者に与えることや、いかにして、なぜ、それぞれの基準を満たすと判断されたのかを話し合うことも望ましい。さらに、境界性パーソナリティ障害の治療への有効性が証明されたすべての心理療法の治療法について話し合うことで、患者がどの治療法が自分にとって最適で治療継続の動機づけが高まりうるかに関して、説明を受けたうえで決断を下せるようになる。

上記の事例から、境界性パーソナリティ障害という診断の開示が、自傷を高める**身についた自殺潜在能力、負担感の知覚、所属感の減弱**という概念に関連して行われていることがわかる。これらの関連性が希望（例：**負担感の知覚や所属感の減弱**は錯覚で一時的であろう）を植えつけ、安全な自己制御を促進させるのである（自傷は自己制御機能を果たしており、患者の選択肢であることを認め、他の自己制御戦略を考えるための励ましと関連づける）。暗黙のメッセージ（例：「これについて協力する」、「努力によってプラスの変化を生じるだろう」）は、患者の負担感や周囲から切り離されている感覚を、その時点で和らげるよう意図されている。

　こうした診断開示が肯定的、否定的な情緒に及ぼす影響について、私たちの研究グループのメンバーがフロリダ州立大学心理クリニック外来患者を対象に調査した（Holm-Denoma, Gordon, et al., 2008）。4つの肯定的記述（**希望、楽観、自尊感、安心**）と4つの否定的記述（**恥、恐怖、苦痛、落胆**）の視覚的アナログ尺度が5回の時点（インテーク面接の初めと終わり、診断開示セッションの初め［開示がされる前］とセッション終了後、そして1週間後）で、クライエントに与えられた。この被験者内での研究の結果は、診断開示セッションの間に、クライエントは肯定的な感情の増加を経験するが、否定的な感情に変化はなかったことが認められた。診断開示に関する医原性効果についての専門家の心配は、少なくとも思いやりのある方法で診断が開示される時にはあまり妥当しないという予備的証拠が、この研究によって提供されたのである。

第2章

自殺のリスク・アセスメント

　山岳ガイドとクライエントは、山にいる間に数多くの危険に出会うであろう。少しだけ例を挙げると、嵐、崩れる恐れのある地面、なだれ、深いクレバスである。ガイドの主要な責務はクライエントの安全を確実にすることである。潜在的な危険性の徴候があれば、リスクの程度を評価し、クライエントの安全を守る計画を作成しなければならない。自殺の危険のあるクライエント（もくしは自殺症状を呈する危険のあるクライエント）を扱う治療者は、類似した課題を遂行しなければならない。彼らは常に、クライエントの自殺行動のリスク・アセスメントを行い、リスクの程度に応じて適切な臨床対応をしなければならない。本章では自殺行動のリスク・アセスメントを臨床課題として提出し、続く第3章ではリスク・アセスメントを通じて集められた情報を基礎としてとる適切な行動について議論する。

　どのような暗い雲であれ登山の中止あるいは下山する理由になると見なす山岳ガイドは、非常に優秀とはいえない。多くの治療者がリスク・アセスメントについて似たようなアプローチをとっている。彼らは、私たちが**警告主義者の立場**と呼ぶものを推奨しているのである。この態度は、希死念慮の言及を含むすべての自殺症状を、生命を脅かす危機の指標と見なし、したがって警告を引き起こすものであると見なしている。自殺症状がクライエントにあまり見られないようなクリニックで、治療者がこうした態度を採りやすいのは、自殺症状がその疾患の症状の一部であるという事実を認識していないからである。心臓

がドキドキしたり息が詰まりそうになって死にそうだと恐怖しているパニック障害のクライエントや、飛行機が墜落するだろうと確信している飛行恐怖のクライエントに類似して、警告主義の立場をとる治療者は、起こることの確率の計算で間違えているのである。自殺症状が存在するだけで、警告主義の立場の治療者は自殺死の可能性が高いと信じている。これは間違っている。疫学的な研究は、希死念慮をもった人々の大多数が自殺企図もなく自殺死もないということを決定的に論証している。実例として、ひとつの大規模研究が、アメリカの人口のおおよそ3分の1が生涯のある時点で自殺について考えている（Paykel, Myers, Lindenthal, & Tanner, 1974）ことを示しているが、毎年アメリカの人口のたった0.01％しか自殺死をしていない（2003年のデータに対しては、Hoyert, Heron, Murphy, & Hsiang-Ching, 2006を参照）。

　こうした希死念慮と自殺死の相違は、自殺症状は無視すべきというものではない。嵐が近づいているという危険信号に注意を払わない山岳ガイドは、クライエントを危険に曝す可能性が高い。つまり、この対極には、希死念慮や自殺行動を他者を操作することもしくは挑発する試みと見なす——重大な症状よりもむしろ意思表示と見なす——治療者がいる（第1章での境界性パーソナリティ障害の議論を参照）。これらの治療者は、私たちが**放任主義者の立場**と呼ぶものを推奨しているのである。理解できるかもしれないが、これらの立場の両方が間違っていて、おそらくクライエントに対する決して最適ではない治療という結果をもたらすであろう。

　本章では、「序章」で述べた自殺行動モデルならびにリスク・アセスメントにおいて蓄積された豊富な知識を用いて、自殺のリスク・アセスメントに使う手引きについて述べる。私たちの手引きは、自殺のリスク・アセスメントにおいて、警告主義でも放任主義でもなく、客観的である。実証的な知識に基づいた方略に頼ることにより、自殺の危険のある患者を扱うときにしばしば生じる個人的な感情（例：恐怖や怒り）になすがままにされる必要はなくなる。実際、私たちの述べる手法と方略を使うことによって、自殺の危険のある患者を援助するという困難であるが極めて大きなやり甲斐を伴う作業に慣れるにつれて、これらの感情は減少するであろう。

1　用語の定義

　依頼人の安全に専心するためには、山岳ガイドは天候の変化、疲労の増加、病気の徴候を含む、現時点のリスクを警告するサインに注意しなければならない。ガイドは、クライエント自身が有している要因（例：技術のレベルや健康水準）と山自体の側面（例：道の困難さ）も考慮しなければならない。つまり、登山の間どのように進むかについての決定は、動的な現時点での状態と比較的変化していない長期にわたる要因の両方によって決まる。この区別は、自殺のリスク・アセスメントの際にも重要である。自殺行動を予測する変数は、2つの大まかな分類に分けられることができる。それは、(a)人々を自殺行動に傾かせるかもしれない長期にわたる（そしてしばしば変化しない）危険因子と、(b)現時点で自殺の危機が存在することを示している動的で時間的に最も近い要因である警告徴候である（Rudd, Berman, et al., 2006）。本章では、私たちは両方のタイプの変数を吟味し、リスク・アセスメントでどのように両方を組み入れるかについて検討する。

　多数の変数が自殺を予測すると報告されている。簡潔にいえば、以下のものが含まれている。衝動性（Apter, Plutchik, & van Praag, 1993; Kingsbury, Hawton, Steinhardt, & James, 1999）、自殺企図の既往（例：Maser et al., 2002 を参照）、社会的孤立（Joiner, Brown, & Wingate, 2005; Trout, 1980）、子ども時代の不幸（Joiner, Sachs-Ericsson, Wingate, & Brown, 2007; R. A. King et al., 2001）、精神疾患（Cavanagh, Carson, Sharpe, & Lawrie, 2003。本書の第1章も参照）、絶望感（Brown, Beck, Steer, & Grisham, 2000）。では、限られた時間で臨床家が評価すべき変数はなんであろうか。

　アメリカ自殺学会（American Association of Suicidology）は、一般の人々に対して（臨床家や研究者に対しても）この問題をわかりやすく記述し、自殺の警告徴候を以下のような「IS PATH WARM？」という短縮形で憶えるよう提案している。

　　I は ideation（念慮）（希死念慮の場合のように）。
　　S は substance abuse（物質乱用）。

P は purposelessness（目的のなさ）。

A は anxiety（不安）と agitation（激越）。

T は "trapped"（「陥れられた」という感情）。

H は hopelessness（絶望感）。

W は withdrawal（引きこもり）。

A は anger（怒り）。

R は recklessness（無鉄砲さ）。

M は mood fluctuations（気分の流動性）。

　警告徴候という用語は、かなり多くの情報を伝えている。徴候は他者によって直接的に観察可能である一方で、症状は他の人に話すことができる主観的な状態である。**警告**という表現は、このリストが現時点の自殺の危機を検知するために作られていて、徴候の存在は時間的に不安定であるだろう（例：誰かが永遠に怒ったままでいることは稀）という事実を意味している。対照的に、**危険因子**は、他者から直接的に観察できない変数（過去に起こったものを含む）を含んでいて、時間的に安定しているであろうし、それにもかかわらず自殺のリスクを上昇させる一般的な標識である。例えば、性差は自殺死に対する実証された危険因子であることから、その人が男性であることを知ることで、その人は女性と比べて自殺のリスクが高い状態であると認識する。しかし、クライエントに対面している臨床家にとって、ほとんどの男性のクライエントは自殺で死なないだろうため、クライエントが男であることを知っていることは自殺のリスク・アセスメントにほとんど影響しない。このことは、実証された危険因子を示す、もしくは認められる大多数の人々が、自殺を試みず、少数の人のみが自殺死をするという、自殺のリスク・アセスメントでの最も悩ませる問題のひとつを提供するのである。同じことが警告徴候にも該当する。

　これらの警告徴候一覧表は、主に一般人のために作られている。その目標は周囲の人の自殺の潜在的なリスクの警告徴候に気づき、そして危険な状態にある彼らを専門的アセスメントを行えるメンタルヘルス専門家につなぐのに十分な知識を一般人に与えることであることに注目すべきである。それゆえ、警告徴候が曖昧で、たいへん多くの偽陽性という結果になるかもしれないという事実は、一般人にとって特に問題にならない。しかし、この事実は、自殺のリス

クの高い患者を援助する際に臨床的な決定をするという課題に直面するメンタルヘルスの専門家にとっては大変な問題である。それでは、何をすべきか。

　自殺リスク・アセスメントの手法は、臨床家に対して、現在と中長期の危険徴候と症状を評価するための構造化された方法を提供する定式化した手続きである。これらの手法は、次のような特徴を（様々な程度で）共有している。(a)どのような徴候や症状を評価するか、ならびにどのような質問をするかについての指示、(b)現時点のリスクを決定するために、どのように現在の症状と過去の症状の情報を組み合わせるか、(c)危険であると判断された時にとる行動についての指示。これらの手法の第1の目標は、明白で切迫したリスクの有無を含む自殺の現時点のリスクの程度を確認することで、その結果、リスクをマネージメントする適切な行動をとることができる（リスクが明白で切迫しているときの入院を含む）ことである。それゆえ、予測されない危険な地形に出会ったとき山岳ガイドが地図やコンパスを取り出すように、自殺リスクが高い患者に対面したとき、臨床家は道具入れから自殺のリスク・アセスメントの手法を取り出すことができるのである。

2　自殺のアセスメント手法に含まれること

　「何をするか」という質問に対するひとつの答えは、実証されている多くの自殺予測変数があるなかで、実証的に検討され、自殺に関して得られている情報を明確に統合したリスク・アセスメントの手法を使うことである。しかしながら、このことは、臨床研究者がリスク・アセスメントの手法に何をどのように含めるかという質問と、どのアセスメントの手法を臨床家が使うべきかという質問に対しては答えのないままである。私たちは、この質問の答えは理論とともにあると考えている。自殺の対人関係理論（Joiner, 2005）では、自殺のリスク・アセスメントの手法のなかに何が含まれるべきと述べているのであろうか。大まかに言えば、この理論は、2つの主要な領域——自殺に対する願望と自殺潜在能力——を評価するべきであるということを提案している。そうすることで、臨床家は先に述べた2つの領域、すなわち現在と長期にわたるリスクを初期設定として評価するのである。

　自殺願望は、潜在的な自殺の危機に対する警告徴候であり、それゆえ、現時

点のリスクを示している。自殺願望が認められるクライエントに対しては、自殺企図の傾向を減らす手法を決定するべく、評価しなければならない。リスク・アセスメントの間に、クライエントに「自殺という考えを持ち続けていますか。それについてお教えください」と質問する。もし、クライエントが「いいえ」と答えるならば、「死んでしまいたいと思ったりしますか。もしくは、もしあなたが死んだら物事はよりよくなるだろうと思いますか」と質問することによって、自殺願望の存在を評価する。クライエントには、自殺することや死ぬことに関するイメージについてもまた質問する。次に、自殺の対人関係理論は、自殺願望の最も致命的なかたちは**所属感の減弱**と**負担感の知覚**という2つの苦しい対人関係の経験によって引き起こされるということを提案しているので、すべてのクライエントに、この2つの経験の存在について質問する。つまり、リスク・アセスメントの手法は、クライエントが、他の人と結びつきがある——そして他人によって思いやられている——と感じる程度と、もし自分がいなくなったら他の人は楽だろうということを信じる程度をはっきりと評価すべきであるということを、自殺の対人関係理論は提案するのである。

　所属感の減弱を評価するには、治療者はクライエントに次のように質問する。「他の人と結びつきがあると感じますか」、「お一人暮らしですか」、「気分が悪いときに電話できる人はいますか」。自殺の対人関係理論によれば、治療者は、他者との思いやりある、有意義な結びつきが完全に欠けているクライエントに対して特に注意を向けるべきである。**負担感の知覚**を評価するには、次のような質問をする。「『私の人生にかかわる人々は、私がいなくなったら楽だろう』と思う人がいます。あなたはそう思いますか」。治療者はまた、**所属感の減弱**と**負担感の知覚**を十分に評価するために短い自己記入式質問票である対人関係欲求質問票（Interpersonal Needs Questionnaire: INQ; Van Orden et al., 2008；図2-1も参照）を使うこともできる。

　身についた自殺潜在能力は、自殺願望の深刻さを増幅させることのできる、長期にわたるリスク・レベルの指標である。自殺願望が認められるクライエントに対しては、身についた自殺潜在能力の現在の指標、および患者が自殺潜在能力を身につけることを可能にしたであろう過去の経験を評価する。自殺の対人関係理論によれば、人が自殺潜在能力を身につけることを可能にしたであろう経験は、身体に対する自傷の痛みと恐怖に対する慣れを助長する経験であ

次の質問で、あなた自身と他の人々についてお聞きします。それぞれの質問に対し、一般的に真実であるとあなたが考えることや、他の人々にとって真実かもしれないことではなく、あなた自身の現在の意見や経験によって回答してください。あなたが最近、どのように感じているかに基づいて回答してください。評定尺度を用い、あなたがどう感じるかに最もよく一致する番号を見つけ、その番号を丸で囲んでください。正しい答えも間違った答えもありません。あなたがどう考え、感じるかをお答えください。

1	2	3	4	5	6	7
全然、当てはまらない			多少、当てはまる			非常によく当てはまる

1	最近、私の周囲の人々は私がいなくなったら楽だろうと思う	1	2	3	4	5	6	7
2	最近、私の周囲の人々は私といないほうが幸せだろうと思う	1	2	3	4	5	6	7
3	最近、私の周囲の人々を失望させたと思う	1	2	3	4	5	6	7
4	最近、自分が社会にとって重荷だと思う	1	2	3	4	5	6	7
5*	最近、私の周囲の人々の幸せに自分が貢献していると思う	1	2	3	4	5	6	7
6	最近、私の周囲の人々にとって自分が重荷だと感じる	1	2	3	4	5	6	7
7	最近、私の周囲の人々は私を厄介払いしたいと望んでいると思う	1	2	3	4	5	6	7
8	最近、私の周囲の人々にとって事態を私が悪化させていると思う	1	2	3	4	5	6	7
9*	最近、私の周囲の人々にとって、自分が重要な意味を持っていると思う	1	2	3	4	5	6	7
10*	最近、他の人々は私のことを思いやってくれる	1	2	3	4	5	6	7
11*	最近、私は自分がいるべきところにいると感じている	1	2	3	4	5	6	7
12	最近、自分を思いやる人々とめったにかかわっていない	1	2	3	4	5	6	7
13*	最近、思いやりがあり支えになってくれる多くの友達に恵まれている	1	2	3	4	5	6	7
14	最近、他の人々から切り離されたように感じる	1	2	3	4	5	6	7
15	最近、社交的な集まりで部外者のように感じることが多い	1	2	3	4	5	6	7
16*	最近、自分には必要なときに頼れる人々がいると感じる	1	2	3	4	5	6	7
17*	最近、他の人々と親しい	1	2	3	4	5	6	7
18*	最近、毎日、少なくとも1回は人との満足のいくかかわりがある	1	2	3	4	5	6	7

＊印をつけた項目は、得点を逆に割り当てる。

図 2-1　対人関係欲求質問票

る。具体的には、それらの経験はなんなのか。

　将来の自殺行動の最も強力な予測変数のひとつは、自殺症状の既往である（Joiner, Conwell, et al., 2005）。これまでの研究は、自殺死する人々の大多数は以前に自殺企図歴があるということを示している（Brown et al., 2000）。私たちの研究グループのある研究（Joiner, Conwell, et al., 2005）で、私たちは「台所の流し以外すべてのもの」（例えば、自殺傾向を予測することで知られている幅広い臨床変数と人口統計学変数）を統制したとしても、過去と現在の自殺症状の間の関係は強く残っているということを見出した。これらの結果は、過去の自殺行動が、将来の自殺行動のリスクを著しく増やすということを示唆している。したがって、自殺の対人関係理論が、過去の自殺企図の存在、特に複数の自殺企図の存在を評価するべきであるとしているのは、自殺企図の既往が自殺潜在能力を身につける最も直接的な方法を表しているかもしれないからである。本章のなかで後ほど、私たちの研究グループが開発したリスク・アセスメントの手法——自殺リスク評価決定木——について述べるが、これは**身についた自殺潜在能力**に近似の現象を測定する最も明確かつ簡単なもののひとつとして複数の過去の自殺企図の重要性を強調している。従来の研究は、単一の自殺企図や希死念慮を有する者と比較して複数の自殺企図を経験した者は、より重大な臨床的な重症度（例：より慢性的なⅠ軸診断）や自殺のより大きなリスク（例：より重症の希死念慮を呈する。Rudd, Joiner, & Rajab, 1996）を明らかにしている。自殺企図の既往についてさらに評価する次元は、自殺企図で生き残ってしまったことに対するクライエントの反応である。これまでの研究では、生き残ったことへの後悔が、やがて自殺死する強力な予測変数であるということを示している（Henriques, Wenzel, Brown, & Beck, 2005）。これらのデータは、過去の自殺企図が将来の自殺行動の永続的なリスクを示していることを示唆しているのである。

　自殺の対人関係理論では、過去の自殺企図以外の方法を通しても自殺潜在能力を身につけうるということを予測している。恐怖を誘発し、疼痛を引き起こすいかなる経験によっても、人は自傷のこれらの側面に慣れていくことがある。自殺の準備をしても最後の瞬間に自殺を思いとどまったような自殺の中断は、自傷に含まれる恐怖に慣れるもうひとつの潜在的な手段であろう。恐怖を誘発するようなリスクのある行動のほかの例としては、自己注射による薬物使

用、非自殺性自傷、戦闘や兵役によるものを含む身体的な暴力に曝されることが含まれる。衝動的行動尺度 (Impulsive Behavior Scale; Rossotto, Yager, & Rorty, 1998) は、こうしたタイプの経験を評価する効率的で包括的な自己記入式尺度である。

　もうひとつの有用な自己報告式の尺度である疼痛性・刺激誘発性出来事尺度 (Painful and Provocative Events Scale: PPES; Bender, Gordon, & Joiner, 2007) は、衝動的行動尺度によって測られていない痛ましい刺激的な出来事（例：接触のあるスポーツを行った、ピアスの穴を開けた、銃を撃った、輪縄を絞めた、意図的に動物を傷つけた、身体的な争いに参加した、高所から飛び降りた）を測るために私たちの研究グループが開発したものである。可能性のある交絡因子（例：抑うつ、希死念慮）を統制した後でさえ、衝動的行動尺度とPPESの合成変数項目で測定した疼痛と刺激的な体験に曝されたことが、**身についた自殺潜在能力**の点数——身についた自殺潜在能力尺度 (Acquired Capability for Suicide Scale: ACSS; Van Orden et al., 2008) によって測定——を有意に予測していた。これらの所見は、自殺企図の既往に加えて、自殺潜在能力を身につけることを可能にするかもしれない他の疼痛と刺激的な出来事を評価する際にPPESを臨床的に使用することを支持している。

　読者は、希死念慮の過去のエピソードもまた評価されるべきかどうかとも考えるかもしれない。ある研究は、過去の希死念慮は将来の希死念慮のリスクを増やすということを明らかにしている (Kerr, Lee, & Capaldi, in press)。しかし、その研究は、希死念慮の将来のエピソードのリスクは時間の経過とともに減るということも明らかにしている。これらの結果は、過去の希死念慮は将来の自殺症状のリスクを増やすが、それは自殺企図と比較して、将来の自殺症状についてはあまり永続性のあるリスクではないことを示している。だが、別の研究は、希死念慮を含む過去の自殺症状のアセスメントが最悪の時点（症状が最も重症のとき）に焦点を当てれば、この情報は、高い予測的価値を持つということを示唆している (Joiner et al., 2003)。その研究は、クライエントの自殺の危険性水準が最悪だった時点でどれほど計画性があったかの程度が、過去の自殺企図の存在と将来の自殺死を予測することを明らかにしている。これらのデータは、多忙な臨床実践の実用性の観点から考えれば、過去の希死念慮エピソードについて情報を集めることは有用だが、過去の自殺企図の情報を集める

ことほどではないことと、最悪の時点で計画（と計画の実施）のレベルを評価するという最悪時点評価方略は、自殺リスクの評価の助けになるだろうということを示唆している。

現時点の**身についた自殺潜在能力**の指標に関して、自殺の対人関係理論は、リスク・アセスメントの手法によってクライエント自身が知覚している自殺潜在能力を明確に評価するべきであると提唱している。リスク・アセスメントのなかで、クライエントは知覚された自殺潜在能力が高いことをどのように表現するだろうか。自傷の際に死ぬことを意図する程度（自傷行動を行っているときにどれほど死にたいと欲しているかという程度）が、以降の自殺死の可能性を予測することが明らかにされている（Harriss, Hawton, & Zahl, 2005）。それゆえ、死ぬ意図が高いレベルにあることは、**身についた自殺潜在能力**の行動的な指標を示しているであろう。リスク・アセスメントにこの変数を統合することで、自己報告された自殺の計画がクライエントの現在の自殺意図がどれほどかを評価することができる（例：「薬を大量に飲むという計画に焦点を当てると、この計画を実行しようとするあなたの意図は1から10までの段階ではいくつになりますか」）。

身についた自殺潜在能力のもうひとつの可能性のある行動指標は、自傷と死についての恐怖心のなさである。私たちの研究グループは、**身についた自殺潜在能力**のこの側面を捉えるために自己報告式尺度である身についた自殺潜在能力尺度（ACSS）（図2-2参照）を開発した。自殺の対人関係理論を検証すべく計画したこの研究では、その尺度の短縮版である5項目版を使用した（私たちの多忙な外来クリニックでは時間が制約されているため）。自殺の対人関係理論から予測されたように、より多くの過去の自殺企図を報告するクライエントほど、自殺について恐怖心が少なかったことを報告していた（ACSSでの得点が高い。Van Orden et al., 2008）。

成人では、自殺についての意図と恐怖心のなさの両方は、**計画立案と準備**と呼ばれる自殺症状群の一部であるということが明らかにされてきた（Joiner, Rudd, & Rajab, 1997）。この群の症状は次のとおりである。(a)自殺企図をする勇気の感覚、(b)自殺企図をする能力の感覚、(c)自殺企図の手段と機会の可能性、(d)自殺企図の計画の特異性、(e)自殺企図の準備、(f)希死念慮の持続期間、(g)希死念慮の強さ。**計画立案と準備**の症状群は、次のような症状を含む**自殺願望**と

次の項目を読み、その記述がどの程度あなたのことを説明していると感じるか示してください。下記の尺度を使って各記述を評定し、回答欄に書き込んでください。

0	1	2	3	4
全然、当てはまらない				非常によく当てはまる

1	ほとんどの人々を怖がらせるものでも、私は怖くない	0	1	2	3	4
2	自分自身の血を見ても気にならない	0	1	2	3	4
3*	怪我をする可能性があるため、特定の状況(例えば、特定の場所)を避けている	0	1	2	3	4
4	ほとんどの人々と比べて、はるかにひどい痛みに耐えられる	0	1	2	3	4
5	人々は私を怖いもの知らずだと言う	0	1	2	3	4
6*	血を見ると非常にいやな気持ちになる	0	1	2	3	4
7	自分がいつかは死ぬということに動揺しない	0	1	2	3	4
8*	死に伴う痛みが怖い	0	1	2	3	4
9	科学の授業で動物を殺すことは気にならないと思う	0	1	2	3	4
10*	死ぬのが非常に怖い	0	1	2	3	4
11	人々が死について話す時も、私は緊張しない	0	1	2	3	4
12*	死体を見るのは恐ろしい	0	1	2	3	4
13*	自分自身の死の可能性を考えると不安になる	0	1	2	3	4
14	死が自分の知っている人生の終わりであることは気にならない	0	1	2	3	4
15	スポーツの試合で攻撃的な接触を見るのが好きだ	0	1	2	3	4
16	野球の試合の一番いいところは選手やチーム同士のけんかだ	0	1	2	3	4
17	けんかを見ると、立ち止まって見物する	0	1	2	3	4
18*	映画の暴力的な部分では目を閉じたい	0	1	2	3	4
19	死ぬのは全然怖くない	0	1	2	3	4
20	自殺したいと思えば自殺できるだろう(自殺したいと思ったことがなくても、この質問に答えてください)	0	1	2	3	4

*印をつけた項目は、得点を逆に割り当てる。

図2-2 身についた自殺潜在能力尺度

表2-1 理論に基づいたアセスメントの推奨（要約）

所属感の減弱
・他者との気遣いのある有意義なつながりの欠如
・患者が動揺したときに頼ることのできる友達もしくは親戚がいないこと
・死や離婚による最近の喪失体験

負担感の知覚
・もしその患者がいなくなったら他の人々は楽になるだろうという発言
・自分が他の人々の重荷になっているという発言
・自己有能感の喪失（例：失業）を含む最近のストレッサー

身についた自殺潜在能力
　痛みと刺激の経験
　・過去の自殺企図歴（特に複数の自殺企図歴）
　・自殺の中断
　・自己注射による薬物使用
　・自傷行為（非自殺性自傷）
　・身体的な暴力に頻繁に曝されたりコミットしたりすること

　現在の指標
　・自殺に対する高い意図
　・自殺についての恐怖心のなさ
　・自殺について没頭することを伴う希死念慮の長い持続期間
　・たいへん詳細で鮮明な自殺計画
　・自殺に対する特定された時間と場所

希死念慮と名づけられた自殺症状のもうひとつの群から実証的に識別できることが明らかになっている。**自殺願望と希死念慮**の症状は、(a)生きている理由の欠如、(b)死にたい願望、(c)希死念慮の頻度、(d)生きることを欲していないこと、(e)受動的な自殺企図、(f)自殺企図に対する願望、(g)自殺企図の予期、(h)自殺企図に対する制止の欠如、(i)死もしくは自殺を話すこと、である。

　自殺の対人関係理論は、**所属感の減弱**も**負担感の知覚**もそれ単独で、自殺願望と希死念慮という症状として結実し、さらにその両者が併存すれば自殺願望と希死念慮の要因のより高い（より深刻な）水準を引き起こすと予測している。この理論はまた、すべての3つの要因（**所属感の減弱、負担感の知覚、身についた自殺潜在能力**）が全部存在することが、**計画立案と準備**という症状を出現させるであろうと予測している。ここまでの私たちの議論から、臨床家が身についた**自殺潜在能力**の現時点の発現を評価することを望むのであれば、**計画**

立案と準備（特に自殺の意図と恐怖心のなさ）が自殺願望とその願望に則って行動する能力の存在を示唆するであろうことから、**計画立案と準備**という症状を評価するように助言したい。**所属感の減弱、負担感の知覚、身についた自殺潜在能力**のアセスメントの要約は、表2-1に載っている。

もしクライエントが現時点で自殺願望を認めていなければ、自殺の対人関係理論は何を示唆するであろうか。一方では、リスク・アセスメントの手法を使おうとするのであれば、時間が制約されることに関する実践的な配慮が考慮されなければならない。しかし他方、アセスメント情報の重要な部分を切り捨てるのであれば、クライエントの最適な治療と自殺防止の可能性が低くなるという結果に終わるであろう。やはり臨床家は、**身についた自殺潜在能力**について評価すべきである。自殺願望は増減しうるし、そして、もしそれが**身についた自殺潜在能力**の水準が高いクライエントのなかで発生するならば、自殺のリスクはかなり増加しうるし、臨床家はそのような事態に準備する必要がある。

3　様々なリスク・アセスメント手法

本章の残りの部分では、序章で論証したように実証的な支持がある対人関係理論を通じて、既存の3つのリスク・アセスメント手法を検討してみる。議論の煩雑さを避けるため、いくつかの有用なリスク・アセスメント手法は除外してある。精神力動的見方からのリスク・アセスメントに関心がある読者は、Maltsberger（1986）を参照されたい。

(1)　自殺の協働アセスメント・マネージメント

自殺の協働アセスメント・マネージメント（Collaborative Assessment and Management of Suicidality: CAMS）は、自殺の研究者としても臨床家としても積極的に活動している臨床心理学者Jobes（2006）が開発したリスク・アセスメント手法である。CAMSの原理の本質は、**協働**の一語で捉えることができる。クライエントにCAMSを取り入れるとき、治療者は物理的にクライエントの近くに座るためにその位置を移動する。臨床家とクライエントは、可能な限りクライエントの安全を保ち、入院治療を避けるという共通の目標を持って、共同作業を行う。それゆえ、CAMSでは治療同盟の重要性と価値が強調されてい

る。CAMSの協働的な特徴は、**所属感の減弱**と**負担感の知覚**に対抗し、自殺願望が改善する可能性を含んでいる（CAMSでどのように協働が成し遂げられるかの詳細は、本書第5章でさらに考察する）ことである。

　CAMSのなかでの中心的なアセスメントの道具立ては、自殺状態評価様式（Suicide Status Form: SSF）である。Shneidman（1987）が提唱した自殺の立方体モデルの構成概念のそれぞれについてクライエント自身が評価する自己記入式調査票が、この自殺状態評価様式の一部を構成している。ここでクライエントは、心理的痛み（「痛み」）、圧倒されているもしくはプレッシャーを受けているという感覚（「ストレス」）、感情の痛みを終結する行動をすぐにとりたいという情緒的切迫や必要性（「激越」）の3つの現時点での水準を、1から5まで5段階評価で採点され、より大きな数字がより大きな自殺のリスクを示している。CAMSは、痛み・ストレス・激越の5-5-5評価を自殺の明白で切迫したリスクの指標として使用している。私たちは、Shneidmanの立方体モデルの基礎をなす構成概念は主に自殺願望を測定していると考えている（検証が必要な実証的疑問であることは認識しているが）。自殺の対人関係理論は、クライエントが強い自殺願望を経験していることを知ることだけでは、明白で切迫したリスクを決定するのに十分でないと仮定している。例えば、痛み、ストレス、激越で5-5-5の評価をする人すべてが、自殺についての恐怖心のなさを含んだ自殺潜在能力を持っているわけではないであろう。それゆえ、明白で切迫したリスクの立方体モデルの概念化は多くの偽陽性を作り出すだろうし、自殺潜在能力を測定するために作られた項目を追加することで、リスク測定の精度が改善するだろうということを自殺の対人関係理論は提案するのである（例：自殺についての恐怖心のなさと知覚された身体的疼痛耐性のリッカート尺度を加えることもできるであろう）。

　自殺状態評価様式の第2部は、実証的に支持された多くの自殺リスクの行動指標——このなかの多くは自殺能力を助長するものである——を評価することを含んでいる（例：自殺に対する計画と準備、自殺の予行演習、自殺企図の既往）。しかし、CAMSは、どのように行動的な危険因子と自殺願望における情報を統合してクライエントの自殺リスクの程度を決定するかについて明確には指示していない。言い換えれば、CAMSはリスク判定のためのアルゴリズム（定型技法）を持っていない。加えていえば、自殺の対人関係理論の観点から

は、CAMS は自殺潜在能力を含む要因にあまりにも強調を置かずに、リスクのレベルの判定で自殺願望のアセスメントのほうを不釣合いに強調している。これらの CAMS への批評は、私たちが認めているその有用性が減少することを決して意味するものでない。この考察の目的は、リスク予測の精度を改善するために、理論と臨床的な道具を統合することに潜在的利益が存在することを論証することである。CAMS は、自殺の危険のあるクライエントの転帰を改善することが示されており、臨床家向けの徹底的で明確なマニュアルを備えている（Jobes, 2006）。改善すべき有効性と領域の両方に関して自殺の対人関係理論によって作られた仮説が、自殺防止の方法の改良に取り組む今後の研究を刺激することが私たちの希望である。

(2) 自殺関連事象経時評価法

自殺関連事象経時評価法（Chronological Assessment of Suicide Events: CASE）は、診断面接を専門にした精神科医 Shea（2002）が開発したリスク・アセスメント手法である。CASE には 2 つの前提がある。第 1 の前提は、具体的な計画作りに携わることやその計画に沿った予備的行動をとることがなければ自死することは稀であるということである。これは、自殺のためには潜在能力を得なければならないということや、この能力の発展は**計画立案と準備**という症状としてリスク・アセスメントのなかで明白にされうるという自殺の対人関係理論の考え方と一致している。CASE アプローチにある第 2 の前提は、リスク・アセスメントのなかで自殺症状を引き出すことは、クライエントがこの情報を共有することを躊躇するので、難しい課題であり、それゆえ、リスク・アセスメントの正確さを増やすためにラポールを築く技術を使うことが必要であるというものである。この前提は、ラポールが増大すればクライエントの所属感のレベルは増えるだろうし、したがって、リスク・アセスメントとリスク・マネージメントに参加する動機づけを促進するだろうという自殺の対人関係理論と一致するものである。しかし、CASE のなかでは、ラポールを築く技術は、補助的役割というよりむしろ中心的な役割であると考えられている。それが、この手法をともに支える原理的な中核部分なのである。

CASE の治療スタイルの中軸は、6 つの**有効な技術**（クライエントに自殺症状について質問する技術。第 5 章で詳述する）が含まれていて、ここが強調されて

いる。様々な臨床場面での経験から、私たちはShea（2002）がリスク・アセスメント技術を強調することは言いすぎではないかと考えている。例えば、正確で効率的なアセスメントをする能力は、私たちのクリニックで大学院生に対してすでに教えることができている。しかし、正確なリスク・アセスメントは「事実を事実として見る冷静さ」（p.18）によって特徴づけられる治療的な姿勢によって促進されるというSheaの考えには賛成する。私たちは、クライエントの抵抗を扱うことや治療者のなかのこの冷静さを促進する特定の技術を強調するよりも、初心者の治療者が自殺行動に関連した事実（例：自殺願望や希死念慮と**計画立案と準備の区別づけ**）の専門家になり、豊富な経験を与えられることで、リスク・アセスメントを行うことによって現れる心配に慣れるようになることを確かめている。しかし、治療者の心配と同様にクライエントの抵抗を扱う特別な技術が、正確なリスク・アセスメントをするために必要とされるかどうかについての質問は、実証的なものであり検証する必要がある。

ラポールを作る技術で自殺のリスク・アセスメントの段階を整えた後、CASEアプローチを使う臨床家は、遠い過去、直近の過去、現在、そして近い将来の4つの経時的期間にわたる**自殺に関連する出来事**（死に対する願望、自殺の考え、自殺企図を含むすべての自殺症状）についての情報を集める。CAMSアプローチの本質が**協働**というひとつの単語によって捉えることができるように、CASEアプローチの本質も同様に**包括的**というひとつの単語で捉えることができる。Shea（2002）は、これらの4つの領域に明確に臨床家の注意を集中させることは、有効な臨床的な決定をするためのより完全なデータベースを獲得することを促進するであろうと提案している。Sheaはまた、クライエントは症状を過小評価もしくは過大報告することがあるので、リスクの最も正確なアセスメントを得るために別の情報提供者からクライエントの自殺症状についての情報を得ることを薦めている。

CASEでは、各期間の自殺症状について詳細な情報を集める。CASEで集める情報の詳細さの程度を示すために、クライエントの**目下の出来事**を評価するときの課題について手短に考察してみよう。ここには、**直近の過去**に見られるどんな自殺行動や希死念慮も含まれており（Shea, 2002, p.153）、例えば、ある事例で自殺企図と希死念慮のため地域の緊急外来を受診ことが検討される。この領域の評価に際して、「具体的な計画作り」（希死念慮の場合。Shea, 2002, p.153）や自殺企図の重症度や潜在的致死性の程度に焦点を当てることが推奨されている。Shea（2002）は自殺企図に関して聴取すべき 10 の質問を準備しているが、そこには、クライエントの死ぬ意図と死なない理由の程度の評価が含まれている。Shea は、深刻な自殺企図を呈したクライエントに対しては、通常、入院治療が考えられると述べている。自殺企図や深刻な希死念慮のほかに、Shea は、**致死率の三徴候**という分類のなかでもう 2 つのシナリオを準備している。それは、自殺に対する切迫した具体的な計画と致命的な行動に対する潜在的な精神病的な症状（例：自殺の命令幻覚）の存在である。

　CASE アプローチは、クライエントの自殺リスクに関する包括的なデータベースを入手することを助けるであろうが、どのようにリスクのレベルを評価するか、もしくはこの情報から何をすべきかについて詳細な指示をしていない。全体的に見れば、CASE アプローチは、具体的な計画と準備や自殺企図の既往のような、クライエントが自殺潜在能力を身につけていくかもしれない要因に焦点を当てるということでは、自殺の対人関係理論と大いに一致している。CAMS アプローチと比較して、CASE は、自殺願望と希死念慮のアセスメントにはほとんど注意を向けていない。自殺の対人関係理論から見ると、これらの 2 つの立場の中間の場所が役に立つかもしれない。また、CASE アプローチは、希死念慮が**所属感の減弱**と**負担感の知覚**というテーマを含んでいるかどうかを特に評価することによって改善される可能性があるだろうと思われる。アセスメントによって集めた情報に基づいて取るべき臨床的対処をさらに正確に描写することで、CASE の臨床的な有用性はより改善される可能性がある。

(3)　ワシントン大学リスク評価プロトコル

　ワシントン大学リスク評価プロトコル（University of Washington Risk Assessment Protocol: UWRAP; Linehan, Comtois, & Murray, 2000）は、研究目的のクリニックにおいてリスクの高い患者に使用するために、とりわけ、臨床試験の一部分として進行中の外来患者の精神療法において患者を評価するために作成されたものである。それゆえ、リスク・アセスメントのプロトコルは、大きなアセスメント過程のなかに埋め込まれている。加えて、本章で考察した他の手法と比較すると、UWRAP は顕著に構造化されている。これらの特徴から、評価プロトコルの全体を他の評価場面に一般化することは実際上、制限されている。

しかし、UWRAPが臨床試験でリスク・アセスメントとマネージメントの目的で支障なく用いられていることと、他の状況でUWRAPを使用する可能性があることから、UWRAPをここで概説したい。

UWRAPは、弁証論的行動療法（本書第4章）の有効性を調査する臨床試験で使用するために開発された。この臨床試験の参加者は、診断、治療歴、自殺行動などの心理社会的機能に関する長時間の評価を受ける（別の評価領域が追加されている。詳細は、Reynolds, Lindenboim, Comtois, Murray, & Linehan, 2006）。UWRAPは、評価セッションの開始から始まる。参加者は、現時点の自傷衝動の強さと現時点の自殺の意図の強さを（7段階で）評価するよう求められる。自殺企図自傷行動面接（Suicide Attempt Self-Injury Interview; Linehan, Comtois, Brown, Heard, & Wagner, 2006）を使った過去の自害行動（死ぬ意図がある場合とない場合の両方を含む意図的な自傷行為）の詳細なアセスメントも行われる。この詳細なアセスメントは、過去の自傷行動が自殺行動に対する**身についた自殺潜在能力**に向かう特に不良な道筋を示していることもあり、自殺の対人関係理論が詳細なアセスメントをすべきと主張することと軌を一にしている。

切迫した自殺のリスクと重篤な自傷に関するプロトコル（Linehan, 2007）は、切迫した自殺や重篤な自傷のリスクを評価するために完成されたものである。UWRAPでは6領域を考察する。(a)自殺行動と他の自傷行動の経歴、(b)現在の症状（例：場所と時間を特定した計画の存在、自殺意図、孤立、入院後の最初の1週間、退院後の最初の1週間）、(c)現在の精神状態（例：激しい混乱、不安）、(d)最近の出来事（例：以前の自傷エピソードの結実因子〔ある現象を引き起こすきっかけとなった周囲で発生した出来事：訳注〕としての出来事の存在）、(e)慢性で日常的な症状（例：慢性の身体疼痛、高水準の衝動性）、(f)防御因子（例：問題領域での自己効力感、親しい他者への責任、治療者への愛着、自殺への恐怖、危機計画に従う意思）。前述の症状や危険因子のいくつかは、自殺の対人関係理論に一致する。例えば、慢性の身体疼痛と高水準の衝動性は、自殺潜在能力を上昇させるであろうし、場所と時間を選んだ計画の存在は、自殺潜在能力が発現していることを示しているであろう。孤立が評価すべき現在の症状のひとつとして挙げられているが、そのことは不良な自殺願望の発現するときには**所属感の減弱**が原因として機能するという自殺の対人関係理論にまさに一致しているとい

うことは注目すべきである。防御因子として自己効力感と他者への責任が含まれているのは、これらの因子がおそらく**負担感の知覚**がないことを示すことから、自殺の対人関係理論と一致している。そして、防御因子として自殺の恐怖を含むことは、致命的な自傷を行う**身についた自殺潜在能力**に対する鍵としての恐怖心のなさを自殺の対人関係理論が強調していることと一致している。

　CASEと同様、UWRAPは自殺願望と希死念慮の評価にあまり注意を向けていない。先に述べたように、UWRAPはリスクの高い人々に使用するために作成された。それゆえ、UWRAPを使うときの評価の目標は、現在切迫したリスクがないが高いリスクのあるクライエントと切迫したリスクを最近示している高いリスクのあるクライエントを識別することである。この目標の観点からすると、自殺の対人関係理論の仮説は、UWRAPのなかで調査する項目の背後にある理論的根拠に一致している。理論では、比較的多くの人々が自殺を望むことがあるが、わずかな人数の者が自殺を望むことと自殺によって死ぬことの両方ができるという仮説を立てている。それゆえ、切迫したリスクにある人々を識別するであろう要因は、自殺に対する**身についた自殺潜在能力**であろう。この論理に従えば、自殺願望が存在するなかでこの能力の発現——自殺行動に際しての身体的疼痛と恐怖に耐える能力の具体的な指標——を評価することが、切迫したリスクにある人々を識別する正確な方法を示しているのであろう。先に述べたように、こうした能力が症状として現れたものには、**計画立案と準備**が含まれる。UWRAPのなかで評価された危険因子の多くは、「特定の方法と時間を選んだ計画や準備」、「自殺の意図」などのように、**計画立案と準備**を測定しているのである。この分析から、UWRAPが比較的リスクの高い人々を治療している臨床家にとって特に役に立つであろうと考えられる。自殺の切迫したリスクのある人々、すなわち極めて差し迫った自殺企図をして自殺によって死にそうな人々を識別したうえで適切な介入方略を与えることが、すべてのリスク・アセスメントの手法の最も根本的な目標であることから、切迫した高いリスクと切迫していない高いリスクの識別をUWRAPが強調していることは、自殺の危険のあるクライエントのアセスメントと治療のなかで重要な役割を果たしている。

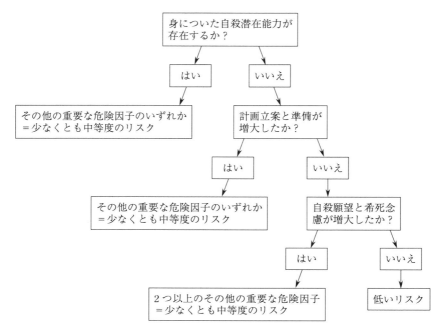

"Scientizing and Routinizing the Assessment of Suicidality in Outpatient Practice" T. E. Joiner Jr., R. L. Walker, M. D. Rudd, & D. A. Jobes, 1999, *Professional Psychology; Research and Practice, 30*, p.451 から転載。Copyright 1999 by the American Psychological Association.

図2-3　自殺リスク評価決定木（略式）

(4) 自殺リスク評価決定木

　この節では、私たちの研究グループのメンバー（Cukrowicz, Wingate, Driscoll, & Joiner, 2004; Joiner, Walker, Rudd, & Jobes, 1999）によって実証的に作られたリスク・アセスメント手法である自殺リスク評価決定木（Suicide Risk Assessment Decision Tree）の最新版を紹介する。医師によってしばしば使われる治療アルゴリズムと類似していて、この自殺リスク評価決定木は自殺のリスク・アセスメントとマネージメントの両方に対してルーチン化した方略を与えるものである。この自殺リスク評価決定木は、(a)自殺行動の既往、(b)現在の自殺症状、(c)自殺行動との関連が実証的に論証された関連する領域（結実的ストレッサー、絶望感の存在を含んだ一般的症状の出現、衝動性や他の比較的安定した危険因子、防御因子）という主要な3領域を探索するよう編集されている。以下に、この

表 2-2　身についた自殺潜在能力2つの表現

1．複数の自殺企図歴
2．複数の自殺企図歴のない場合、次の5つの徴候のうち3つ
・単一の自殺企図歴
・複数の自殺の中断
・自己注射による薬物使用
・自傷行為（非自殺性自傷）
・身体的な暴力に頻繁に曝されたりコミットしたりすること

自殺リスク評価決定木に自殺の対人関係理論の概念を組み入れるための標準化フォーマットについて述べる。このリスク・アセスメントの方略は、私たちのクリニックのひとつで使用中であり、初心者の大学院生の治療者、他の臨床家、そしてクライエントから、外来場面での自殺リスクをマネージメントする簡単に学べる包括的な方法として受け入れられてきている。その自殺リスク評価決定木は図 2-3 で示す。

この自殺リスク評価決定木でリスク・アセスメントを行うには、3つの主要な段階がある。(a)前述の領域についての情報をクライエントから聴取する、(b)その決定アルゴリズム（自殺リスク評価決定木）にデータを組み入れ、リスク水準を判定する、(c)リスク水準を用いて適切な臨床的処置を選び、それらの処置を実行する（より詳しい臨床的対処については第3章）。この手法のなかでリスク水準は、「軽度」、「中等度」、「高度」があり、「高度」のなかに2つの下位分類（「重度」、「極度」）がある。救急メンタルヘルス・サービスを必要とする切迫したリスクという観点からみると、「極度」の分類は、明白で切迫したリスクの症状を示している。「重度」の分類は、救急メンタルヘルス・サービスを考慮することも必要な自殺行動の一定の切迫したリスクを示している。

この評価手法の中心は、**身についた自殺潜在能力**の存在（もしくは欠如）である。**身についた自殺潜在能力**の存在は、他のなんらかの重要な所見が存在するときに自殺のリスクを増大する。この自殺リスク評価決定木の原版（Joiner, Walker, et al., 1999）のなかでは、その中心は複数の自殺企図の既往であった。対人関係理論を支持する研究のなかで、私たちは、自殺リスク評価決定木を改訂してきた。複数の自殺企図歴は拡張され、**身についた自殺潜在能力**のなかに他の方法を含むようになった（表 2-2）。しかし、複数の自殺企図歴が自殺リス

ク評価決定木の必須の構成要素として残っているのは、それが**身についた自殺潜在能力**を表すものとして実証的に支持されていることと（Van Orden et al., 2008）、簡単かつ明確に測定されるからである。これまでの調査研究は、複数の自殺企図をした人は、単一の自殺企図をした人あるいは希死念慮をもつ人と比較して、より重篤な精神病理と自殺行動のより大きなリスクがあるということを示している（Forman, Berk, Henriques, Brown, & Beck, 2004; Rudd, Joiner, & Rajab, 1996; Stein, Apter, Ratzoni, Har-Even, & Avidan, 1998; Zonda, 2006）。私たちの研究グループのメンバーも、外来患者の集団のなかで自殺企図の状況（すなわち、0回、1回、複数回）は、ACSSによって測定した**身についた自殺潜在能力**の水準を予測するということを報告している。**身についた自殺潜在能力**が最も低かったのは過去の自殺企図の経験がないクライエントで、単一の自殺企図をした人がそれに続き、**身についた自殺潜在能力**が最も高かったのは複数回の自殺企図をした人であったのは、自殺の対人関係理論の仮説に一致するものであった（Van Orden et al., 2008）。

これらのデータは、複数回の自殺企図の既往が、**身についた自殺潜在能力**の簡単で素早く測定できる指標になるという私たちの提案に一致している。**身についた自殺潜在能力**の存在する場合に自殺願望が自殺企図に至りやすいことを考慮して、私たちの自殺リスク評価決定木では、自殺企図の既往を**身についた自殺潜在能力**の行動指標のひとつとしており、現在の自殺症状についての情報に重みを加えているのである。このことは、複数の自殺企図をした人には慢性的に高いリスクがあると解釈できる。したがって、そうであれば、いかなる領域からのいかなる所見であっても、クライエントに対して少なくとも中等度のリスクを与えることになる。

複数の自殺企図の既往はないが自殺潜在能力が身についている人々も、なんらかの**その他の重要な危険因子**があると、少なくとも中等度のリスクがあると判断される。複数の過去の自殺企図は、自殺の能力を獲得するための最も直接的な経路を示すであろうが、それが唯一の方法ではない。実際に、自殺死した人のおよそ半数は、以前の自殺企図歴がない。先に述べたように、慣れの過程を始動させ、人々をますます増える痛みと恐怖に耐えさせる他の痛ましい刺激的な経験もまた評価しなければならない。次の5つの基準のうち3つあれば、**身についた自殺潜在能力**の他の有効な行動指標として取り上げてもよい（表2-

2)。(a)単一の自殺企図歴、(b)複数の自殺の中断、(c)自己注射による薬物使用、(d)自傷行為（非自殺性自傷）、(e)（戦争を含む）身体的な暴力に頻繁に曝されたりコミットしたりすること。また、子ども時代の身体的虐待もしくは性的虐待、自分自身を疼痛と刺激にさらすような職業（例：医師）、重大な身体外傷の経歴を考慮することもよいであろう。これらの経験とここには載せられなかった身体的疼痛や強い恐怖感を伴う様々な経験が、自殺潜在能力を身につけることを可能にするのであろう。

　身についた**自殺潜在能力**は比較的安定していると推定される一方で、自殺願望の構成要素、すなわち**所属感の減弱**と**負担感の知覚**は、動的であると推定され、それゆえ、急激に出現もしくは増加することもある。継続的なリスク監視をせず、マネージメントしないならば、複数の自殺企図の既往のある人に対して、ひどく痛ましいシナリオを発現させるかもしれない。過去3回、比較的致死的な方法で自殺企図をした経歴のあるクライエントを想像してみよう。治療のなかで進展があり（例：症状の減少）、クライエントは過去6週間自殺願望を否定してきている。だが、期待どおりには看護学校を卒業できないという知らせをクライエントが突然受け取ったと想像してみよう。それまでは、看護師の仕事を始めることは、地域社会に貢献でき、さらに数年間にわたって障害給付金に頼る生活だったが、家族の収入にやっと貢献できるという具体的な希望を抱かせるものであった。かなり急激に、**負担感の知覚**が出現するかもしれない。さらに、落第の知らせというストレスによって、このクライエントが治療のなかで学んできた対人関係のスキルを使うことが難しくなり、そして、対人関係の動揺が恋愛関係のなかで起こり、恋人が出て行ってしまうことも想像してみよう。かなり急激に**所属感の減弱**が出現するのである。このシナリオは、自殺行動を起こす能力の高いクライエントのなかで自殺願望が急激に現れてきたことを示している。

　もし継続的なリスク監視をせず、クライエントを継続的なリスク・マネージメントの方略（例：クライエントのリスク・マネージメント計画の各段階を定期的に見直し、クライエントが計画の概要を財布のなかに持っているということを確認するなどの簡単な方略）に引き込んでおかないのであれば、次に治療的なコンタクト（例：危機ホットラインへの電話、治療のセッション）が起こるまで、危機を遅らせる防御因子が機能せず、結果として自殺企図が起こるかもしれな

い。つまり、複数の自殺企図の既往のあるクライエントでは、自殺リスク評価決定木のなかでのリスク水準は中等度で持続しており、これは治療者と患者の双方の側で継続的なリスク・マネージメント方略を持続することの必要性を意味するのである。この臨床対処は、理論とデータによって支持されている。しかし、それは常識にも合っている。山岳ガイドが、危険なルートを登っている間ずっと安全予防策を検討していないことを想像してみよう。熟練したガイドは、甘い見通しには眉をひそめるものである。

　自殺リスク評価決定木——6領域の調査——のなかの最初のステップでは、自殺願望と**身についた自殺潜在能力**の行動的指標の両方が重要項目として含まれている（図2-3の自殺リスク評価決定木）。私たちのクリニックのひとつで使用しているワークシートで、自殺リスク評価決定木と自殺の対人関係理論を用いた自殺のリスク・アセスメントについて治療者の案内となる資料を図2-4に掲げた。

　自殺リスク評価決定木面接法（本文中で検討される部分を面接法の相当部分と比較しながら読み進めると理解しやすいであろう）は、事実を事実として受け入れ、かつ受容的な声のトーンで「最近、ご自身を傷つける考えやイメージをよくもっていますか」とクライエントに聞くことによって始まる。もしそれらの考えが「ない」として否定されたら、「死んでしまいたいと思ったりしますか」と確認する。次に、**所属感の減弱**と**負担感の知覚**の存在を直接的に評価する。**所属感の減弱**を評価する際は、クライエントが他者と結びつきがあり、他者によって気遣われていると感じている程度を評価する。クライエントには、気分が悪いときに電話できる人がいるかどうか、一人で暮らしているかどうか、どのくらいの頻度で友達と会うかなどを質問する。子どもに対しては、その子どもに友達がいるかどうか、親にはその子どもが寂しいと感じることについて話すかどうかを聞く。所属感が完全に存在しない場合はリスクが上昇するので、特に警戒する。**負担感の知覚**を評価するには、クライエントに「ときどき『私の人生にかかわる人々は私がいなくなったら楽だろう』と思うと話す患者様がおられます。あなたはそう思うことがありますか」と質問する。子どもに対しては、家族のなかで望まれていないという感情が存在するかを評価する。犠牲になった子ども尺度（Expendable Child Measure; Woznica & Shapiro, 1990）は、その妥当性が思春期外来患者グループで検証されていて、**負担感の**

自殺願望および希死念慮の評価
1. 最近、自殺という考えやそのイメージ（ご自身を傷つける考えやイメージ）をよくもっていますか。それについてお教えください。
2. 死んでしまいたいと思ったりしますか。
3. 所属感の減弱：他の人々と結びつきがあると感じますか。お一人暮らしですか。気分が悪いときに電話できる人がいますか（あなたの支えになる関係がまったくありませんか）。
4. 知覚された負担感：「私の人生にかかわる人々は私がいなくなったら楽だろう」と思う人がいます。あなたはそう思いますか。

計画立案と準備の評価
5. 持続期間（考えへのとらわれを探す）：このような考えをもたれると、どのくらいそれらが続きますか。
6. 強度：あなたが自殺する意思はどのくらい強いですか（0＝全然強くない；10＝非常に強い）。
7. 過去の自殺行動：過去に自殺しようとしたことがありますか。何回ありましたか。使った方法はなんですか。どうなりましたか（例：入院）。自殺ではなくご自身を傷つけられたことはいかがですか。ご家族のなかで自殺した方はおられますか。
8. 特定の計画（鮮明さ、詳細さに注意）：どのように自殺するか計画していますか。
9. 手段および機会：薬（または銃など）を持っておられますか。実行する機会があると思いますか。
10. 自殺のために準備しましたか（例：薬の購入）。
11. 自分がいつ計画を実行するつもりか、わかりますか。
12. 恐怖心のなさ：自殺について考えると怖いですか（0＝非常に怖い；10＝全然怖くない）。

その他の重要な危険因子の評価
13. 原因となるストレス因子：最近、特にストレスとなるような出来事はありましたか（例：愛する人の死、離婚、重大な別れ、失職）。
14. 絶望感：未来に希望がないですか。
15. 衝動性：悪い気分のとき、どのように対処なさいますか。悪い気分のとき、いい気分になるために衝動的なことをすることがあります。あなたにそんなことはありましたか（例：自分の皮膚を切る、酒を飲む、家出する、過食、乱交、身体的な攻撃、万引き）。
16. 精神疾患の存在（面接者による評定）

リスク分類（丸で囲む）：
低い　　中等度　　重度　　極度

実施された措置：
□定期的な観察を続行する
□緊急のための電話番号（1-800-273-TALK を含む）を与える
□週半ばに電話で様子をうかがうことを予定
□補助療法に関する情報を提供
□コーピング・カード
□上司に相談
□その他：＿＿＿＿＿＿＿＿
□その他：＿＿＿＿＿＿＿＿

面接中の注記：
＿＿＿＿＿＿＿＿＿＿＿＿＿＿＿＿
＿＿＿＿＿＿＿＿＿＿＿＿＿＿＿＿
＿＿＿＿＿＿＿＿＿＿＿＿＿＿＿＿
＿＿＿＿＿＿＿＿＿＿＿＿＿＿＿＿
＿＿＿＿＿＿＿＿＿＿＿＿＿＿＿＿
＿＿＿＿＿＿＿＿＿＿＿＿＿＿＿＿
＿＿＿＿＿＿＿＿＿＿＿＿＿＿＿＿
＿＿＿＿＿＿＿＿＿＿＿＿＿＿＿＿
＿＿＿＿＿＿＿＿＿＿＿＿＿＿＿＿

図2-4　自殺リスク評価決定木面接法

知覚の構成要素を評価するために使われる。成人に対しては、もし時間が許せば、これらの2つの構成要素をさらに評価するために、対人関係欲求質問票（図2-1）を実施することがある。

　自殺リスク評価決定木は次に、**計画立案と準備**の症状と過去の自殺行動を評価することで、**身についた自殺潜在能力**の程度を理解する。過去の自殺行動を評価する場合、複数の自殺企図があったか、また**身についた自殺潜在能力**に影響する可能性のある自殺企図の詳細（例：使用した方法の致死性）に重点を置いて質問する。非自殺性自傷（過去と最近の両方）も評価するが、これは**身についた自殺潜在能力**を増加させることがあるからである。クライエントが自殺潜在能力を身につけうる他の方法もこの時点で評価するが、ここには、自傷を行うことを可能にするすべての経験あるいは暴力（もしくは他のかたちの恐ろしい刺激）に曝されることを含める。先に述べたように、この例として、自殺の中断、複数の外科手術、繰り返される刺青やピアスがある。児童期の身体的虐待や性的虐待を含む様々なかたちの暴力に曝されること、および自己注射による薬物使用のような他の刺激的な経験も聞き出すべき領域である。すでに述べたように、衝動的行動尺度、疼痛性・刺激誘発性出来事尺度、自殺潜在能力尺度（図2-2）は疼痛と刺激誘発性の経験と**身についた自殺潜在能力**を評価する有効かつ包括的な方法であるため、それらを実施することもよい。この時点で、自殺行動の家族歴についても尋ねる。その次に、**計画立案と準備**症状を最近と現在について評価するが、ここには、自殺意図の強さ、特定された計画の存在（計画の鮮明さと詳細さに注意）、自殺に対する方法と機会の可能性、自殺に対する準備と期待、自殺に対する恐怖心のなさが含まれる。

　最後に、絶望感、衝動性、精神疾患の存在から構成される、自殺リスク評価決定木のなかでは**その他の重要な危険因子**と呼ばれている、実証的にも確認されている危険因子を評価する。さらに、最近のストレスフルな出来事の存在、特に愛する人の死、離婚、失業のように**所属感の減弱**や**負担感の知覚**を助長するであろう出来事についても尋ねる。自殺症状を測定する自己記入式尺度の実施もよいであろう（例：希死念慮尺度 Scale for Suicide Ideation; A. T. Beck, Kovacs, & Weissman, 1979）。

　自殺リスク評価決定木面接の次の段階は、クライエントによって与えられた情報（その面接中に集められた情報）を評価アルゴリズム（自殺リスク評価決定

木)に組み込み、自殺のリスク水準を、軽度、中等度、高度（重度もしくは極度）に分類することである。**身についた自殺潜在能力**の存在が評価の中心に位置していることは、すでに図2-3で見ることができる。これは、リスク水準を決めるときに扱う最初の質問である。**身についた自殺潜在能力**を持っていて、なおかつなんらかのI軸もしくはII軸の精神疾患を含む**その他の重要な危険因子**を持っている人は、その自殺リスク評価決定木のなかでは少なくとも中等度の危険性があると判断される。**身についた自殺潜在能力**は持っていないが中等度か重度の**計画立案**と**準備症状**があり、かつひとつの**その他の重要な危険因子**を呈している人、および**身についた自殺潜在能力**は持っていないが、中等度か重度の自殺願望および希死念慮の症状（**計画立案と準備はない**）と少なくとも2つの**その他の重要な危険因子**がある人も中等度あるいはそれを超える危険性がある、と判断される。（自殺リスク評価決定木がより簡単に思い出されるように）図表を用いて示されてはいないけれども、自殺リスク評価決定木全体は危険性のさらに微妙な判断を可能にする追加の「枝」を持っている（図2-5）。

　自殺リスク評価決定木の使い方をわかりやすく説明するために、次に事例を見てみよう。クライエントは、セアラ、35歳、白人女性で、「抑うつと不安」を主訴に外来クリニックを訪れた。ベックの自殺尺度（面接の前に記入。A. T. Beck & Steer, 1991）の得点は2点で、中等度の自殺症状を示していた。クライエントの有する現時点の抑うつ症状を探索する面接を治療者が行い、その結果は *DSM-IV*（American Psychiatric Association, 1994）の重症大うつ病エピソードの診断基準を満たしていた。

　　　　治療者：セアラ、この1ヶ月間、憂うつに感じていたとおっしゃいましたね。自殺を考えたり、つまりご自身を傷つけることを考えたりなさったでしょうか。
　　クライエント：いいえ、今回はありません［現在の大うつ病エピソードについて言及］。
　　　　治療者：なるほど。では、死んでいたらいいなというお考えはどうですか。
　　クライエント：はい、死んでいたらいいなとは考えたり……目が覚めなかったらどんなにいいかって、だって、私がいなくなったほうが

軽度
・同定できる自殺症状がない。
・身についた自殺潜在能力はあるが、その他の**重要な危険因子**がない（希死念慮も存在しないことを含む）。
・身についた**自殺潜在能力**がなく、強度と持続期間が限られた希死念慮があるが、**計画立案**と**準備**症状がないかあるいは軽度で、加えて**その他の重要な危険因子**もないかあるいは少ない。

中等度
・身についた**自殺潜在能力**があり、その他の認められた所見（例：希死念慮や絶望感）がある。
・身についた**自殺潜在能力**がないが、**計画立案**の決定と**準備**症状が中等度から重度。
・身についた**自殺潜在能力**がないが、自殺願望および希死念慮の症状が中等度から重度で（ただし、**計画立案**と**準備**症状はないか軽度）、**その他の重要な危険因子**が２つ以上ある。

高度（重度）
・身についた**自殺潜在能力**があり、その他の認められた所見が２つ以上ある。
・身についた**自殺潜在能力**がないが、**計画立案**と**準備**症状が中等度から重度で、その他の重要な危険因子が少なくとも１つある。

高度（極度）
・身についた**自殺潜在能力**があり、**計画立案**と**準備**症状が重度。
・身についた**自殺潜在能力**がないが、**計画立案**と**準備**症状が重度で、**その他の重要な危険因子**が２つ以上ある。

図2-5　自殺リスク評価決定木の第２段階：リスク水準の判定

　　　　　　　　　家族は楽だからです［**負担感の知覚についての自発的な発言**］。そして、ときどき車を運転して橋から落ちることを想像したりします。
　　治療者：大切なことを話していただき、ありがとうございます。そして私たちはこのことを一緒に話し合っていくことができます。ご理解いただきたいことは、死んでいたらよいと考えたり、車を運転して橋から落ちることを想像したりするのが、私たちが「希死念慮」というものなのです。
クライエント：はい、わかります。
　　治療者：私の仕事のなかでとても重要なのは、あなたが安全でいるこ

とをお手伝いすることですので、毎週、この「希死念慮」について質問していくつもりです。そして、これからあなたと私とで、あなたの身の安全を保つ計画を作っていきましょう。よろしいでしょうか。

クライエント：もちろん、いいですよ。

治療者：本当につらいことを話されましたね……あなたがいなくなったら家族は楽だろうと考えられたのですよね。それについてもう少し話していただけますか。

クライエント：はい、つまり、とても長い間うつ病でもがいてきたのです。こうした私を見ているのは女友達にとって、本当につらいことですし……。だって、彼女は何も手を打つことができませんし。おまけに、私がちょうど失業したのです。ときどき、私がいないほうが息子たちは楽になるだろうと思います。

治療者：しかし他のときは……。

クライエント：私は心の一部で、息子たちが私を必要としているということを知っていますし、自殺することで息子たちを傷つけるなんて想像することすらできません。夜、誰が息子たちに食べさせて、絵本を読んで聞かせるのですか。

治療者：あなたのお子さんたちを愛し、お子さんたちを世話するために今できる一番のことをしておられ、そして、お子さんたちを愛しているということをちゃんと示しているように思えます。あなたのお子さん以外に、結びつきを感じる人がどなたかおられますか［所属感の減弱の評価］。

クライエント：はい、先ほどの女友達とは、とても親しいと感じています。ほとんど毎日一緒に昼食を摂っていて、寝る前にはいつも電話でお互いにおやすみのあいさつを言っています。それから、一緒に働いている人たちとも親しいです。彼らは本当に素晴らしいです。

治療者：セアラ、それをお聞きしてうれしいです。私たちの安全計画にあなたのそのお友達に参加していただくことを、後でもう少し話しましょう。で、今はまず、死んでしまいたいという

考えについてもう少し話してほしいと思います。一番最近、そのような考えをもったのはいつですか。

クライエント：うーん……昨日の夜、かなり気分が悪かったです。

治療者：わかりました。特にどんなことを考えていましたか。

クライエント：ほかにどんな方法だったら死ねるか想像して、長所短所を、言ってしまえば比較検討して……刃物で切るとか、薬を何錠も飲むとか、車を運転して橋から落ちるとか。

治療者：具体的な計画について考えていた、と……［クライエントはうなずく］。飲もうと思っておられる薬はお宅にあるのでしょうか。

クライエント：はい、精神科医が処方した薬があります。

治療者：セアラ、昨晩は、どのくらいの時間、自殺について考えていましたか。

クライエント：しばらくの間だと思います。ソファーに座っていて……おそらく2、3時間です。

治療者：その間、その考えが頭で出たり消えたりしたのですか、それともその時間、ずっと自殺のことに集中していましたか。

クライエント：他のどんなことも考えていませんでした。最後には立ち上がり、ベッドに行ったのです。

治療者：そのようにして本当によかったですね、セアラ。自殺について考える時は概してそのくらいの長さでしょうか。

クライエント：たいていは、仕事への行き帰りの運転の間の約30分間、そうしたことについて考えます。

治療者：運転中にどんなことを考えているのですか。

クライエント：運転して落ちてしまいたい橋を選んで、そして、ガードレールにぶつかって、乗り越えたらどうだろうか、つまりどのように見えてどのように思うだろうかを繰り返し想像します。

治療者：セアラ、こうした自殺の症状はとても気がかりですし、ご自分から話していただくことはありがたいです。ご一緒にそのことに取り組むことができますからね［治療者は計画が特定されていることと、選択した自殺の方法を視覚化することで、慣

　　　　　　れが明らかになっていることに関心を持っている]。この時点
　　　　　　で、どのくらい強く自殺する意思があるかという程度につい
　　　　　　て教えてください。10点満点で考えましょう。1点が「ま
　　　　　　ったく意思がない」で、10点が「想像できる最も強い意
　　　　　　思」としましょう。今あなたはどこにいますか。
クライエント：とても強くはありません。ここにきていい感じです。おそら
　　　　　　く2点です。
　　　治療者：今週で最も高くなったのは。
クライエント：昨晩で、おそらく5点です。
　　　治療者：では、今まで一番悪かったときはいつでしたか。
クライエント：おそらく数年前ですね。8点に達していたと思います。車を
　　　　　　運転して橋から落ちることを考えることで長い時間を費やし
　　　　　　ていて、ある橋を選び出していました。
　　　治療者：その時は、本当に絶望感というか、物事が決してよりよくな
　　　　　　らないように感じておられた……[クライエントはうなずき、
　　　　　　治療者からティッシュペーパーを受け取る]。セアラ、いろいろ
　　　　　　な計画のうち、例えば運転していて橋から落ちるといった方
　　　　　　法をいつ実行するか、その時間帯を選んだことはあります
　　　　　　か。
クライエント：いいえ、そうした考えが浮かばないといいなと思います。
　　　治療者：別の評価をしましょうか、いいですか。今度は、自殺すると
　　　　　　いう考えがあなたにとってどのくらい恐ろしいかという感じ
　　　　　　を教えてほしいと思います。1点が「まったく恐ろしくな
　　　　　　い」で、10点が「本当に恐ろしい」という10段階の尺度
　　　　　　を使いましょう。あなたはどう思いますか。
クライエント：かなり恐ろしいです。おそらく5点です。
　　　治療者：あとほんの少し質問しますが、いいですか。過去に自殺を試
　　　　　　みたことがありますか。
クライエント：いいえ、でも、自分を傷つけるのではないかと怖かったの
　　　　　　で、一度病院に行ったことがあります。
　　　治療者：恐ろしいという感情が動き始めたのですね、よかったです

自殺のリスク・アセスメント　●　95

ね、セアラ。恐ろしいという感情が働いているのです。もうひとつ教えてください。自殺をしようとして、最後の瞬間に思いとどまったことは［クライエントは首を振って「いいえ」と答える］。体の一部を意図的に傷つけたこと、例えば皮膚を切ったり焼いたりしたことが今までにありましたか［クライエントは首を振って「いいえ」と答える］。あなたのご家族で自殺未遂をした方や、自殺で亡くなった方がおられますか［クライエントは再び首を振って「いいえ」と答える］。この数ヶ月間とてもゆううつと感じてきたといわれました。将来に対する希望がないと感じてきましたか。

クライエント：はい、物事がどんなふうによくなっていくのか、わからないのです。35歳で失業中です。自分が落伍者のように感じてしまって、いつもこういうふうになると感じるのです。

治療者：今のように気分が本当に悪いという患者様で、ときどき、衝動的なことをして気分をよくする方がおられます、例えば酒を飲む、ドラッグを使う、家出する、過食に走る、セックスに走る、暴力的になる、万引きをするなど。気分をよりよくするために、こうしたことを試したことがありますか［クライエントはこれらの行動を否定］。セアラ、暴力的な状況に置かれたことがありますか、例えば身体的に虐待されたとか、軍隊に入ったり［クライエントは身体的な暴力に曝されたことを否定］。

治療者：いろいろ聞かせていただきましたが、私と一緒にがんばっていただいたことに感謝します。聞かせていただいたことから、私がどう考えているかお聞きください。私たちのクリニックでは、自殺のリスクを判断する標準化された手法を使っています。この評価基準を使うと、あなたのリスクのレベルは高いと思います［より明確には「重度」］。そこで、自殺の症状をマネージメントするための計画を、一緒に考えていきましょう。

この時点で、治療者はセアラのリスク水準を判断するのに十分な情報を得ている。彼女に複数の自殺企図歴はなく、**身についた自殺潜在能力**を増やすであろう他の疼痛と刺激誘発的出来事（自殺の中断、自己注射による薬物使用、非自殺性自傷行為、身体的な暴力に曝されたりコミットしたりすること）を示していないということに注目しよう。しかし、セアラは**計画立案と準備**の中等度の症状を示している。彼女は、高度に特定された計画（特定の橋を選んでいた）を報告し、その計画は特に鮮明である（運転して橋から落ちることをどのように感じるか繰り返し想像すること）。セアラの治療者は、入院治療の可能性を考慮し、この決定について同僚の意見を求めた。そのことについて治療者はセアラとも相談した。とりあえず外来治療で彼女のリスクをマネージメントすることが決定されたのは、セアラが希死念慮に従って行動に移すことについて低得点（10段階の2点）を報告し、恐怖心のなさについては中等度の得点（10段階の2点）を報告していたことから、彼女には切迫したリスクがなく、進んで危機計画を使うことに同意したからである。彼女は、計画を実行する特定の時間を決めていることを否定している。彼女には、急なストレッサー（失職）、絶望感、精神疾患という**その他の重要な危険因子**があり、これが自殺のリスク水準に関連している。したがって、自殺リスク評価決定木によれば、セアラの評価は次のようになる。複数の自殺企図歴はなく、**計画立案と準備**の重度の症状があり、少なくともひとつ以上の**その他の重要な危険因子**がある。これが重度の自殺リスクを示している。

　この段階で治療者は、自殺リスク評価決定木の第3段階——リスク水準に適した行動を取る——に移行するのに十分な情報を持っている。このテーマの詳細は第3章で述べる。ここでは、セアラの治療者が取ったリスク・マネージメントの段階を簡略に述べるに留めよう。すでに述べたように、治療者は入院治療を検討し、同僚の意見を求めた。治療者はセアラと一緒に考えて、2つの危機カード——ひとつは家で使うもの、もうひとつは車のなかで使うもの——を作った。どちらのカードにも、彼女の苦痛を減らすためにとることができる段階（例：友達に電話する、庭いじりをする、息子の写真を見る）と緊急電話番号（治療者の携帯電話番号と全米自殺予防ライフラインの電話番号）が挙げられている。症状マッチング階層も作った。つまり、セアラは不眠が最もつらい症状であると報告したので、睡眠衛生に関するパンフレットを与え、いくつかの手法

を1週間、試すよう勧めた。週の後半に治療者が電話で様子をうかがうことも予約し、ここでは自殺のリスク水準を再評価することができる。最後に、セアラが危機計画を女友達と共有し、女友達と一緒に毎日彼女の希死念慮の強さについて電話で確認することを勧めた。そして治療者は診療簿に上記のすべてを記録した。

　CAMSのなかで使われた手法（例：クライエントの脇に座る）と同じくらい強力な手法は使用しないが、治療者は、リスク・アセスメントをする間、共感、支持、思いやりを与えることによって治療的な関係を通じてセアラの所属感を増大することを試みた。治療者を山岳ガイドと見なす私たちの比喩を続けるとすれば、外来治療によるセアラの治療は、荒れ模様の天気の警告徴候にもかかわらず、登山を続けることに類似している。頻繁に天気は確認される（頻繁にリスクを再評価する）。天気は山のなかでも山を離れても悪いかもしれないが、その旅行をすることによって、山頂に辿り着くのに必要なつらい仕事のなかに身をおくことからしか得られない喜びや達成感を、セアラが経験し始めていることを山岳ガイドは気がついているのである。

4　リスク・アセスメントの共通テーマ

　本章は自殺の対人関係理論というレンズを通して、いくつかの自殺のリスク・アセスメント手法を考察した。特に、CAMS、CASE、UWRAP、自殺リスク評価決定木の4つを考察した。そのなかでいくつかの共通テーマが現れた。ひとつのテーマは、臨床家とクライエントの間のラポールの役割である。CAMSとCASEは、この要素を有効なアセスメントの主要で必要不可欠な構成要素であると見なしているが、UWRAPと私たちの自殺リスク評価決定木ではこの構成要素を強調することは比較的少ない。ラポールや治療的関係に注意を向けることは、対人関係理論によれば**所属感の減弱**を減少することから、自殺願望に対する介入方法として機能するであろう。さらなる研究でこの仮説を検証できるであろう。

　もうひとつの共通テーマは、自殺の計画と準備を切迫したリスクの潜在的な症状として評価することの必要性である。CASEとUWRAPと私たちの自殺リスク評価決定木は、この要素を妥当性がありかつ有効な評価法の主要で必要不

可欠な構成要素と見なしているが、CAMSはこの要素をあまり強調していない（そして自殺願望のなかにある目に見えるテーマを強調している）。計画と準備に注意を払うことは、クライエントが自殺潜在能力を身につけ始めている程度を評価することを可能にするし、それゆえ自殺の対人関係理論によれば、切迫したリスク・アセスメントの重要な構成要素なのである。最後に、自殺願望の内容を強調するのは、CAMSと私たちの自殺リスク評価決定木の共通点である。CAMSでは、クライエントは自身の痛みの内容および生きる理由と死ぬ理由についての質的反応を記載することができる。CAMSマニュアルには、質的データをクライエントの自殺願望のテーマ（例：「他者に打ち明けること」、「孤独感」、「絶望感」）に符号化することができる指示がある。自殺リスク評価決定木もまた自殺願望の内容を評価することを強調しているが、**所属感の減弱**と**負担感の知覚**に対して評価するテーマに限定している。CAMSのなかの質的符号化は臨床家がそれらの領域を評価することを可能にするものの、クライエントが自発的にその情報を与えない限り、それらの領域はCAMSの手法のなかで適切に評価されることはないであろう。自殺リスク評価決定木もまた、自殺願望の2つのテーマの内容のみを評価するという点で異なっているが、これは自殺の対人関係理論が、**所属感の減弱**と**負担感の知覚**が同時に存在することが重篤な自殺リスクの最も近い原因であり指標であるということを提案しているからである。

　リスク・アセスメントの手法にまたがった共通テーマが現れた一方で、多くの相違が明らかになり、それはリスク分類の定義で最も顕著である。高いリスクの定義（例：何を評価し、どのように集められたデータを意味づけるか）は、有用なリスク・アセスメントの手法の重要な要素である。このような定義がないために、収集したデータに基づいて評価するときも、単に臨床的直感に頼るしかない。言い換えれば、リスク・アセスメントの手法は、それらがどの領域を評価すべきかについてのガイドラインを与えるだけでなく、リスク水準を決定し、適切な介入を選ぶことを可能にするとき、最も有用である。リスクの高い事例での適切な臨床的介入は、第3章でより詳しく議論するが、入院治療を考慮することである。そこで、様々な評価手法における高リスクの定義についての論評でこの章を締めくくる。

　CAMSは、Shneidman（1987）のモデルを使い、（大部分が）痛み、ストレ

ス、激越という3領域について5段階のリッカート尺度によるクライエントの自己報告評価を用いて高リスクを定義している。3つのすべての尺度が5点であるクライエントは高いリスクにあると判断される。おそらく、精神現在症の評価〔面接時点あるいはその直前を含めたクライエントの要素心理学的病状：訳者注〕と臨床家が評価する質問（計画、準備、最近の意図など）から集めた情報を統合して、リスク水準を「意味のあるリスクはない」から「極度」までを決めるのであろう。しかし、CAMSはどのようにこの情報の統合が完了するかを明確には特定していないし、それゆえ、高リスクを決定するための基準をいくぶん曖昧にしている。同様に、CASEも、クライエントをいくつかのリスク水準に分類するための標準化された方法を提供していない。クライエントの3症状、すなわち致死性の三徴候――(a)重篤な自殺企図がある、(b)自殺のための切迫した具体的な計画がある、(c)致命的な行動の可能性がある精神病症状（例：自殺することの命令幻聴）がある――が高リスクを示し、そしてそれゆえ入院が考慮される。すでに述べたように、UWRAPはリスクの高いクライエントを対象として、切迫したリスクを評価するために作成されている。面接で収集した情報を使ってクライエントを異なるリスクの分類に分けるための方法は提供していない。面接の最後に、臨床家はクライエントを「切迫したリスクがない」、「いくつかの切迫したリスクを示す」、「切迫したリスクに直面している」、に分類し、最後の分類では緊急介入が必要である。その際、自殺のリスクに影響していた問題が解決されたとか、危機計画を使うことに確かに同意しているといった、実証もされている緩和要因を記載することで、切迫したリスクがあるかないかを決める。

　私たちの自殺リスク評価決定木では、入院を考慮すべき自殺リスクが高いクライエントは、「重度」か「極度」のリスクであると分類される。UWRAPの用語を使うと、「重度」に分類されたクライエントはある程度切迫したリスクを示しており、「極度」に分類されたクライエントは切迫したリスクが最も強い。自殺リスク評価決定木は、「軽度」から「極度」の範囲のリスク水準にクライエントを分類するための構造化面接を提供している。各リスク水準に含める症状基準が明示されていて（図2-5）、その最終目標はリスク・アセスメントの信頼性と妥当性を増し、究極はクライエントの安全を促進する適切で臨床的な行動をとることである。

先行研究は、退院後に単純な電話連絡を始めること（Vaiva et al., 2006）とはがきを送ることで病院を援助資源として思い出してもらい（Carter, Clover, Whyte, Dawson, & D'Este, 2005）、健康を祈ることで自殺企図率が低くなることを示している。退院後に治療を拒否したリスクの高い患者に、気にかけているという内容の手紙を送付することなどのアウトリーチ介入が、自殺死を顕著に減らしている（Motto & Bostrom, 2001）のは、たいへん希望を持てることである。これらの研究では直接的に検証されていないけれども、これらの介入で所属感が増大したからこそ、自殺行動や自殺死が低減したのであろう。この可能性は、本章を通した共通するテーマを指摘している。臨床家が、**所属感の減弱、負担感の知覚、身についた自殺潜在能力**を考慮したリスク・アセスメント手法を備えていることは、山岳ガイドがその地形図や天気についての情報やクライエントの背景情報を備えていることで、恐ろしい斜面で死を防ぐことを助けることができるのと同じように、クライエントの自殺のリスクをよりよく評価し、自殺企図を防ぐことを可能にするであろう。

第3章

危機介入

　自殺の対人関係理論（Joiner, 2005）では、自殺願望の最も強烈なかたちが**負担感の知覚**と**所属感の減弱**に起因すると考えている。つまり、自殺の危機にある人は、これらの感覚の両方でなかったとしても少なくともひとつは経験しているであろう。この理論は、**身についた自殺潜在能力**が致死的自殺企図の必要条件であると述べているが、この概念は安定したものであるため、自殺の危機を緩和するために奨励される短期的な介入にはなじまないと信じられている。自殺の対人関係理論によれば、**負担感の知覚**や**所属感の減弱**の感覚を弱めることは自殺願望を弱め、それゆえ自殺企図を防ぐことができる。したがって、危機介入の枠組みとしてこの理論を用いれば、クライエントが他者とつながりをもっていて、自身に価値があり、社会の一員として貢献しているという知覚を強めることを目標にすべきである。おそらく、短期的な危機介入では**負担感の知覚**や**所属感の減弱**を完全に消し去ることはできないだろうが、比較的短期間のなかでこれらの心の痛みを鈍らせることができ、それによって、自殺願望を、自殺企図を考える閾値より低い部分にまで低減させることが確かに考えうるのである。本章では、自殺の危機の性格と、どのようにそれらがクライエントと治療者の両方によって認められるかについて簡潔に論じていく。そのうえで、自殺の対人関係理論に特別に関連がある異なるいくつかの危機介入についての概説を試みる。

1 危機とは何か

　希死念慮を経験しているすべての人が自殺危機のなかにいると考えるべきなのか。必ずしもそうではない。私たちは、第2章で論じたものと類似の構造化されたリスク・アセスメント手法のいずれかをすべての臨床家が利用することを奨励している。そのような手法の利用は、クライエントが実際に自殺危機にあるのか（したがって、なんらかの危機介入を必要とするのか）を判断する一助となるであろう。私たちが好む（Rudd, Joiner, & Rajab, 2001の考察に基づく）危機の定義は、「個人が強い希死念慮を経験し、これに不快気分が合併し、これらの感情に効果的な対処ができず、希死念慮に準拠して行動する」というものである。私たちが本章の後半で示す危機介入のプランをクライエントがいつ実行すべきかを、クライエント自身で理解できるように、この定義についてクライエントと話し合うべきである。自殺の対人関係理論によれば、危機にある個人は**負担感の知覚**と**所属感の減弱**の併存が自殺願望の最も強烈なかたちとして現れると想定していることから、このふたつの強い感覚を体験しているはずである。実際に、これらの概念に関係のある状況的ストレッサー（例：失職が**負担感の知覚**を引き起こし、人間関係の終結が**所属感の減弱**を引き起こす）が、自殺の危機の引き金となっている。

　Hendin, Maltsberger, Lipschitz, Haas, and Kyle（2001）は、治療中に自殺死した26事例を報告している。この報告の目的は、個人が自殺の危機のまっただなかにいることに気づく手がかりになる情報を提供することにあった。そして、自殺によって死んでしまったクライエントの26人中21人が、子どもの致死率の高い病気（子どもが死ぬと思っているならば、**所属感の減弱**に結びつくであろう）、重大な人生の躓き（**負担感の知覚**）、恋愛関係の終結（**所属感の減弱**）などにまつわる突然引き起こる出来事を経験していたと報告している。さらに、自殺の対人関係理論にも関連があるのは、既遂自殺の時期に近づくにつれて自傷行為の重症度が増加しており、そして、全員が少なくとも一度は以前に自殺を試みたことがあったというように、自傷することによって自殺の潜在能力を身につけつつあることを示唆している。

　自殺危機要因はその人が単一自殺企図者か複数回に及ぶ自殺企図歴をもつ者

かということの関数として変動することがあるということに言及しておくことは重要である。自殺の対人関係理論は、疼痛と刺激誘発的体験に繰り返し曝されることで自殺の潜在能力が身につくことの重要性を強調している。頻回のこれまでの自殺企図が致命的な自殺企図の行動に最も綿密に類似していることから、それらが自殺能力を獲得する最も強力なメカニズムのひとつであると仮定される。したがって、複数企図歴のある者は、単一企図者や企図歴のない者に比較して、自殺行動の軌道に沿って絶え間なく前進しているのである。さらに、精神疾患の大部分がこのグループのなかに発見されるため、複数企図歴者は、単一企図者や企図歴のない者よりも**所属感の減弱**と**負担感の知覚**への感覚に特に曝されやすいのかもしれない。例えば、複数企図歴者は、職がなく、抑うつ的で、精神障害を持ち、社会的問題の解決能力が貧困である可能性が高く、これらの特性のすべては自殺の対人関係理論の3つの主要な概念に関連しているのである（Forman, Berk, Henriques, Brown, & Beck, 2004）。実際に、Joiner and Rudd（2000）は、ネガティブ・ライフイベントの存在如何にかかわらず、複数自殺企図者は自殺の危機に入り込む「ひどく軽い引き金」を持っていると描写している。さらに、複数自殺企図者は対人関係資源を少数しか持っておらず、おそらくより深刻で、長年続いている精神疾患を持っているので、それらの資源を動員し、自殺の危機を成功裡に解決することは彼らにとってより困難なことなのである。

　こうした情報は、第2章で論じた自殺のリスク・アセスメントという観点だけでなく、危機介入の予測という観点からも、とても重要なことである。複数自殺企図者を治療する場合、複数企図者が様々な出来事で危機に陥りうることと、彼らの危機を解決することがより困難であることを心に留めておくべきである。私たちは、この問題についてそうしたクライエントにオープンかつ率直であること、そして、彼らが自殺の危機を体験している時のよりよい対処に役立つ危機介入方法を考案する共同作業に際して、ブレインストーミングに集中することを提案している。

2　危機介入技法

Rudd et al.（2001）は、危機介入の3つの主要な目標を次のように記述して

いる。(a)患者が危機の引き金を識別し、引き金についての思考と感情を理解することを援助する、(b)患者が自殺を考えないようにするやり方で行動することを援助する、(c)提案した戦略が自殺症状を低減する効果がなかった時に、患者が救急医療に連絡することを援助する。患者が長年続いている脆弱性を持っていて、単に誘発的出来事によって悪化したにすぎないことから、危機介入を行うに当たっては、すべての患者の問題を短期間で解決することはできないという事実を認識しなければならない。さらに、患者にとって、変化を永続させることは心が明瞭な状態の時でさえ難しい。危機的状況では、これは圧倒的に不可能なように見えるのである。むしろ、このセクションにおいては、私たちが論じる技法を使うことで、臨床家が強烈なクライエントの症状を鈍らせることを目標にするということを提案したい。自殺の対人関係理論の原則を活用することは、最も強烈な苦痛を引き起こしているであろう自殺症状（**所属感の減弱**と**負担感の知覚**）に臨床家が的を絞るのを援助することができるという点で、特に役立つはずである。

　危機介入は、最も基本的で制限が最も少ないものから、最も制限的なもの——しばしば強制入院——までの連続体として考えられる。臨床家あるいはその他の危機介入者の主要課題は、過度な制限をすることなしに、クライエントのリスク水準にとって適切であると考えられる技法で自殺の危機を解決することである。ワシントン大学リスク評価プロトコル（University of Washington Risk Assessment Protocol: UWRAP）の記述のなかで、Reynolds, Lindenboim, Comtois, Murray, and Linehan (2006) は、危機介入戦略リストで「軽度」（例：散歩、クライエントの人生についてポジティブなことを話し合う）から、「中等度」（例：クライエントに緊急電話番号を与える、クライエントのソーシャル・サポート・ネットワークに連絡する）、そして、「高度」（例：病院救急部までクライエントに付き添っていく）までの範囲を決めている。これらの介入は、他の人々によって奨励されたものにたいへんよく似ている（A. T. Beck, Rush, Shaw, & Emery, 1979; Chiles & Strosahl, 1995; Jobes, 2006; Rudd et al., 2001）。とても基本的な技法が自殺の危機を減じるのを援助するための非常に効果的な方法であるという事実に注意を向けたい。つまり、危機介入のツールとして魔法がかかったように効果が出る不思議で複雑な技法は存在しないのである。これは、自殺の危機のまっただなかにいる人々に接する臨床家や関係者にとって良い知らせである。臨床

家と散歩したり、ソーシャル・サポート・ネットワークに電話をかけるような基本的な何かが危機を軽減することができるという事実は、自殺の対人関係理論の予測と一致している。自殺を実行に移すことは恐ろしいことであり、難しいことでもある。つまり、生きたいというある程度の希望は常に存在し、それは、比較的シンプルで直截的で狙いを定めた介入によって強化できるのである。自殺の対人関係理論によると、もし社会に所属し、あるいは貢献しているかのように感じているのであれば、自殺死することはない。つまり、これらの感情を穏やかに増加させるとても単純な介入でさえ、自殺の危機のまっただなかから誰かを引き戻すことができるのである。

　理想を言えば、クライエントが危機的状況に入る前に危機介入プランを開発するべきであるが、これはいつでも可能であるわけではないであろう。一時的入院治療に比べて短期的危機介入技法のほうが心理的苦痛や以降の入院・再入院の必要性を軽減させることに効果的であることを示す根拠が、少なくともいくつか存在する（Everly, Lating, & Mitchell, 2005）。自身の家庭環境のなかで、自殺の危機の程度を軽くする技法について語るべきことがある。最も制限の少ない環境のなかで危機を解決することの明らかな利益――それは倫理的にも重要な論点でもある――は当然として、彼らが大部分の時間を過ごす環境のなかで、自身の危機をどうやって解決するかをクライエントが学習するのは明らかに有益なことである。おそらく、似たような状況が現れた将来に、対処行動も容易に実行することができるであろう。もちろん、入院以外の選択がない状況も疑いなくあるが、しかし入院が必要であるというところまで危機を悪化させないようにすることができるのであれば、どんなことでもすることが、自殺企図と自殺死を防ぐ最も効率的な方法であろう。

　以降のセクションでは、希死念慮を非活性化し、自宅環境のなかにいながら患者の安全を確保するように作成された多くの危機介入戦略を見直してみる。それを自殺の対人関係理論の観点で行う。まず、最も制限的な危機介入技法である入院から開始しよう。ちょうど、山岳ガイドが、万一、嵐が起こったなら、山から戻ることや避難することの可能性を心に留めておかねばならないように、臨床家もまた、危機介入過程の初めから終わりまで、入院を心に留めておかねばならない。嵐の前兆から、山岳ガイドは、天候のモニタリングを継続すること、雨具を着用するようにクライエントに指示すること、山の避難所を

見つけること、あるいは戻ることを考慮するだろう。山岳ガイドは、その時に、天候のモニターを続けることや、クライエントが持っている雨具を身につけさせることによって出発することを決める。そして必要な時に限り、ガイドは山を降りることに従うようにクライエントに指示するだろう。つまり、入院について論じることから始めるのは、臨床家がこの戦略を第一に使わなければならないからというのではなく、それが早期——危機の最初の徴候——に考え、危機を減弱する全過程を通して考え続けなければならないことだからである。

(1) 入院

　第2章で概説したすべての自殺リスク・アセスメント手法のなかで、リスクの高い患者に対応する方法として推奨しているのが入院治療である。事実、少なくとも入院の可能性を治療セッションでの話題に乗せる習慣のある（そして、そうしたことを記録する）臨床家は、それによって、自身の法的責任を減らしている（他の通常の標準的行為を満たし、またそうしたことを文書に残していることが前提）。この事実を考えると、多くの研究が入院の有益な効果（例：自殺死の減少）を報告しているかのように思える。しかし、こうした研究の集積は存在していない。入院治療が自殺死を防ぐことを支持する根拠は著しく乏しい。これに対して、Smith and Pell（2003）が指摘するように、医療介入のコストとその有益性を考える時には、無作為比較対照化試験（randomized clinical trial: RCT）の代わりに常識が使われなければならない。Smith and Pell（2003）は滑稽な比喩を使って、パラシュートの有効性を検証するRCTが実施されていないこと、そして、介入する前にはRCTを行うべきだと厳密に要求する人は、「重力への挑戦」で外傷を負わないためにパラシュートのダブルブラインドRCTへの参加を自発的に申し出るべきだ、と述べている。このシナリオでは、ほとんどの人々が「いやだ！　私は対照群に割りつけられたくない。パラシュートなしで飛行機の外には飛び降りません！」と反応するであろう。なぜその研究への参加を断るのかと聞かれれば、多くの人々は、科学者も含めて、「なぜなら、パラシュートが有効だということを知っているから」と答えるであろう。この比喩は、「事実に基づく」前提をテストすることのバカバカしさを強調し、「知ること」のひとつの形態としてRCTを実行することに起因する

であろう有害な帰結を示すものである。

これに対して、他の比喩を考えてみよう。ある男がセントラルパークのベンチに一人で座って、指を鳴らしている。警官が通りかかり、その男に、なぜ指を鳴らしているのかを尋ねる。「トラが来ないようにしているのさ」と男は返事をする。少し腰の引けた警官が、「だけどセントラルパークにトラはいないぞ！」と反応する。男は指を鳴らしながら、「ほら、だから効果があるだろ」とからかった。この比喩のロジックを使えば、同数の人が入院するかしないかに関係なく、自殺死することになる。この仮説を決定的に検証するためのデータは存在しないけれども、入院患者の入院中の自殺の発生を報告する研究は、入院が「パラシュート」ではないかもしれないということを示している。アメリカでは毎年およそ3万人が自殺死しているが、そのうち少なくとも1000人は、入院中の自殺である（もちろん、これはひとつには、単に多くの重症の人が入院している事実のためである。S. Simpson, personal communication, July 21, 2008）。あるイギリスの自殺研究は、メンタルヘルス・ケアサービスを利用したことのある自殺者のうち、16％が入院中に、そして23％が退院後3ヶ月未満に自殺していると報告している（Meehan et al., 2006）。精神疾患のため入院した高齢者の自殺を調査した他の研究では、自殺の半数以上が入院の最初の週の間、あるいは退院後の最初の週の間に自殺していると報告している（Erlangsen, Zarit, Tu, & Conwell, 2006）。精神疾患の既往のある者に関するオランダの研究でも、同様のパターンが見出されている（Qin & Nordentoft, 2005）。

自殺予防について入院が効果があるかを確認するには、RCTによる調査が必要である。精神科入院が必要と判断された青年を集中的な外来治療（マルチシステミック療法）か精神科入院のどちらかに割り当てた研究（Huey et al., 2004）がある。その研究は、1年後の自殺企図率を測定し、外来治療群が入院治療群よりも有意に低い自殺企図率であると報告している。これらのデータから、適切な集中的外来治療は自殺を防ぐことにおいて、少なくとも入院と同じ効果を有するといえる。おそらく、パラシュートの比喩は、人々がパラシュートの効果がどのようなものかを知っているので、説得力がある。Huey et al. (2004) の研究のようなRCTは行うことが難しいことを考えれば、入院がどのようにして自殺を低減させるかについての研究は必要である。

ここで、自殺の対人関係理論のプリズムを通して、入院——あるいは強制入

院——を勧めるいくつかの理由を検討してみよう。第1に、入院は、利用可能な手段を減らすこととモニタリングを増やすことによって、患者が自殺願望によって行動したり、**身についた自殺潜在能力**を使うことの程度を制限するであろう。習慣化がさらに増加することもまた防がれるかもしれない（例：自殺の予行演習、ウェブサイトの「ハウツー」を訪れること）。第2に、入院は、**負担感の知覚**と**所属感の減弱**が当然のことであるのかどうかを考えるための機会を患者に提供するであろう。このように、入院は安全な避難所として機能し、そこでの他者のケアや思いやりや心理療法的介入が、患者が自身の安全を促進する外来治療に専念できる程度にまで**所属感の減弱**と**負担感の知覚**を減らすのであろう。また入院によって、患者に役立つ薬物治療を受ける機会が与えられ、そして、それはうつ病のような症状を治療することによって、**所属感の減弱**と**負担感の知覚**に間接的に影響を与えるであろう。では次に、あまり制限的でない危機介入手段で、少なくとも何人かのクライエントについては入院の必要性を回避させられうる（決して保証するものではないが）方法について考察しよう。

(2) 自殺手段への接近を取り除く

臨床家が誰かが自殺の危機のなかにいると判断した際、行うことのできる多くの基本的な（そして、ほぼ間違いなく、より重要な）介入のうちのひとつが、自殺手段をその人の手の届かないようにすることである。危険な手段には、家庭にある有毒物、薬物、小火器（銃）がある。私たちは、自殺の危機のただなかにいる人々のための安全性の問題として、「危険物に手を触れさせない」と主張している。多様なデザインで様々なライフステージの人々についての研究が、小火器（銃）を入手できることと自殺死の間に正の関連があると報告している（Brent et al., 1991; Conner & Zhong, 2003; Conwell et al., 2002）。このことは自殺の対人関係理論から予測されることと一致しているので、驚くにあたらない。自殺は、恐怖を引き起こす刺激である。自殺死の手段も同様である。死に至る武器（例：銃、ナイフ、縄）に絶えず曝されていることは、それらへの習慣化が増すことに寄与する。もちろん、銃が人々の自殺死を引き起こすと述べているわけではない。自殺の対人関係理論では、自殺死するには願望と獲得された能力の両方を有していなければならないと述べていることを想起していただきたい。しかし、自殺願望を抱きやすい個人にとって、できる限り自殺行動

への習慣化を妨げること——自殺手段に曝されることを制限することを含む——は推奨できるものである。いったん獲得されると、自殺死の能力を失わせることは難しい。危険な手立てに手を触れさせないということは、個人が自殺死できる手段の入手を制限することの明らかな効果を別としても、上記の概念に焦点を当てる最も効果的な方法であろう。

　臨床の観点から、上記のことはしばしば行うよりも言うほうが容易である。成人の患者ではこの問題はさらに難しく、自殺手段を入手しないことを自身で制限することに責任を持つことを、危機のなかにいるその人自身に依頼することになる。しかしこれは不可能ではなく、信頼する誰かにこうした手段を一時的にでも保管してもらうよう依頼することをクライエントに提案するのは、やってみる価値がある。Jobes（2006）は、もう一歩進んで、自殺手段を保管することに同意した人物にクライエントの許諾を得て連絡することで、このことが実際に行われたかを確認することを提案している。時に、子どもや青年期のクライエントでは、両親が自殺手段への接近を制限することに理解があるため、扱いは比較的容易である。残念なことに、それを拒否すれば重大な結果が現れかねないにもかかわらず、両親が時にこの提案に驚くほどの抵抗を示すことがある。扱う対象が抵抗するクライエントであれ両親であれ、自己決定理論の原則は有用である（Sheldon, Williams, & Joiner, 2003）。つまり、誰かの自律性を制限する時には、明確な論理的根拠を与えることが重要である。クライエントあるいはクライエントの保護者がこの薦めに同意するか否かとは関係なく、この問題を述べたことはカルテに記録する。事柄の重要性を考えれば、このことは憶えておかなければならない（そして、毎回記録する）。

　類似のことであるが、「自殺推進的」情報に接近することについてクライエントとオープンに、そして率直に話すことが賢明であろう。特に、クライエントが、書籍や、あるいはおそらくもっと危険なインターネットを通してか、いずれかで自殺の方法についての情報を手に入れようとしているかどうかについて、対処すべきである。「自殺推進的」チャットルームに参加することや「自殺推進的」ウェブサイトをクリックすることが、自殺の報告数の増加と関連している（Mishara & Weisstub, 2007）。自殺についての画像情報や特別な内容の詳細に曝露させられることが、**身についた自殺潜在能力**を増加させるのであろう。こうしたウェブサイトを訪れていることが、少なくともなんらかのかたち

の自殺願望（そして、おそらく自殺の**計画立案と準備**）の指標であるという可能性と相まって、憂慮すべき関心の高さを増幅させるのである。これらのウェブサイトをクリックすることをクライエントに完全に禁止する——それは自己決定理論の原則に反している——よりも、クライエントへの深い関心や共感を表現し、なおそのようなウェブサイトについての臨床家の心配の論理的根拠を説明するほうが賢明である。さらに加えて、自殺防止に向いているウェブサイトをクライエントに知らせ、「自殺推進的」ウェブサイトの代わりに、そうしたウェブサイトをクリックするよう勧めることの有用性が証明されるであろう。例えば、全米自殺予防ライフライン（National Suicide Prevention Lifeline: NSPL）は、最近、MySpaceという人気のソーシャル・ネットワーキングサイト上でプロフィールを立ち上げた（https://www.myspace.com/800273talk）。ここは、自殺の警告サインや24時間の全米自殺予防ライフラインの自殺危機電話（1-800-273-TALK）についての情報を供給し、現在までに4700人以上の自殺防止を考えている人々のコミュニティになっている（それは所属感を助長する可能性を持っている）。もうひとつのよい情報源は、アメリカ自殺学会（American Association of Suicidology: AAS）のウェブサイト（https://www.suicidology.org）である。クライエントは類似の行動（自分の状態についての知識を入手する）に没頭するが、それと決定的に違うのは、これらのサイトが希望を提供し、彼らの生命を奪うことを防ごうとしている点である。

(3) ソーシャル・サポートを引き出す

　もうひとつの基本的戦略は、身内や友人からできるだけ多くのソーシャル・サポートを集めるように、危機のなかにいる個人を支援することである。自殺の対人関係理論が、多くの自殺者が**所属感の減弱**や**負担感の知覚**を体験しているということを予測していることからすると、これは実行が困難な要請であるかもしれない。つまり、彼らはあたかも自分たちをケアする人が誰もいないかのように、そして、人生のなかで頼れる人は誰もいないかのように感じているのであろう。それとは対照的に、平均的な自殺の死者は6人から10人の親しい関係者を後に残して死んでいると推定されている。これらの**自殺の遺族**は、極度の悲嘆を経験する（Mitchell, Kim, Prigerson, & Mortimer-Stephens, 2004）。これは、自殺する人間は、他者とのつながりの欠如と深刻な孤独感を体験してい

るかもしれないが、不必要な死を防ぐために進んで介入するだろう人々を確かに持っているということを示している。クライエントにこの統計を教えることは、事実を客観的に把握する（自殺死者の多くが彼らの人的つながりの欠如を誤認していた）ことを支援することから、価値があると思われる。また自殺の対人関係理論と関係があることとして、自殺の危険性のある者は彼らが周囲の人の負担であるかのようにすでに感じており、それゆえ、ソーシャル・サポートをさらに求めることに控えめであることがある。もし、クライエントがこの考えを持っているならば、臨床家は、重要他者が必要とする時に彼らの役に立った時のことを思い出させるようにする。もうひとつの戦略は、愛する人が危機的状況に立たされていて、クライエントが助けを求められたら、クライエント自身はどのように反応するかをクライエントに聞いてみることであろう。こうすることで、愛する人であれば、ほぼ確実に、自殺企図もしくは自殺死を防ぐためにさらなるソーシャル・サポートを提供するという事実をクライエントが理解することが助長されるであろう。

　自殺の対人関係理論では、人は他者とのいくらかのつながりを感じていれば自殺で死ぬことはないと予測しているので、ソーシャル・サポートの比較的わずかな強化でも自殺願望を減らすことができるであろう。こうしたサポートの強化は、友人や親族が電話で、あるいは直接に自殺の危険性のある人に規則正しく連絡を取るとか、あるいは、その人と楽しい活動を行うプランを作ることなどで実現できる。臨床家自身が、クライエントの親族、友人、恋人に連絡をとることについてクライエントの同意を求めることもまた検討したい。もし、同意が得られれば、重要他者に連絡し、クライエントのソーシャル・サポートの必要性を強調し、自殺の警告サインや親族や友人が自殺の危機のなかにいると考えられる際にどのようなことをすればよいかについて心理教育を行い、その重要他者がこうした困難な状況に対処することで援助を必要としているかどうか尋ねる。自殺の危険性のある人と一緒に生活していること、あるいはそうした人と人間関係を持っていることのストレスや、似た人同士が人間関係を持ちやすいということを考えると、重要他者自身の自殺の危険性の評価を行うことも勧められることかもしれない。

　より実践的な側面から考えれば、クライエントのためにソーシャル・サポートを集めることは、保証手続きにおいても防衛的役割を持っている（Jobes,

2006; Wise, Jobes, Simpson, & Berman, 2005)。多くの弁護士は、自殺するクライエントの親族またはソーシャル・サポートの鍵となる人々のいずれかと臨床家が連絡を取るべくクライエントから同意書を取得することを積極的に試みることを薦めている——Jobes（2006）はこう述べている。こうした行動がクライエントが他者とつながっているという感覚を増加させるという利点に加え、自殺企図あるいは自殺死が重要他者の目から見ても、その人物の人生のなかで「突発的に」起こるという印象を与えないようにできる。この過程で、臨床家がクライエントの家族もしくは友人に彼らの臨床的責任を委託することはない、あるいはそのように見えないことは重要である。しかしなお、判断力のある家族や友人を参加させることは多くの利点がある。例えば、もしこれらの重要な人々とクライエントの状態について連絡を取り合えれば、致命的な自殺企図といった不運な出来事があっても、臨床家を相手取った訴訟を起こす可能性は低い。もちろん、これだけがこうした手段を取ることを主張する理由ではなく、こうした要因は積極的な臨床家にとって重要なポイントであるからである。

(4) 治療参加の提示

私たちは、いわゆる「自殺をしない契約」よりもむしろ、治療参加書（commitment-to-treatment statement: CTS）の実施を推奨しており、それをこのセクションで詳細に述べよう。「自殺をしない契約」は、クライエント側が自殺企図をしないと言明する文書あるいは言語的な同意である。これらの契約は精神科医のおよそ70%と心理士の80%が使っている（M. C. Miller, Jacobs, & Gutheil, 1998）が、私たちの知る限り、自殺予防の有効性を支持する実証的根拠は存在しておらず、それがすべての自殺もしくは自殺企図を防ぐわけではないということを示している少なくともいくつかの根拠がある（Kroll, 2000）。さらに、多くの精神科医療従事者が、自殺をしない契約が医療過誤訴訟から法的に彼らを守るだろうと誤解している。それどころか、実際の自殺の危険があるケースに対して、十分なリスク・アセスメントや適切な働きかけをせずに、自殺をしないという契約をクライエントに単純に求めることは、法的責任を強めることになる（Simon, 1992）。そうしたことが治療的なラポールを傷つける可能性を持つのは、契約の目的が患者に可能な最もよいケアを提示することより

もむしろ法的責任から治療者を守ることにあるということに患者が気づくからである。

　M. C. Miller et al.（1998）は、クライエントによっては、その契約のことを、臨床家が希死念慮について話し合うことを心地よく感じていないことへの表れだと見るかもしれないと示唆している。そうであれば、危機的出来事にあってもクライエントが自殺症状を明らかにすることを妨げてしまうため、これを実施することは危険な印象を与えかねない。Simon（1992）は、自殺をしない契約には臨床家をクライエントについての偽の安全感に誘い込む力があり、それはリスク・アセスメントとリスク・マネージメント手順の緩みへと導くものだと示唆している。例えば、クライエントの自殺のリスク水準がどのくらいであると判断したのか、あるいは、自殺リスクを評価したかどうかに関して詳細を記載せず、自殺をしない契約にクライエントがサインをしたということを単純に記録するだけの臨床家もいるであろう（M. C. Miller et al., 1998）。この論拠とデータに基づいて、アメリカ精神医学会（American Psychiatric Association, 2003）は、自殺をしない契約は積極的に自殺を考えている患者に使うべきではないと発表している。このトピックについては、Rudd, Mandrusiak, and Joiner（2006）と Lewis（2007）を参照していただきたい。

　私たちは、自殺の危険性のある患者に対しては治療参加書を利用するほうがよいと考えている（そして、推奨している）。このアプローチは、いくつかの重要な点で自殺しない契約とは異なる。第1の相違点は、禁じられていることは何かということよりもむしろ、すべきことは何かについてのガイドラインをクライエントに提供することである。自殺を考えている人はまるで他の選択肢がないかのように感じているということは、信じるに足る強い理由がある。したがって、コーピングのための代替手段を供給しなければ、自殺行動を実行することを単に禁止しても、自殺企図を予防することはほとんどないだろう。自殺する人々は問題解決とコーピング能力が欠損しているということは明らかであると仮定すると（これらの欠損は抑うつや絶望によるものと説明されるのではあるが。Speckens & Hawton, 2005）、自殺の危機が起こっている時に踏むべき具体的なステップを提供することはとても役立つのだということを証明することができる。治療参加書と自殺をしない契約のもうひとつの相違は、前者が治療をしている臨床家の責任を言葉で描写しているということである。

自殺の対人関係理論の観点から言えば、治療参加書ではクライエントが自殺をしないと同意することよりも、治療関係に焦点が当てられているため、治療参加書のほうが自殺しない契約よりも所属感を助長するより大きな可能性を持っていると考えられる。おそらく、治療参加書を書き上げるという共同作業に従事することさえも、治療者とつながっているというクライエントの気持ちを押し上げるであろう。さらに、治療参加書を書き上げ署名することによって、クライエントは治療目標を達成するという自分自身の明確な責任を負うことに同意しているのである。この同意は、自分の能力の範囲内にある適切な目標を与えられる限りにおいて、クライエントの能力感（**負担感の知覚**の対極）を育てることができる。治療者の重荷のように感じるというより、治療参加書をともに書くことで、クライエントは治療チームの価値あるメンバーと感じるであろう。

　治療参加書の鍵となる構成要素は、明確にデザインされた危機プランである。このプランがクライエントとの共同作業で作成されるというのが鍵であり、私たちは、単に事前に印刷されたコピーを利用することよりもむしろ、手書きすることを大いに推奨している。そうすることは、クライエントが契約を単に法的責任に指向した書類作成作業のひとつだと見なす可能性を低くし、それが治療に不可欠な構成要素であると認識する可能性を増やすであろう。私たちは、提案した内容の例をすでに発表したが（Rudd et al., 2001, p.180）、それをここに再掲する（図3-1）。治療参加書のモデルの1例としてここに掲げた。再度述べるが、この書式はクライエントとの共同作業によって手書きで作成されなければならない。

　治療参加書の書式は図に挙げた例に厳密に倣う必要はないが、その書式のいくつかのキーポイントには明確に触れるべきである。書式は、治療過程に責任を持つことをクライエントに求めることで開始し、この責任がどのように立証されるかを明確に述べる基準表（例：規則正しくセッションに出席する、指示された宿題を完成させる、治療者に治療についての心配を表現する）を含む。治療参加書に署名することで、クライエントは必要ならば危機対応プランを実行することに同意する。このプランは、クライエントとともに作成し、文章として記載する（次のセクションでこれについてさらに述べる）。この方法により、希死念慮が出現した時に、自殺以外の何か他のことを試みることにクライエントは同

> 私、＿＿＿＿＿＿＿＿＿は、治療過程に参加することに同意します。
> 私は、これが、以下に挙げる治療のすべての面に積極的にかかわることへの同意を意味することを理解しました。
>
> ・セッションに出席すること（あるいはそれをできない時に治療者に知らせること）；
> ・目標を設定すること；
> ・自分の選択、考え、感情を治療者に正直に、そして率直に話すこと（それらが否定的なものであっても肯定的なものであっても、しかしながら最も重要なのは否定的な気持ちである）；
> ・セッションの間、積極的にかかわること；
> ・割り当てられた宿題を完成させること；
> ・新たな行動や、物事を行う新たな方法を体験すること；
> ・必要な時に危機対応プランを実行すること；
>
> 私は、治療の成功という結果の大半は私自身が費やすエネルギーと努力にかかっているということを理解し、認めます。もし治療が効かないように感じた場合は、私はそれを治療者と話し合い、その問題が何かということについて共通理解に至るように、そして可能性のある解決を見つけるように努力することに同意します。
> 要約すると、私は生きる責任があるということに同意します。
>
> 署　名：＿＿＿＿＿＿＿＿
> 日　付：＿＿＿＿＿＿＿＿
> 立会人：＿＿＿＿＿＿＿＿

出典：*Treating Suicidal Behavior: An Effective, Time-Limited Approach*, by M. D. Rudd, T. E. Joiner Jr., and M. H. Rajab, 2001, p.180. New York: Guilford Press. Copyright 2001 by The Guilford Press, 許可を得て再掲。Reproduced by permission of Guilford Publications, Inc., New York through Tuttle-Mori Agency, Inc., Tokyo.

図 3-1　治療参加書

意するのである。提案する行動のうち少なくともいくつかのものは、所属感の増加と負担感の軽減を直接的な目的とする。治療者が別の対処の選択肢を提供することから、以前には自殺が唯一の選択肢だと考えていたクライエントに希望を与えるのである。治療参加書は、（自殺をしないことに同意するのとは反対に）生きることに責任を持つようにクライエントに求める言明を含んでいる。

生きることに責任を持つことを強調するのは、全般的により肯定的なメッセージを意味するだけでなく、治療者の役割が単にクライエントを生かし続けるのではなく、クライエントの全般的な健康を増加させることであることを示唆している。

最初の治療参加書は特別な期限を想定して（例：3ヶ月）デザインし、その後、見直しを行い、必要であれば修正する。つまり、クライエントはすべての条項と条件を無期限に同意することを求められているわけではない。もしそうだとすれば圧倒されてしまう。治療者の責任を描写する部分を治療参加書に加えることも賢明であろう（例：治療者が連絡可能であること、出現した問題を喜んで検討すること）。治療開始時に、クライエントが治療者に何を期待しているかを尋ね、これを文章で記述することが将来の誤解を防ぎ、より共同的な治療的環境に導くことができるであろう。

(5) 危機カード

治療の初期段階では、おそらく、入院やその他の緊急ケアサービスを必要とするところまで迫ってきた自殺危機を緩和しようとするであろう。これは、まず第1に、クライエントがこうした極度の危機を防ぐために必要とされるスキルをまだ内在化していないためである。治療過程のできるだけ早期に、治療者は、危機的状況になった時にクライエントが利用する具体的なプランを開発する。このプランは、常に携帯するのに十分なほど小さいカードに記載する。緊急時の電話番号を記載するだけでは以降の自殺企図や他の自傷行為を防げないことを最近の研究が示していることから（Evans, Evans, Morgan, Hayward, & Gunnell, 2005）、危機カードの内容はそれより多くを提供しなければならない。むしろ、危機カードはクライエントとの共同作業のなかで開発するもので、気分調整法、楽しめる活動、そしてこれらの技法が自殺症状を減らすことがない場合に電話する緊急番号を含むのである。本書の第2章で論じたような、妥当性が検証されたリスク・アセスメント手順の文脈のなかで危機カードを使用すること（そして、これらの臨床的活動を適切に記録していること）は、自殺企図の可能性を減らし、かつ標準的ケアが満たされ、クライエントの脆弱傾向が低減されるという根拠を提供すべきである。

クライエントとともに危機カードを作る際、その論理的根拠を提示すること

は重要である。以下のような説明をすることが推奨される。

> あなたが混乱して自殺することを考えている場合に、どんなことをすればよいのかを、あなたと私で一緒に考えてみましょう。あなたがたいへん混乱している時に、冷静に考えるのは難しいですね。ですから、このカードを持っていていただき、自殺について考え始めたら、すぐに取り出していただきたいのです。

　危機カードの作成を共同作業の努力として見ることは重要である。クライエントはたいてい、過去に多くの難しい時間を経験しており、それらに対処している。治療者はこれらの過去の成功を引き出し、どのように以前の危機を脱したのかをクライエントに尋ねる。危機カードには、不快気分や絶望の状態にいる人が成し遂げられる現実的な目標を含むようにする。このことを心に留めておきながら、強烈な感情を鈍らせ、自殺思考から気を紛らわせ、気分を調整することの助けになる活動をクライエントが選択することを支援する。受動的な活動（例：テレビを見る）よりも、むしろ能動的なかかわり方（例：クロスワードパズルに取り組む）を伴う活動を選ぶのはよいアイデアである。能動的にかかわることでクライエントは心をそのことで一杯にすることができ、それによって自殺思考を維持させにくくする。楽しめる活動を思いつくことが難しいと思うクライエントには、比較的容易に行える楽しめる345の活動のリスト「楽しめる活動一覧」（Pleasant Events Schedule; Marra, 2004, pp.150-154）が推奨される。

　私たちは、危機カードのリストに挙げてある少なくともいくつかの活動は、**所属感の減弱**と**負担感の知覚**という自殺の対人関係理論の構成要素と関係があり、またそのように命名されるべきと考えている。自殺の対人関係理論では希死念慮の最も強烈なかたちがこれらの構成要素から出現すると考えていることから、それらは治療目標の重要な領域であり、直接関係のない楽しめる活動と比較すると、自殺症状をより直接的に改善する可能性を持っている。このことを成し遂げるひとつの方法は、他者への役割義務を取るよう患者を励ますことである（例：介護施設のボランティアをする、チャリティーの手紙書き、外国人に英語を教える）。実証的に証明された抑うつの治療である行動活性化（Jacobson et al., 1996）として役立つこと以外に、他者の幸福に貢献する行動に関与することが、負担感の軽減と他者との所属感の増加に寄与する。これは単純に聞こえるであろうが、多くの自殺の危険性のある人々は孤立しており、まるで人生において重要な他者に所属あるいは貢献していないようにすでに感じているのであるから、この作業は困難な課題であろう。臨床場面でこの努力のために十分な時間をかけることは価値のあることである。これらの行動に関与しようというクライエントに内在する動機を高めるために、動機づけ面接法（motivational interviewing techniques; W. R. Miller & Rollnick, 2002）を利用するのもよい。この動機が自殺危機の始まりより前に成長することが重要である。さらに、他者への役割義務にかかわることをクライエントに推奨することは、彼らが達成感を感じることと、長期的に所属する感覚を増加することから、自殺危機を非常によく予防することができるであろう。クライエントがこれらの広い範囲の活動（例：長時間を必要とするものから、単純で急性の危機のなかにおいても行うことができるものまで）に携われることを保証することも、同様に重要である。「楽しめる活動一覧」から引用したこれらの例としては、慈善事業に寄付する、具合が悪かったり閉じこもる人を訪ねる、家事雑用をすることなどがある。重症の心理症状のためこうした比較的単純なことさえも行うことができない人々にとっては、彼らが他者に貢献した、もしくは彼らが所属しているように感じた時間を単純に思い描くことで十分であろう。再度述べれば、この技法は、万一危機が起こっても、クライエントが直ちに、そして効果的に使うことができるまで練習するのである。

　治療者とクライエントで6つか7つの楽しめる活動のリストを作ったなら、次のステップはそのカードを実際に書き上げることであるが、それは図3-2に示されているものの変形となろう。あらかじめ危機カードを作って単純にその空欄を埋めるよりも、治療者が空欄のインデックスカードにクライエントとともに向き合い、図3-2に示されているものの異なるバージョンを一緒に書き出すことに本当の価値があると考えられる。クライエントが自身で書き込むことを援助することは、さらに有用であろう。また危機カードのステップ5とステップ6に注目したいが、そこでは、配慮が必要な自殺症状の性質を明示している（クライエントが自殺について漠然と考えただけで救急部門に行くことを推奨しているのではない）。そのカードの内容について治療の経過を通じて定期的に見

> 私が混乱し自殺を考えた時、以下のステップをとる：
>
> ステップ1：［楽しめる活動もしくはセラピーのスキル］
> ステップ2：［楽しめる活動もしくはセラピーのスキル］
> ステップ3：［楽しめる活動もしくはセラピーのスキル］
> ステップ4：上記のすべてを繰り返す。
> ステップ5：もし、自殺の考えが続く場合、特定の方法をとる。もし私が自殺企図を準備しているならば、私は《緊急の電話をする人の電話番号を書き込む》、あるいは全米自殺予防ライフライン（1-800-273-TALK）に電話する。
> ステップ6：もし、私がまだ自殺したい気分であり、自分の行動をコントロールできない気がする場合、911に電話するか、救急外来に行く。

出典：*Treating Suicidal Behavior: An Effective, Time-Limited Approach*, by M. D. Rudd, T. E. Joiner Jr., and M. H. Rajab, 2001, p.168. New York: Guilford Press. Copyright 2001 by The Guilford Press, 許可を得て再掲。Reproduced by permission of Guilford Publications, Inc., New York through Tuttle-Mori Agency, Inc., Tokyo.

図3-2　危機カード

直しをし、(a)クライエントがそのカードをなくしていない、(b)カードに挙げられた楽しめる活動がクライエントにとって楽しめるものであり実行可能である、(c)クライエントが危機的出来事のなかそのようなプランを持っていることの重要性を理解している、ということを確認する。第2章に述べたように、私たちは、毎回の治療セッションにおいて自殺のリスク・アセスメントをすることを推奨している。自殺のリスクを評価する時は、危機カードを持参しているかを手短に質問するための格好の時間でもある。

　私たちの例に見るように、楽しめる活動や他の対処戦略によってもクライエントの自殺思考が軽減しない場合に連絡する1-800-273-TALKを含む緊急電話番号が危機カードに含まれていることが推奨される。さらに、自殺の危険性の有無とはかかわりなく、すべてのクライエントに全米自殺予防ライフラインの電話番号を提供することが推奨される。このサービスに詳しくない人々のために述べれば、全米自殺予防ライフラインは訓練を受けた専門家による24時間の危機ホットラインである。全米自殺予防ライフラインは、実際には、アメ

リカ全土にある 120 以上の危機センターのネットワークである。つまり、電話をかける人が通話料金フリーの電話にダイヤルすると、自動的に最も近くのセンターに転送されるのである（Joiner, Kalafat, et al., 2007）。危機ホットラインは長年アメリカに存在していたが、その取り組みで自殺リスク・アセスメント手順を標準化したのはここ最近のことにすぎない。全米自殺予防ライフラインでのリスク・アセスメント手順についての詳細に興味ある読者は、Joiner, Kalafat, et al.（2007）を精読することを勧める。簡潔に言えば、危機対応ワーカーは、現在起こっている問題に関係なく、電話をかける人全員についてその自殺リスクを評価するよう訓練されている。彼らは、自殺願望、その能力、意思を評価することを含み、自殺の緩衝材になるという実証的に基礎づけられたリスク・アセスメントを行うことを必要とされている。危機対応ワーカーは、さらに、電話をかけた人とのラポールを築き、問題を解決することにかかわり、コミュニティ資源を利用することを勧め、もし必要と判断されれば緊急ケアを始める。最近の 2 つの研究では、電話をかけた人（コーラー）に自殺の危険がない場合（Kalafat, Gould, Munfakh, & Kleinman, 2007）と自殺の危険がある場合（Gould, Kalafat, Munfakh, & Kleinman, 2007）の両者において、自殺ホットラインの有効性が認められている。Kalafat et al.（2007）は、自殺の危険性のないコーラーが電話をかけることによって絶望感や危機状態の減少を体験し、これらの効果が以降の数週間後の追跡時点でも維持されていることを確認している。同様に、Gould et al.（2007）は、自殺の危険性のあるコーラーで、電話をかけることによって自殺症状が減少を示したと報告している。さらに、彼らは追跡時点でも絶望感や心理的痛みの減少を維持していた。これらの研究は、自殺ホットラインは臨床家が利用できる効果的なツールであるという魅力的な予備的根拠を提供している。

(6) 症状マッチング階層

　臨床家は、急激に発生した苦痛や幅広い種類の不快な心理的症状を体験している新しいクライエントと向かい合うことがよくある。初期の治療セッションがしばしば困難なものであるのは、治療プランを定式化するためにクライエントについて可能な限り多くの情報を得ることを試みることと、心理症状に悩んでいることを即時に軽減したいというクライエントの希望に対応することとい

表 3-1　症状マッチング階層

1. 不眠→睡眠衛生（毎晩同じ時刻に就寝、毎日同じ時刻に起床、カフェイン入りの飲み物の制限、日中に居眠りをしない、眠ることができない場合ベッドで 20 分以上過ごさない）
2. 興味の喪失や悲哀→行動の活性化（Pleasant Events Schedule；Marra, 2004, pp.150-154 を参照）
3. 興奮→リラクゼーション、エクササイズ
4. 孤独→対人関係に焦点づけた行動の活性化（例：教会に行く、友人や家族に電話する）
5. 絶望→楽しめる活動に没頭する
6. 不安→エクササイズ、夢中にさせるような活動に没頭することによって気晴らしする（例：クロスワードパズルを解く）

う、二重の課題に臨床家が直面するからである。これらの課題の両方に焦点を当てる短期的介入のひとつが**症状マッチング階層**であり、これは苦しんでいる症状に対する短期的危機介入活動を対応させることである。症状マッチング階層を作る際には、治療者はクライエントに最も苦しんでいる症状を挙げるよう指示する。このことで臨床家は素早く頂点にある問題の概観を知り、クライエントには治療者がこうした問題に関心を持っていて、さらにそれをどう扱えばよいかについて援助することができるというメッセージを送ることになる。これらの症状は、最も大きな苦痛から最も小さい苦痛までの間で評点する。具体的には、クライエントに各症状の障害や苦痛の程度を 1 から 10 までの尺度で評点させ、この尺度得点に従って症状の順番をつけることによって行う。そのうえで、各症状を軽減するための具体的で特定の指示をする。表 3-1 は症状マッチング階層の例である。

　所属感の減弱と**負担感の知覚**に関連する症状には、特別な注意を払う。一般的な抑うつ感や絶望感についてクライエントに質問し、クライエントが他者の負担になっているか、あるいはどこにも所属していないかのように感じているために抑うつ感や絶望感を感じているかどうかを判断する。もしこれがそのとおりであれば、それに応じて推奨される介入を仕立てる。以下は、新しいクライエントに症状マッチング階層を説明している治療者の例である。

　　　治療者：かなり強くて不愉快な症状を体験しているのだとおっしゃ

　　　　　　　れましたね。まず、あなたのお手伝いをするために私がここ
　　　　　　　にいることをご理解ください。そして、症状が100パーセ
　　　　　　　ント、一晩でよくなることは期待できませんが、少し時間を
　　　　　　　かければ、部分的にでもよくなるにはどうすればよいかにつ
　　　　　　　いて提案させていただきたいと思います。今現在、どの症状
　　　　　　　が最もつらいのかを教えていただけますか。つまり、これ以
　　　　　　　上我慢できないと感じるような症状がありますか。
クライエント：そうですね、いつもひどく落ち込んでいて。つまりその、今
　　　　　　　は本当に希望がないんです。
　　　治療者：それはおつらいですね。治療が進めばそのことをもっと検討
　　　　　　　できますが、それまでの間、そうした感情を少しは楽にでき
　　　　　　　る方法を一緒に思いつくといいですね。いつも落ち込みを感
　　　　　　　じる何か特別なことがありますか。
クライエント：そうですね。私の妻が仕事でとても忙しくて、私と過ごす時
　　　　　　　間がまったくありません。時々、私は本当に寂しく感じま
　　　　　　　す。
　　　治療者：では、寂しさを減らして、周囲の人とつながっているように
　　　　　　　感じられる方法を考えましょう。そうしたら憂うつな感情を
　　　　　　　少しは避けられるでしょうか。
クライエント：おそらく。試してみる価値はあるかと思います。
　　　治療者：寂しいと感じる時に、連絡したり、訪ねることができるご家
　　　　　　　族やご友人がいますか。
クライエント：妹に電話することはできると思います。たいていの日中は会
　　　　　　　えます。
　　　治療者：それはよい考えですね。ここに、「いつも落ち込みを感じて
　　　　　　　いる」の隣にそのことを書きましょう。それから、かなりの
　　　　　　　絶望を感じるとも言っておられました。もう少し話していた
　　　　　　　だけますか。
クライエント：決してよくはならないと感じてしまって、時々、妻は私がい
　　　　　　　ないほうが、私の問題のすべてがなければ、ずっとよいので
　　　　　　　はないかと思ってしまうのです。

治療者：わかりました。あなたの症状が奥様の負担の原因になっているように感じて、このことについて絶望を感じているということがわかります。奥様の幸福の役に立っていると感じられるには何があるか、考えてみましょう。なんだったらいいなと思いますか。

クライエント：たぶん。もし、何か私が必要とされていると感じられるのであれば、ちょっとはいいかもしれません。

治療者：あなたができることで、奥様の負担になっているとあまり感じないようになったり、少しは価値のあるパートナーであるように感じられることで、できることはなんでしょう。

クライエント：家回りの仕事をするか、たぶんおいしい食事を作ることでしょうか。私がそのようなことをする時に、妻はいつも感謝してくれます。

治療者：いいですね。では「よくならないと絶望している」の隣に、そのことを書くことにしましょう。

　この引用のなかで、治療者はクライエントのなかにある**負担感の知覚**と**所属感の減弱**を見つけ出し、そうした感情を改善できる可能性のある提案をしている。こうしたフォローは、自殺の対人関係理論によると、**所属感の減弱**と**負担感の知覚**の感情に根づいている自殺感情の抑制を援助するだけでなく、治療者がクライエントとその問題を十分に理解したいと考えているということをクライエントに示すものである。

　多くのこの種の介入と同様、すべてがよい結果となるわけではない。例えば、上記の事例では、クライエントが妹に電話をしてかえって彼女に負担をかけていると感じてしまうかもしれないし、食事の準備をしようと望んでも、目標に到達しないかもしれない。もちろん、すべての可能性が予測されるわけではない。次のようなガイドラインがこうした問題には役に立つ。「ゆっくり始めること」（例：ちょっぴりやるほうが、夕食全部を作るよりよい）と、「これが完璧によい結果とならないかもしれないが、人生においてすべては完璧である必要もなく、次回はどうするかを治療のなかで話し合うこと」である。

　症状マッチング階層をつくる時、提案する介入が十分に単純で、急性の苦痛

にある誰でも実行可能なものであることが重要である。さらに、このかたちの介入は、治療経過の非常に早期（クライエントが否定的感情と症状を取り扱うために他のスキルを学習する時間を持つ以前）に実行されるようにデザインされていることから、その提案は初心者のクライエントが実行するのに十分にわかりやすいものであることが重要である。最初のセッションで症状マッチング階層を導入することの目標は、これらの単純な技法でさえも有効であるという証拠に則って、クライエントの症状が治療されうるという一定の希望をクライエントに与えることにある。また、症状マッチング階層は、クライエントが自身の症状をコントロールすることで彼らに力を与え、加えて、治療者が信頼と信用に値するという感覚をクライエント側に提供するのである。これが、おそらく絶望感を軽減し、自殺が唯一の選択であるという誤った信念を徐々に衰えさせるであろうと期待している。

(7) 気分グラフ

症状マッチング階層よりも、さらに単純な技法が**気分グラフ**（Rudd et al., 2001）であろう。非常に否定的な感情を体験するクライエントは、時にこうした感情がたいへん強いもので、ほとんど自律的に発生する現象のように思い始める。感情がこのように見られるのであれば、自分の状態について絶望を感じ、自殺行動が否定的感情から逃れるための唯一の選択肢であると信じ始めるのは、容易に理解できる。この技法についての教示の仕方は簡明なものである。クライエントに、一日の間に特定の間隔で 1 点から 10 点の尺度上に自分の気分を記録するように求める（例：起床時、朝食時、昼食時、夕食時、就寝時）、あるいは、毎時もしくは毎分ごとということさえあり、それは介入を望む時間によって決まる。次に、この得点は気分グラフに図示できるよう変換する。この図は、−5 から +5 までの尺度を用いて、否定的気分、中立的気分、肯定的気分を区分けするものである。

こうした図が描かれると、クライエントの気分がどのように変動するかをパターンとして認識することができる。最初に、そして最も明白にわかることは、図 3-3 に挙げてある例では、クライエントの気分の水準がいつも一定ではないことである。これには、様々な理由があり、それはこのセクションの後半で調査される。ともかく、理解される最初のメッセージは、それが時間の経

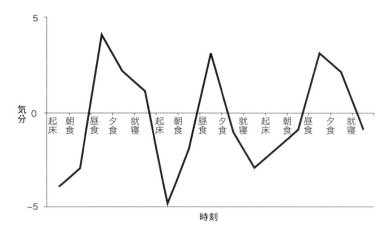

出典：*Treating Suicidal Behavior: An Effective, Time-Limited Approach*, by M. D. Rudd, T. E. Joiner Jr., and M. H. Rajab, 2001, p.161. New York: Guilford Press. Copyright 2001 by The Guilford Press, 許可を得て再掲。Reproduced by permission of Guilford Publications, Inc., New York through Tuttle-Mori Agency, Inc., Tokyo.

図3-3　気分グラフの例

過、肯定的なライフイベント、あるいはその他のなんらかのためであったとしても、最も否定的な気分でもやがて通りすぎるということである。もし、クライエントが不快気分の期間中、単純に「これもやがて過ぎ去るさ」と考えることを習得するならば、自殺危機の解消について魔法のように効果を発揮するのである。20分ほどのコースでも、気分を毎分ごとに記録させることで、この技法の使用方法をクライエントに教示するのはよいかもしれない。この方法により、しばらくのんびりするだけでも否定的な気分を鈍らせることができるという原則の力強い実例を提供できるのである。

　気分状態の図示から学習されうる他の教訓は、ある活動が否定的な気分を増加する一方で、他の活動は肯定的な気分を増加する傾向があるということである。自殺の対人関係理論の主要構造に関連している否定的な気分に特に注意を払おう。例えば、図示されているクライエントの気分は、起床時のベッドから出る前に否定的な気分を習慣的に経験するようである。このことをクライエントと一緒に探索するのである。おそらく、クライエントは、朝の起床時に極度の寂しさを体験する傾向をもっているのであろう。もし、これが事実であれ

ば、このパターンをクライエントに説明し、さらに何かがこうした感情を抑制できるであろうか考える。示唆できそうなことのひとつは、友人や家族の写真を朝、最初に目にすることができる場所に置くことで、所属感を助長することをクライエントに推奨することである。クライエントが肯定的気分を体験する傾向のある時期を探索することも、同様に重要である。この事例では、クライエントが昼食時にとても肯定的な気分を体験するようである。これは、週日の日中に、自分が価値があって、社会に貢献している構成員であると感じさせる（**負担感の知覚**の逆）活動にかかわるからであろう。ある活動が肯定的な気分を増加するということがわかれば、危機まで陥りうる極度の否定的気分を防ぐために、定期的にこうした活動の予定を立てることが重要である。

(8) 希望の道具箱

この技法は他所で述べられているが（Henriques, Beck, & Brown, 2003; Jobes, 2006）、ここでも述べる価値があり、自殺の対人関係理論に合うようにあつらえることができる。希望の道具箱の目的は、クライエントが危機のなかにいる時のための緊急キットを提供することである。基本的には、クライエントに生きていくための具体的な理由を提供するアイテムで小さい箱を満たすように教示する。希望の道具箱の作成は治療セッション内で行い、クライエントには、希望を徐々に教え込み、自殺危機を鈍らせるであろう物を家から持ってくるよう指示する。自殺願望が**負担感の知覚**と**所属感の減弱**に起因するという理論的予測を仮定すると、自分が他者とつながりをもち、世界に価値ある貢献をしていることを自身に気づかせるアイテムで希望の道具箱を満たすのは賢明なことである。関連があるかもしれないアイテムの例としては、好きな人と一緒に写っているクライエントの写真、学校や仕事でもらった賞、友人や知人からの手紙である。クライエントは、行動活性化の一形態として箱を装飾することを楽しむこともある。クライエントには、家庭のなかのいくぶん重要な場所に箱を置くことを教えるべきである。それは希望の道具箱を定期的に見ることだけでも、その箱には希望を持つ多くの具体的な理由があることを認識することで、自殺の危機を予防する手立てになるだろうという考えからである。

希望の道具箱を開けることや中身を見ることは、緊急のサービスに電話する前の手段としてクライエントの危機カードに加えられる。希望の道具箱が特定

の価値をもつひとつの理由は、急性の自殺危機の状態にいる時に、クライエント側に多くの行動を要求することがないということである。むしろ、クライエントは、箱を開けることだけで肯定的な記憶と感情を引き起こす対象によって、気持ちが落ち着くことが求められるのである。危機介入の最も差し迫った目標は、自殺の危機を鈍らせることである。この技法が危機のただなかにいる多くのクライエントに有効であることを想像することは困難ではない。

3　治療中でない者への危機介入

このセクションでは、自殺の危険性のある人々が生きるか死ぬかという状況にあったとき、専門家、ボランティア、素人にかかわらず取るべき手法について考えよう。前のセクションで描写した技法は、主として長期間治療中のクライエントのための危機介入ツールとしてデザインされている。このことは重要なことではあるが、自殺死をする多くの人々は治療を受けておらず、そして自殺の危機性のマネージメント・プランをしっかりと持つことはない。先行研究の総説（Luoma, Martin, & Pearson, 2002）では、自殺死した人々のおよそ19%だけが死の前1ヶ月間に精神科医療従事者と連絡を取っており、さらに13%のみが死の前1年間に精神科医療従事者と連絡を取っていることが報告されている。それでは、1年以上、精神科医療従事者とコンタクトを持ったことのない、残りの68%の人について行うことができるのはなんだろうか。このセクションでは、そうしたことに関連しているガイドラインのいくつかについて簡潔に論じる。ここでは、自殺のリスク・アセスメントとそれに付随する委託や介入（1-800-273-TALKのようなサービスのおかげで以前より容易になってきている）の訓練を受けた者からの援助を求めることが最優先事項であるということが前提である。これは、すべてではないが多くの状況で、実際的な事項である。

Omer and Elitzur（2001）は、切迫した自殺企図を防ぐための実証的手法を提案している。そのアプローチは、2つのステージから成り立っており、最初のステージは傾聴、共感、そして、危機的状況にいるクライエントが述べたことを繰り返し言い返すことである。二人は、自殺するほとんどの人々は極度の寂しさを感じている（所属感の減弱）ので、介入者がなんらかの対人関係的つながりを作ることが最重要であると認めている。また、単純にクライエントの

名前を尋ねること（そして、面接の間に頻繁にそれを使うこと）や、自身の名前を教えることを提案している。Omer and Elitzur は、最も強い自殺危機にいる人であっても自殺についての多少のアンビバレンスを持っており、その鍵は、まだ生きていることに興味を持っているというクライエントの部分にアピールしてみることであるという考えを強調している。この考えは、自殺が恐ろしい状態であり、人間の本性に反対して進む困難な過程であるという自殺の対人関係理論が提示している考えとも似ている。つまり、おそらく自己保存本能を完全にくつがえすのは不可能なのである。Omer and Elitzur の推奨事項の決定的な構成要素は、自殺危機のまっただなかにいる人の痛みや苦痛を受容することが重要であるということである。クライエントの考えを変えるために説得することをすぐに試みるよりもむしろ、クライエントの発言を注意深く聞き、クライエントの述べたことを繰り返し言い返すことに時間を費やすことを、彼らは推奨している。彼らは、自殺の危機にある人があたかも世界がその人がいないほうがよいと感じている（**負担感の知覚**）であろうことを理解していると表現することの重要性を強調している。このことは、危機介入に関与している人々にとって恐ろしい考え方かもしれない。彼らの本能は、おそらくただちに、この誤った信念を持った個人を説得して思いとどまらせることにあるだろう。しかしこうすることは裏目に出て、自殺の危険性のある人の抵抗を強める結果になることがある。

　いったん、介入者がラポールを築き、クライエントがここまでに至った考えや感情を理解する努力をしていることを自殺の危険性のある人に伝えたならば、いよいよ次のステージに移行するための時期になる。次のステージの導入部分は、そこまでに伝えたことを介入者が要約することである。この後、Omer and Elitzur（2001）は、とても単純でしかし雄弁な言葉である「それなのに」と述べることを提案している。この時点で、介入者は、別の側面を主張し、自殺の危険のある人が生きたいと望む部分にアピールすることを始める。ここには、友人や家族がクライエントの死によって影響されるかについて議論することも含まれる。自殺の危機のなかにいる人は**所属感の減弱**や**負担感の知覚**の感覚を極度に体験しており、もし自分が死んでも誰も気にしないと主張するであろうことを認識することが重要である。自分が死んでも誰も気にしないと感じているであろうことを認めるかたわら、こうした発言に真摯に疑問を挟むこと

も重要である。すでに述べたように、自殺死した後に6人から10人が困惑し落胆しているという統計を引用することも有用であろう。

　自殺の危機のなかにいる危険な人をどのように援助するかの一般的ガイドラインを記述した役立つ情報について、アメリカ自殺学会が上手にまとめた冊子を発行しており（AAS, データなし）、私たちは、興味のある読者は参考書としてアクセスすることを奨励している。アメリカ自殺学会が推奨していることで極めて重要な部分は、自殺する人に対してできる限りオープンで率直であるということである。このようにするためには、一人の人間としてその人と関係をもつように試みることが重要であり、それ自体で所属感を助長することができるのである。このことは必然的に直接、自殺について話をすることを厭わないことを含んでいる。自殺は、誰にとっても話し合うことが難しいものである。当然ながら人々を怯えさせ、また不愉快にさえさせる。しかし、自殺の危険性がある人と対峙する時は、聴き手を不快な気分にさせてはいけないからと、自殺の危険性がある人が情報開示を差し控えることがないように、その人の考えや感情について議論することを厭わず、また議論することができることを示すことが重要である。自殺の成否について自殺する人に諭すことを避けることが重要である。諭してしまうと、自己決定理論の原則を否定し、新しく知りあった人物である介入者とのそもそも脆弱なラポールにダメージを与えるだろう。

4　すべてを一緒に試みること

　危機介入戦略をいくつか提案したので、最後に、本章で記述した自殺の危機にいるクライエントに対する技法を使用する構造化されたプロトコルを提示したい。ここに提案したプロトコルは他のもの（例：UWRAP）に類似している。基本的には、危機介入プランの主要な目標は、リスク水準に適した対応をすることである。自殺リスク評価決定木（Suicide Risk Assessment Decision Tree; Cukrowicz, Wingate, Driscoll, & Joiner, 2004; Joiner, Walker, Rudd, & Jobes, 1999）のプロトコルは、クライエントのリスク水準に応じて危機介入戦略を選択できるよう組織化した手法を提供するものである。表3-2は、自殺リスク水準に合わせた提案を一覧表にしている。もちろん、自殺のリスクが軽度の人々は、危機的状況にいるとは見なされないことは疑いないが、私たちは包括的なすべてのリ

表 3-2　自殺リスク水準ごとの危機介入

<u>軽度</u>
　現在、希死念慮がない
　・以下に類したことをクライエントに教える：「もし自殺する気持ちが出始めたら、あなたにしていただきたいことをお話しします。まず、セルフ・コントロール技法を使ってください。それについては後でお話しますが、周囲からのサポートを得ることが含まれています。そしてもし、自殺したい気持ちが残っているなら、［緊急時に電話する人］に電話をしましょう。もし、理由がなんであれ、援助が得られないとか、あるいは物事が待てないと感じるなら、911に電話するか、救急外来に行きましょう」。
　・緊急時連絡電話番号を与える、そこには全米自殺予防ライフライン（1-800-273-TALK）を含む。
　・以降のセッションで、リスクのモニターを続ける。
　・カルテに行ったことを記録する。

　現在、希死念慮がある
　・緊急時連絡電話番号を伝える。
　・危機カードを作る。
　・症状マッチング階層を完成させる。
　・カルテに行ったこと記録する。

<u>中等度</u>
　・緊急時連絡電話番号を伝える。
　・危機カードを作る。
　・症状マッチング階層を完成させる。
　・次回面接までの週の中頃に電話チェックをすることを検討する。
　・付加的な治療（例：薬物治療）の存在について知らせる。
　・ソーシャル・サポートを増やす。
　　　友人や家族からサポートを求めるよう励ます。
　　　誰かがクライエントを定期的に確認させることをクライエントとともに計画する。
　　　確認してくれる人と連絡を取る許可をクライエントに求める。
　　　カルテに行ったことを記録する。

<u>高度（重度・極度）</u>
　・もしあなたが研修医（研修生）であればスーパーバイザーに、研修医（研修生）でないなら同僚に相談する。
　・緊急メンタルヘルス対応のオプションを検討する。
　・クライエントを常に誰かが同行してモニターする。
　・もし、入院ができないなら中等度の自殺リスクでの提案を使う。
　・カルテに行ったことすべて記録する（入院治療を少なくとも検討したことを文章化しておくことを含む）。

スクカテゴリーのための提案を含めている。自殺リスク水準とは関係なく、緊急のための電話番号（1-800-273-TALKを含む）を提供し、定期的に自殺のリスクを評価し、注意深くカルテにこれらの活動を記録する。リスクが低く、現在、希死念慮を有していないクライエントには、もし自殺についての思考を持ち始めた場合に、どんな行動を取れるかについて教示する（例：ソーシャル・サポートを求める、緊急時電話番号に電話する）。現在、希死念慮を持っているリスクの低いクライエントは、危機カードの作成に参加させ、治療者とともに症状マッチング階層を完成させる。中等度のリスクのクライエントについては、（軽度のリスクのクライエントへの推奨に加えて）、週の中頃に電話を入れることを検討し（所属感を助長する）、適切な治療の存在をクライエントに知らせ（薬物治療を含む）、そして、ソーシャル・サポートを増加することを促しクライエントを励ます（例：誰かがクライエントを定期的に確認させることをクライエントとともに計画する）。もし、クライエントのリスクが高度であると判断したら、前述の技法に加えて、緊急メンタルヘルス対応を検討し（クライエントが最近、精神科救急機関から退所・退院したとしても）、クライエントに常時同行し、モニターする。加えて、スーパーバイザー（研修医・研修生であるなら）もしくは同僚（研修医・研修生でないなら）に相談する。

　要約すると、自殺の危機のなかにいるクライエントに使用できる完全にフェールセーフの魔術的な台本は存在しない。しかし、もし**所属感の減弱**が深刻な自殺行動にとって不可欠な状態であるという自殺の対人関係理論の主張が正しいならば、危機介入者の思いやりや気遣いが自殺する人に安堵をもたらし、やがて危機が過ぎるであろうという希望を与える。本章で描かれた危機介入の戦略の目標は、危険な鉱脈から遠ざかることを同意するようにクライエントを導くことや、以降のケアを必要としないくらいすべての病気を完全に治癒した気持ちで家に帰すことではない。むしろ、未来へのいくらかの適度な希望を感じるように導き、危機介入者によって利用可能にされた資源に厭わず接近することができるようにすることである。山登りの比喩に戻ると、山岳ガイドの役割は、クライエントに当面の安全を提供することであり、これからの山岳ガイドの援助を快く受け入れる気持ちを高めることである。時が経てば、クライエントはスキル水準を高め、危機介入の必要性が減るであろうが、もし必要ならば援助が利用できるということを知っておくことが役に立つのである。

第4章

治 療

　私たちのなかには機動危機対策チームで働く者がいて（Van Orden）、クライエントが感謝の意を表して終わったある夜のことを思い出した。「ありがとう。おそらくあなた方が、今夜私の命を救ってくれたのです」。このチームは自殺リスクを評価し、危機介入の技法を用いた——それは、本書のなかでこれまで取り上げてきた主題である。このチームは、クライエントが心理療法のための外来診療や、薬物療法のために精神科医とも連絡するよう援助した。危機介入の戦略は確かに救命しうるものであるが、それだけでは十分ではない。自殺リスクの可能性を減らすためには、長期の治療が必要不可欠であることをチームは認識していた。山岳ガイドとしての臨床家の比喩を続けるならば、リスク・アセスメント（例：「この時点の天候はどうか」）や危機のマネージメント（例：傷の手当て）を行うガイドとしか行動しない山に不慣れなクライエントは、登頂まではいかないだろう。ガイドだけでなく、もしクライエントがアイゼンバンドの固定やクレバスを避けるといった新しい活動に取り組もうとする際、スキルを教えてくれたり、スキルの使い方の手本を見せてくれたり、スキルをもっと使えるよう手助けしてくれるインストラクターも必要である。私たちの比喩は、自殺の危険のあるクライエントを治療する臨床家は、ガイドとインストラクターの両方の責任を引き受けねばならないことを示唆している。本章では、希死念慮や自殺行動に対する心理療法や薬物療法に関する議論をして、インストラクターとしての役割に焦点を当てようと思う。そこで、自殺の

危険のある人に効果が期待される治療法を説明することから始める。

　自殺死の予防に効果的とされる唯一の介入は、本書第2章で説明した（第6章も参照）アウトリーチ介入である。これは心理療法を含んでおらず、退院後の治療を拒否する高いリスクの患者に対して、心配しているという趣旨の内容の手紙を出すものである（Motto & Bostrom, 2001）。臨床研究では入院が自殺死を予防することが示されていないことにも、再度言及する価値がある。しかし、入院治療は米国精神医学会（American Psychiatric Association, 2003）による自殺行動の治療のための最良の実践ガイドラインでは標準的なケアとされている。

　外来患者の治療に関しては、最もよいとされる判断基準である無作為比較対照化試験（randomized controlled trial: RCT；総説は Comtois & Linehan, 2006; Rudd, Joiner, Trotter, Williams, & Cordero, 2009）によれば、いくつかの心理療法が自殺企図予防に効果的であるとされている。これらには、認知療法（cognitive therapy: CT; Brown, Ten Have, Henriques, Xie, Hollander, & Beck, 2005）、弁証法的行動療法（dialectical behavior therapy: DBT; Koons et al., 2001; Linehan, Armstrong, Suarez, Allmon, & Heard, 1991; Linehan, Comtois, Murray, et al., 2006; Linehan, Heard, & Armstrong, 1993; Verheul et al., 2003）、問題解決療法（problem-solving therapy: Rudd, Rajab, et al., 1996; Salkovskis, Atha, & Storer, 1990）、マルチシステミック療法（multisystemic therapy; MST; Huey et al., 2004。青年のための治療法）、精神分析的部分入院（Bateman & Fonagy, 1999, 2001）がある。有効性が示唆されている治療法としては、対人関係療法（interpersonal psychotherapy: Guthrie et al., 2001）とマインドフルネス認知療法（mindfulness-based cognitive therapy: MBCT; Williams, Duggan, Crane, & Fennell, 2006）がある。

　言葉を選んで短く論評してみたい。私たちはこれらの治療を**有望である**と評価している。自殺行動の治療研究は限界があって進んでいないが、そうした限界のひとつは、自殺問題の重篤さゆえに研究量が相対的に欠如していることである。私たちがこの章を書いている時点で、自殺行動の治療に特定した無作為比較対照化試験は（心理社会療法と薬物療法を合わせて）、50 未満しか行われていない。また自殺死をアウトカムとした臨床試験が存在せず、再現性が確認された試験は弁証法的行動療法のみであるという事実を考慮しなければならない。こうした限界にもかかわらず、**有望である**という用語を用いたのは、少し

楽観的に見ることができるだろうという意味である。私たちが見るところ、自殺行動に関する治療研究は、ここ数年で量的にも質的にも増加している。こうした研究所見が楽観主義を刺激し、私たちの望むように、命を救う研究に取り組むことに興奮と興味をもたらしている。

以下のセクションでは、自殺の対人関係理論（Joiner, 2005）のレンズを通して、これまで述べた治療法を簡単に検討することから始め、また治療効果のメカニズムに関する仮説設定も行う。次に、セルフコントロール調節対人関係心理療法（self-control regulation interpersonal psychotherapy: SCRIPT）という治療法について詳述するが、それは他のアプローチの多くの長所を利用し、理論上、**所属感の減弱、負担感の知覚、身についた自殺潜在能力**に対して直接的に働きかけることに適している。また、自殺行動や希死念慮に対する薬物療法の効果を簡潔に再考し、再び理論のレンズを通して、効果のメカニズムに関する仮説を設定する。この章が、臨床家にとっては、自殺の危険のある人への治療選択や実施において実践的に役立つと同時に、研究者にとっては、理論に基づいた仮説の設定を通して、科学的に有用であることを願っている。

1　治療目標

ここでは、私たちの理論が、自殺行動について臨床家が何を標的にすべきと考えているのかを明らかにしよう。治療の標的は**所属感の減弱、負担感の知覚、身についた自殺潜在能力**である。しかしながら、これは無理な話である。そのため、最も抵抗の少ない行程から始めるよう勧めるが、それは心理療法で最も変化しやすい側面を標的にすることを意味する。自殺の対人関係理論によれば、それは**所属感の減弱**と**負担感の知覚**であり、なぜなら、これらの苦痛な状態は単に状態であり特性ではないので、流動的で変化しやすいからである。対照的に、**身についた自殺潜在能力**は特性のようなものと位置づけられるため、簡単には変化しにくい。

私たちのリスク・アセスメントの枠組みの基本は、**身についた自殺潜在能力**である。自殺行動を行う能力があると明らかにわかる患者は、他の人よりもリスクが高いとされる。ではどうして、たとえ変化が困難だとしても、**身についた自殺潜在能力**を治療の標的にしないのか。私たちの答えは理論の基本的前提

にある。つまり、自殺は願望と潜在能力の両方がなくては生じないのである。臨床的な言い方をすれば、もし自殺願望を抑制できれば、自殺潜在能力がある人でさえも自殺を望まないので、自殺行動を起こさないだろう。願望か潜在能力のどちらかを取り除くことは、劇的にリスクを減らすはずである。自殺願望が潜在能力よりも影響を受けやすいならば、自殺願望を治療標的にすることから始めることを、私たちは提案する。十分な計画性のあるモデルを示し、教えることは、衝動性に対する対抗手段となるので、**身についた自殺潜在能力**の表出を防ぐのに加えて、疼痛と刺激誘発的出来事への慣れを防ぐことにも役立つ。そのような技法の影響は蓄積し、ゆっくりと効力を生じるだろう。そのため、(a)**所属感の減弱**や**負担感の知覚**は直接的な介入に対して急激な反応を生じる可能性が高いので、まずこれらを直接的治療標的とすることと、同時に、(b)治療の方法と技法を通して**身についた自殺潜在能力**を間接的治療標的とし、それが心理療法の実践が繰り返された後に成果をあげるだろうことを期待して、治療を始めることが賢明に思われる。

2　自殺行動の治療

　ここで、自殺の対人関係理論のレンズを通して、自殺行動の治療に関する考察に取りかかろう。まずは、総合的概説を繁雑ではない程度に始めてみたい。そのため読者には、関連性のある治療を行う方法に関して詳細な治療マニュアル（が存在する場合）に注目してもらいたい。これらの実証的に支持された治療法が、**所属感の減弱**、**負担感の知覚**、**身についた自殺潜在能力**をいかに治療対象としているかに光を当て、また、そのようにする具体的手法についても考察する。

(1)　弁証法的行動療法
　弁証法的行動療法（dialectical behavior therapy）は、感情調節の困難さと自殺行動の治療を意図した認知行動療法（cognitive behavior therapy）である。いくつかの研究チームが行った研究では、弁証法的行動療法が本書第1章で論じた五大精神疾患のうちのひとつである境界性パーソナリティ障害に効果的な治療法であることが示されている（Koons et al., 2001; Linehan, Comtois, Murray, et al.,

2006; Linehan et al., 1991, 1999, 2002; Verheul et al., 2003)。このうちいくつかの試験で、クライエントはかなりの疼痛と刺激誘発（自己注射による薬物使用）を引き起こすヘロイン依存症などの物質使用障害を合併しており、それが**身についた自殺潜在能力**に向かうルートに人を進ませるのであろう。これらの患者に対する弁証法的行動療法の効果は、その技法が**身についた自殺潜在能力**をおそらく弱めることを示唆している。そして、弁証法的行動療法は自殺企図や非自殺性自傷行為の頻度を減らす効果があると報告されている、自殺行動に対する唯一の治療法であることが複数の研究で示されている。同様の方法で行う調査でも類似の結果が得られたことで、実証的に支持される治療への信頼が確かなものになり、治療によって得られる肯定的な利益が再現できることが示唆されているのである。青年期の患者に対する弁証法的行動療法のバージョンも開発されていて（A. L. Miller, Rathus, & Linehan, 2007）、自殺の危険のある青年への治療法がほとんどないため、このプロトコルの使用が増えている。

　治療の創始者である Marsha Linehan らは、境界性パーソナリティ障害の診断のついたクライエントや、最近自殺的あるいは非自殺的自傷行為をしたクライエントを対象に、弁証法的行動療法の優れた再試験を行っている（Linehan, Comtois, Murray, et al., 2006）。この試験では、弁証法的行動療法を**普段どおりの治療**と比較するのではなく、対照条件を**専門家によるコミュニティトリートメント**とした。対照群にこうした人を選ぶことによって、どちらの治療条件でも患者は「専門家」から治療を受けるため、弁証法的行動療法の治療効果の説明としてこの側面は除外されることになる。弁証法的行動療法群では、行動療法の専門家がクライエントを治療した。コミュニティトリートメント群では、精神力動的心理療法の専門家がクライエントを治療しており、それらの治療者のオリエンテーションは、「折衷的であるが行動的でない」と表現されるものもあった（Linehan, Comtois, Murray, et al., 2006, p.760）。コミュニティトリートメント群の治療者には、その治療方針が認知行動療法的であると述べる者は 1 人もいなかった。自殺行動を治療目標にした場合、弁証法的行動療法は専門家によるコミュニティトリートメントよりも効果的であった。弁証法的行動療法群のクライエントは、コミュニティトリートメント群と比べて、治療期間（1年）とフォローアップ期間（1年）の間に、自殺企図する者は半分程度であった。また弁証法的行動療法を受けたクライエントは、精神医学的な理由で救急

科を訪れることが少なく、精神科病棟への入院も少なかった。では、治療のどの要素が、自殺行動に対する弁証法的行動療法の効果を説明できるのであろうか。

　弁証法的行動療法は、精神病理学の理論に基づいた一連の治療技法以上のものである（それらの要素を含んでいるが）。治療創始者によれば、「純粋な形式では、弁証法的行動療法は境界性パーソナリティ障害者のコミュニティとメンタルヘルス専門家のコミュニティの間の交流関係」（Linehan, 1993a, p.424）である。弁証法的行動療法のクライエントが治療に参加することでコミュニティ感覚と所属感を経験するだろうことを、弁証法的行動療法のこの側面が示唆している。クライエントは多元的な治療方法——毎週の個人心理療法、毎週のグループ・スキル・トレーニング、電話でのコンサルテーションなど——への参加を通して、弁証法的行動療法のコミュニティ的側面を経験するであろう。治療参加によって促進される所属感は直接的に**所属感の減弱**を治療標的とし、さらに治療動機を増大させるため、クライエントが**所属感の減弱、負担感の知覚、身**についた**自殺潜在能力**に対抗するためのスキルを学ぶのに十分な期間、治療に留まれるようにすることで、これら3要素を間接的に目標としているのである。治療スキルを使用すること（グループ・スキル・トレーニングで教えられる）で、精神疾患から自ら回復する能力に寄与するという具体的な証拠をもたらし、そのため**負担感の知覚**に抵抗する体験となるのである。

　弁証法的行動療法の研究者は数々の治療メカニズムを提案してきたが、そこには感情調整や注意のコントロール、強化された動機づけが含まれており、それらは弁証法的行動療法特有の介入法と、他の治療法と共有される介入法に由来している（Lynch, Chapman, Rosenthal, Kuo, & Linehan, 2006）。自殺行動の治療における弁証法的行動療法の効果は、弁証法的行動療法特有の介入法——と他の治療に共通の介入法の多く——が、対人関係理論の要素の1つあるいは複数を標的にしていることから説明できると私たちは提案したい。続いて、自殺の対人関係理論のレンズを通して、Lynch et al.（2006）によって弁証法的行動療法に特有であるとして提案された介入法のいくつかを簡単に考察したい。

　弁証法的行動療法の妥当性確認戦略は、**所属感の減弱**に関して特に役立つであろう。問題行動——自殺的自傷行為と非自殺的自傷行為を含む——の妥当性を確認する作業が、明確な弁証法的行動療法の戦略である。ここで留意すべき

点は、妥当性確認は問題行動を承認したり、変化することを求めないことを示唆するわけではないことである。弁証法的行動療法では、妥当性確認は患者の行動が現在の文脈において意味のあるものであり、彼らがそれを使用する理由を治療者が理解するという点について患者とコミュニケーションを取ることが含まれる。詳細は第5章で議論するが、妥当性確認に基礎を置く患者と治療者の関係性は、より強固な同盟を可能にし、さらに所属感を持てる他の基盤が欠けている時（また、患者はどこかほかのところの所属基盤を見つけるスキルをまだ持っていない時）でも、治療関係性が所属感のその時点での基盤として機能できるようにしている。逆説的であるが、妥当性確認は変化に必要な環境を作ることもできる。この主題は第5章で詳細に取り組む。

　弁証法的行動療法のもうひとつの戦略は、**負担感の知覚**に関して特に役に立つ。弁証法的行動療法における弁証法の役割――つまり一見反対な2つの立場は同時に真理でありうるのを認めることを含む世界観――に関する議論は、この章の範囲を超えている。しかし、弁証法的認知の修正戦略を使用することは、**負担感の知覚**、つまり強度な白か黒かの思考（J. S. Beck, 1995。認知の歪みに関する議論を参照）に関連する認知の歪みの減少と特に密接な関係がある。Linehan（1993a）は、**真実の種**の発見を含む認知的妥当性確認の一型としてこの戦略を描写している。治療の早期にこの戦略を使用することは、いくつかの理由で、**負担感の知覚**に挑戦するのに特に効果的であると考えられる。第1に、真実の種を認めることは、クライエントが強固に思い込んだ、しかし歪んだ信念から解き放されるのに必要な量の妥当性をもたらすだろう。第2に、治療の早期に**負担感の知覚**を完全に取り除くことは不可能だが、これらの知覚の強さが減るだけでも人の命を救うことになる。「私はボーイフレンドの重荷になっている」という発言は、様々な真実の種と関係していよう。例えば、治療者は、クライエントが「私は、気持ちの面では重荷になっていると思いますが、同時に、他の点では二人の関係に貢献しているとわかっています」といった結論に達せるよう支援できるであろう。また別の例は、「私は仕事がなくて、だから今は経済的に二人の関係に貢献していないけれど、でも同時に、家事をしたり彼に私が愛していると示すことで、二人の関係に貢献しているわ」という結論に誘うことができるかもしれない。自殺の対人関係理論によれば、弁証法的行動療法の戦略がクライエントの**負担感の知覚**を減らすほど、自殺願

望も消えていくのである。

　弁証法的行動療法のスキル・トレーニング・グループで教わる多くの行動的スキルは、**所属感の減弱や負担感の知覚**を治療標的にする際に有効である。例えば**反対の行動**は、**所属感の減弱**に対抗するために用いられる感情調節スキルである（望まない、あるいは役に立たない感情状態を変化させるために用いられる）。このスキルには2段階ある。第1段階は、どんな**行動衝動**を感情状態が作るのかを見つけ出すことである。例えば、悲しみや抑うつに共通する行動衝動は、他者からの引きこもりである——つまり**所属感の減弱**をもたらす行動である。第2段階は、行動衝動と**反対の行動**をすることである。このスキルについてのクライエント用パンフレットは、抑うつ的あるいは悲しんでいるクライエントに「活動しなさい、接近しなさい、回避してはいけない、能力や自信を感じられることをしなさい」と指示している（Linehan, 1993b, p.161）。この指示に従うことで、クライエントは、ソーシャル・サポートのネットワークに参加することや、自己効力感や達成感を促進する活動を行うことが動機づけられるであろう。反対の行動をすることは、**所属感の減弱**や**負担感の知覚**に対して強力な対応策として機能するであろう。

　肯定的な経験を積むことは、もうひとつの中核的な感情調節スキルである。このスキルは行動活性化を促すための具体的かつ単純な方法を含んでいる。弁証法的行動療法の技法マニュアル（Linehan, 1993b）には、176の楽しい活動がリストアップされている。まったく気乗りしないクライエントでさえ、このリストには楽しいことや試す価値のあることは一切載っていないと主張することは難しい。このスキルの可能性を最大化するために、治療者とクライエントは所属感を促進させ（例：集団で歌う、手紙を書く、友達とランチをする）、**負担感の知覚**を逆転させる（例：誰かに贈り物をする、誰かの話を聞く、ボランティアをする）可能性の高い活動を選択できる。

　専門家による弁証法的行動療法とコミュニティトリートメントを比較した臨床試験を振り返ってみると、弁証法的行動療法群のクライエントの自殺企図率は半分だった。これは弁証法的行動療法の治療者が自殺願望を減らすだけでなく、**身についた自殺潜在能力**の表出を抑止する戦略を用いたために生じたと考えられる。例として、弁証法的行動療法のセッション中あるいはセッションを通して用いられる治療階層が挙げられる。常に最初の治療標的は、生命の妨げ

になる行動である。実際には、患者と治療者が一緒に取り組む第1の治療標的（治療の第1到達点）が、自殺行動や非自殺性自傷を除去することである。セッション内では、自傷と自殺のリスクを評価して取り組むことが、他の治療目標よりも優先される。自殺の意図のない慢性的な希死念慮を扱うことで、希死念慮を引き起こすと予測される生活の質の問題への対処が除外されてしまうので、最優先事項としてはここまでは拡張しない。自殺の対人関係理論の観点からすれば、弁証法的行動療法での自殺行動を優先するという明確な順位づけは、**身についた自殺潜在能力**の表出が抑止されるまで、他の治療作業を進めることはできないことを意味する。弁証法的行動療法では、セッションと次のセッションの間に治療者がクライエントに電話をかけ、自殺行動や自傷行為を行うのではなく、むしろ習得したスキルの使用を促進させることによって、この目標の実現可能性が強化されている（セッションと次のセッションの間のやりとりに関する議論は第5章）。

弁証法的行動療法が**身についた自殺潜在能力**の表出を抑止するメカニズムは、刺激誘発的な経験に関与することを踏み留まらせると同時に、計画的問題解決をするよう奨励するという戦略を使用することにあると私たちは考えている。弁証法的行動療法の治療者が用いる戦略は、非機能的な行動を見出し、問題を解決して否定的な結果をもたらさないための、より適応的な行動を定めるために、連鎖・解決分析（chain and solution analysis）を行うことである。クライエントが自殺行動や自傷行為をした際には連鎖分析を行い、時系列に沿って出来事に関するあらゆる詳細について検討を行う。引き金となる出来事から始めて、治療者と患者は連鎖の各々のつながりに沿って検討を続けるが、そこには自傷に至る思考、感情、行動を含める。Linehan（1993a）によれば、これは「非常に詳細」（p.258）に行われる。そうすることで、患者の行動には原因と結果があり、それらは患者のコントロールのうちにあることをクライエントに教える。この種の**必然的思考**（A. L. Miller et al., 2007）を、自殺行動といった、心の痛みから逃れるために使用される衝動行為を抑止するために教える。「連鎖のつながり」（Linehan, 1993a, p.259）を見つける能力は、クライエントが心の痛みに対して衝動的に反応せず、落ち着いて健全な方法を選択するのに役立つと考えられる。短期間でみれば、心の痛みをマネージメントするための（自殺行動以外の）代替解決法を提供することによって、**身についた自殺潜在能力**

の表出を抑止することができる。長期間でみれば、衝動的反応が弱まることによって、疼痛と刺激誘発的出来事に暴露されることが減り、そのため**身につ****いた自殺潜在能力**に対する慣れとその強化を予防できる。

　問題行動の連鎖分析を行ってから、治療者とクライエントは、自傷ではなく一層適応的でスキルに富んだ行動パターンを考案し、解決法の分析を完成させる。弁証法的行動療法のクライエントはスキル・トレーニングで数々のスキルを教わるのだが、それは解決法の分析に用いることができるし、用いられるべきである。特に自殺行動のマネージメント――と**身についた自殺潜在能力**の抑止――に適用可能な2つのスキルは、マインドフルネスと苦痛耐性スキル（distress tolerance skills）である。マインドフルネスのスキルは禅の伝統を基本としており、クライエントが評価的にならずに自分の思考、感情、経験を観察したり述べたりして、必ずしも行動に出ないよう教えている。マインドフルネスは、クライエントが苦痛な状況や感情から距離を置き、反応する前に小休止することを教える。マインドフルネスは、衝動性の中和剤として考えることができ、**身についた自殺潜在能力**の表出を抑止するのであろう。苦痛耐性スキルは、クライエントが状態を悪くせずに危機を乗り越えるための具体的な方法である。自殺行動や自傷をすることは、事態を悪くする一例である。自己鎮静化が苦痛耐性スキルの例であり、そのスキルは快く無害で感覚的な経験をすることであり、苦痛な感情というよりもこれらの体験に注意を向けるようにする。よい香りのするキャンドル（嗅覚）、バブルバスに入ること（触覚）、お茶を飲むこと（味覚）、星を見ること（視覚）、あるいは穏やかな音楽を聞くこと（聴覚）などがその例である。苦痛耐性スキルによって、苦痛な精神状態から一時的ではあっても、安心感が提供され、クライエントに感情統制の戦略として自殺あるいは自傷行為をさせない――それによって、**身についた自殺潜在能力**を強化しうる行動を予防できる。また自己鎮静化の体験は、疼痛と刺激誘発的なものの対極にあり、**身についた自殺潜在能力**について治療効果がある可能性が高い。

　このセクションでは、弁証法的行動療法のクライエントが1年間にわたる集中的スキル・トレーニングを経て教わるいくつもの行動スキルの一例を挙げたにすぎない。ほとんどすべてのスキルが危機介入戦略に使用可能なことから、自殺行動の治療で弁証法的行動療法が奏功するのは、**所属感の減弱**や**負担感の**

知覚を減少させるスキルや、**身についた自殺潜在能力**の表出や強化を制止するスキルをクライエントが使用することに一部起因するという作業仮説を私たちは考えている。自殺の対人関係理論を理論根拠として考えてみると、弁証法的行動療法は生命を脅かす行動をまずもって優先的に治療しようとすることで、**身についた自殺潜在能力**の表出と発展を抑止する機能を果たすであろう。さらに自殺の対人関係理論から、強固に抱いた**負担感の知覚**や**所属感の完全な欠如**といった状態が自殺願望を引き起こしやすく、加えて**身についた自殺潜在能力**よりも修正しやすいため、弁証法的行動療法の治療者がこれらを生命を脅かす行動の範疇に含めることは有益であろうと考えられる。

(2) 認知療法

認知療法の創始者である精神科医 A. T. Beck は 1960 年代後半に、思考の問題が多くの心理的障害の根底にあるという仮説に基づいた治療法の開発を示唆した心理学モデルを発展させた（総説は J. S. Beck, 2005）。特に認知的偏りは歪んだ思考を引き起こすが、それは極端な一般化や将来予測といった認知的誤りの形式をとっている。これらの認知的誤りは、非機能的な仮説（例：「もし他人の前で話したら、嘲笑される」）や、自己に関する中核的信念（例：「私は最低の人間だ」）によって増大する。J. S. Beck（2005）は、**認知行動療法**という用語は標準的認知療法（認知モデルに基づいた治療）と認知療法に行動の技法を結びつけた治療を合わせた包括的用語であると述べている。このセクションでは、弁証法的行動療法などの認知行動療法的治療と区別するために、焦点が認知的な治療（A. T. Beck の標準的な認知療法や伝統的な Beck のアプローチから出発したもの）を認知療法的治療と呼ぶ。認知行動療法的治療のほうは、特別な行動的スキル・トレーニングを含み行動的技法により重きを置いている。

様々な形式の認知療法が本書の第 1 章で述べた五大精神疾患の治療とマネージメントに有用であることが、臨床試験で示されている。それらは、大うつ病性障害（Butlre, Chapman, Forman, & Beck, 2006; Gloaguen, Cottraux, Cucherat, & Blackburn, 1998）、双極性障害（Lam et al., 2003）、神経性無食欲症（Pike, Walsh, Vitousek, Wilson, & Bauer, 2003）、統合失調症（総説は A. T. Beck & Rector, 2005）、境界性パーソナリティ障害（Davidson, Norrie, et al., 2006; Davidson, Tyrer, et al., 2006）である。自殺の危険のあるクライエントの治療にとって、

これらの治療は有用な手段になりうる。主要診断を治療標的にし、**負担感の知覚、所属感の減弱、身についた自殺潜在能力**を修正できる治療法は、自殺行動の予防に役立つはずである。自殺行動を治療標的として特定した認知療法パッケージも開発されている。そこで、自殺の対人関係理論の観点から、手短にこれらの治療法の検討を行おう。

　Brown et al.（2005）は、印象に残る臨床研究を行っている。直近に自殺企図を行った成人サンプルにおいて、A. T. Beck のモデルを用いる短期間（約 10 セッション）の認知療法が自殺企図の予防に効果的であることを報告している（A. T. Beck, 1976; Berk, Henriques, Warman, Brown, & Beck, 2004）。具体的に言えば、認知療法を受けたクライエント群では、通常のケアを受けたクライエント群と比較して、18 ヶ月間の追跡期間中に自殺企図をする可能性が 50% 低かったのである。自殺企図への認知療法（Berk et al., 2004）は、一般的な認知療法の原則を今後の自殺企図予防という特別な目標に適用している。標準的な認知療法とは対照的に、この修正は特定の精神障害を標的とはせず、治療で取り上げられるあらゆる素材が過去の（あるいは潜在的に将来の）自殺企図と関連づけて議論される。一般的な認知療法の原則を理解することと、それを使用する能力があることの両者が、この治療を行うには不可欠である。したがって、臨床家は J. S. Beck（1995, 2005）の *Cognitive Therapy: Basics and Beyond* ならびに *Cognitive Therapy for Challenging Problems: What to Do When the Basics Don't Work* という認知療法技法とセッションを構成する原則に関する 2 冊の書籍を参照するとよい。

　自殺企図に対する認知療法は、3 つの治療段階（治療の概観と事例提示については Berk et al., 2004）がある。青年期の患者への治療方法もある（Henriques, Beck, & Brown, 2003）。第 1 段階は 4 つの主な目標があり、(a)患者を治療に参加させる、(b)危機計画を立てる、(c)認知モデルを教える、(d)治療目標を立てる、である。Berk et al.（2004）は、この治療を実施する際、治療への出席を促すために普通以上の努力を要すると述べているが、これらの努力はクライエントが治療に充分参加するために不可欠と思われるからである。また、それにはクライエントに次のセッションを思い出してもらうために電話を掛けることも含まれている。自殺の対人関係理論のレンズを通して見れば、これらの努力が一時的な所属感の源として機能するようになり、それはおそらく成功に寄与

しているのであろう。

　治療目標を立てる際は、問題解決的アプローチをとる。治療者とクライエントは一緒になって、直近の自殺企図をもたらしたクライエントの生活上の問題を考え、それを表にする。そうすることで、治療者はクライエントがこれらの問題と自殺企図との関連を理解するのを助け、そして、クライエントには不適応的な努力ではあったが、問題対処のための努力として自殺行動を概念化するよう教えるのである。これにより、治療者とクライエントが、問題を対処するための、より適切な方法、つまり希死念慮に依拠して行動するのではない方法を一緒に編み出すことが可能になる。この段階で、**所属感の減弱**や**負担感の知覚**（社会的孤立や失業）に関連する重要な役割上の問題があれば、それが自殺衝動や企図に関与していることを強調することも、私たちの理論からは示唆できる。認知療法の目標のひとつは、クライエント自身が認知療法家として機能できるように援助することなので、このタイプの特に致死的な性質の問題をクライエントに警告することは、ある種の警告システムが適切に導入されることによって、自殺企図を予防するのに役立つであろう（例：もし**所属感の減弱**があるならば、危機計画を引き出す）。

　第1段階で、治療者はまた認知的概念化を発展させ始める。これらの概念化は標準的な認知療法ではクライエントに焦点を当てるが、この治療においては、概念化は自殺企図に焦点を当てる（例：自殺企図の前に活性化していた自動思考や、中核的信念）。この課題を達成するには、自殺企図についてかなり詳細に（弁証法的行動療法における連鎖分析を行うのと同様の方法で）クライエントに描写させる。第1段階では、危機計画も作成する（第3章）。自殺の対人関係理論の枠組みで考えれば、この概念化において**負担感の知覚**や**所属感の減弱**という主題と関連した認知を優先することや、危機計画で所属感や社会的効力感を増大させる手段を具体化することが賢明であろう。

　治療の第2段階は、認知再構成や行動的技法を用いて自殺行動に深い焦点を当て、ここにはコーピング・カードの作成や希望の道具箱の組み立て（本書第3章）、行動的コーピング・スキルを教えることなどが含まれている。この治療法では、コーピング・カードは危機計画とは異なり、セッション内で行われる認知再構成の作業を、クライエントが自殺衝動を経験しそうな状況に般化させるために使用される。自殺企図に関連する中核的信念は、小さな財布サイズ

のカードに記入されており、クライエントと治療者によって作り上げられた適応的な反応もそれに添える。Berk et al.（2004）はコーピング・カードの例を提示していて、それは自殺の対人関係理論の原則をどのように認知療法に統合するかが説明されている。「私は重荷になっている」という自殺に関連した中核的信念には一連の適応的反応が続いているが、そのなかには「もし私の愛する人が病気に罹っても、私はその人を重荷とは思わない」（p.276）というものも含まれている。コーピング・カードには、（危機計画から抜粋された）次のような教示も含まれる。「もし自分を傷つける衝動をコントロールできないのならば、救急病棟（電話番号）、自殺危機センター（電話番号）、あるいは911に電話する」。

　この段階では、これらの認知的技法に加えて、苦痛に耐えるための行動的技法も教える。これらの技法には、気晴らし、自己鎮静化、激しい感情が一過性であることへの焦点化、リラクゼーション、身体感覚（例：氷を握る）への焦点化がある。クライエントにとって有用だと思われる技法は、危機計画に追加される。自殺の対人関係理論のレンズで見ると、これらの行動的技法は**身についた自殺潜在能力**を抑止し、そして弱める可能性がある。私たちの見解では、これらの技法は弁証法的行動療法の苦痛耐性スキルの「最良な」サンプルを代表しており、長期間の弁証法的行動療法に適さないクライエントに1回の認知行動療法を提供するのも一法であろう。

　最終段階は、標準的な認知療法では再発予防に焦点が当てられている。しかし、この治療法では再発予防にひねりを利かせてある。直近の自殺企図前の状況を再構成するために、イメージの導入が行われ、患者は自殺企図の代わりに治療で身についたコーピング・スキルを使っている場面をイメージする。また、クライエントは自殺衝動に至りそうな将来の状況をイメージし、そこでも適応的コーピングをしている場面をイメージする。クライエントが適応的コーピングをイメージできないなら、これは追加のスキル指導が必要である指標と見なされ、その場合には追加のセッションが提供される。この技法は、**身についた自殺潜在能力**を利用する可能性を減らす方法として機能するであろう。自殺計画をリハーサルする代わりに、クライエントは適応的行動をすることをかなり詳細にイメージするよう促される。自殺潜在能力を消すことはできないが、同程度に強い適応的能力の創出は、自殺の危機が存在する場合に、治療ス

キルの使用を促進させるであろう。

　標準的認知療法のプロトコルを境界性パーソナリティ障害の治療に適用することも、臨床試験で試されている（Davidson, Norrie, et al., 2006; Davidson, Tyrer, et al., 2006）。こうした研究の著者は、境界性パーソナリティ障害のための他の治療（例：部分入院や弁証法的行動療法）と比べると、この治療法は治療者にとってあまり集中的な治療ではないと報告している。この治験では、クライエントに30回の個人認知療法セッションが1年にわたって提供され、さらに1年の追跡調査も行われた。治療内容を説明しているマニュアルは、役に立つ（Davidson, 2007）。通常の治療と比較して、認知療法では自殺行動も入院治療の頻度もどちらも減らすのに効果的であった。

　自殺行動を標的とした認知療法について報告しているこれら2つの臨床試験は、修正された認知療法のプロトコルが自殺の危険のあるクライエントを治療する手堅い選択肢であることを示唆している。前著『自殺行動の取り扱い（*Treating Suicidal Behavior*）』（Rudd, Joiner, & Rajab, 2001）で、私たちは、自殺の危険のある患者に認知再構成のスキルを教える一般的なアプローチについて説明した。練習を積めば、クライエントはこのアプローチを簡単に思い出すことができる。このアプローチは頭文字を取ってICAREと表される。それは、このアプローチを危機的状況や感情が高ぶっている時に用いる際の特徴を示している。クライエントは自殺の危険のある時に生じる思考を同定し（*I*dentify）、思考を認知的歪みにつなげ（*C*onnect）、思考の妥当性を評価し（*A*ssess）、思考を再構成し（*R*estructure）、新しくてより正確で役立つ思考を実行する（*E*nact）ことを教わる。私たちの理論の文脈では、クライエントが**所属感の減弱**や**負担感の知覚**という主題に関連する思考に焦点を絞るよう教える。再構成された思考を実行に移すということは、社会的つながりや他者への寄与を促進させる活動、例えば友達とランチに行くことや地方の動物シェルターでボランティアすることなどを含む。

　自殺の危険のあるクライエントに認知再構成を行うもうひとつのアプローチは状況分析（Situational Analysis: SA）であり、臨床家が自殺の対人関係理論のすべての側面を標的とすることを可能にするものである。この技法は、慢性うつ病の治療法である認知行動分析システム精神療法（Cognitive Behavioral Analysis System of Psychotherapy: CBASP; McCullough, 2003）の基礎をなしているもの

である。*New England Journal of Medicine* で発表された大規模な臨床試験（Keller et al., 2000）で、認知行動分析システム精神療法は慢性うつ病に対する効果的な治療法であることが示されている。状況分析は、クライエントが問題解決や苦痛な感情のマネージメントに向けたアプローチにおいて、目標指向的で計画的であることを教え、したがって**身についた自殺潜在能力**を標的としている。クライエントは自分の思考や行動の実用性を検討することも教わるので、治療者が**所属感の減弱**や**負担感の知覚**を目標とすることが可能になる。自殺の危険のある患者へ状況分析を使うアプローチについては、本章の後半で詳細に説明する。

　認知療法の問題解決志向は、自殺企図の反復率を減らし（Salkovskis et al., 1990）、希死念慮も減らすこと（Rudd, Rajab, et al., 1996）が報告されている。後者の介入に関しては、スキルの欠陥——特に問題解決スキルの欠陥——を補うことで治療が作用したと思われる（Wingate, Van Orden, Joiner, Williams, & Rudd, 2005）。私たちは、前著で、自殺の危険のあるクライエントに問題解決スキルを教えるためのアプローチを説明した（Rudd et al., 2001）が、ここで簡潔にこのアプローチについて見直してみる。このアプローチは Nezu, Nezu, and Perri（1989）によるうつ病の問題解決療法から作られている。このアプローチの目標は、問題解決に向けた構造化された方法論的なアプローチをクライエントに教えることによって、問題解決スキルにおける弱点を補強することである。クライエントは、問題の同定と評価、そして自殺以外の解決法を追求することに関する6つの逐次段階を教わる。これらの6段階とそれらを実行するためのアドバイスが、クライエントがそれらに従うことが可能な問題解決コーピング・カード（図4-1）に落とし込まれている。時間をかけてこのアプローチをストレスフルな状況で徹底的に使用することは、衝動的反応を減らし、その結果、**身についた自殺潜在能力**に対抗しやすくなる。

　他の介入法で、衝動的コーピングを減らす方法として特に期待できるものは、マインドフルネス認知療法（mindfulness-based cognitive therapy; Segal, Williams, & Teasdale, 2001）である。もともとマインドフルネス認知療法は、反復性うつ病と診断されたクライエントの再発予防の補助治療として発展した。グループ・スキル・トレーニングコースとして考案され、マインドフルネス認知療法は臨床試験で、過去に3回以上のうつ病エピソードを持つ寛解期のクライ

第1段階：**問題を明らかにしましょう**　　問題を1行に要約しましょう。もし複数の問題があるなら、今現在、最も重要なものを1つ取り上げましょう。もし問題が大きすぎるようなら、それぞれわかるような3つの部分に分けましょう。そして解決する必要性の高い順番に並べましょう。

第2段階：**あなたの目標を定めましょう**　　目標を書き留めましょう。近い将来、何を達成することを望みますか。長期的に見るとどうですか。もし目標が定まらないならば、問題をあまり明らかにできていないのかもしれません。第1段階に戻って、再び明確にしてからもう一度取り組みましょう。

第3段階：**代替案を考えましょう**　　代替案をいくつ思いつきますか。この時点ではまだどれがよいかの判断をしません。できるだけ多くの代替案を思いつくだけで結構です。もし困難であれば、あなたにとって大切な人やこれまであなたの生活で責任を持った人と一緒に、取り上げた問題について慎重に検討しましょう。

第4段階：**代替案を検討しましょう**　　さて、挙げた代替案の検討にかかりましょう。次の質問を自分にしてみましょう。「決めたことを、現実的にできるだろうか」、「自分で選んだ選択肢を実施するのに、何が必要だろうか」、「どれほどの時間、体力、努力が必要だろうか」、「私の価値観と一致しているだろうか」、「私、家族、友達に、現時点で、また将来的にどんな影響があるだろうか」。

第5段階：**実施しましょう**　　最もよい代替案を選び、実施しましょう。ご自身に簡単な質問をしましょう。「選んだ選択肢を行うのにどんな段取りが必要だろうか」、「一人でできることはあるか、誰か他に援助が必要だろうか」。

第6段階：**最初の努力を評価し、やり方を修正しましょう**　　事態はどう変わりましたか。うまくいきましたか。そうでなければ、何が悪かったのでしょうか。（もしうまくいかないなら）再挑戦するために、この最初の努力から何が得られたのでしょう。何か得たことがあれば、もう一度第4段階に戻り、再挑戦しましょう。そうでなければ、第1段階から始めましょう。結果にかかわらず、2つのことを念頭に置きましょう。まず、あなたが難しい問題を解決しようと積極的に取り組んでいること、もうひとつは、あなたが衝動的に行動していないことです。

出典：*Treating Suicidal Behavior: An Effective, Time-Limited Approach*（p.236）, by M. D. Rudd, T. E. Joiner Jr., and M. H. Rajab, 2001, New York: Guilford Press. Copyright 2001 by The Guilford Press, 許可を得て再掲。Reproduced by permission of Guilford Publications, Inc., New York through Tuttle-Mori Agency, Inc., Tokyo.

図4-1　問題解決コーピング・カード

エントにおいてうつ病エピソードの再発や反復のリスクを減らすことが報告されている（Teasdale et al., 2000）。治療は、クライエントに思考や感情と関係のある新たなやり方を——マインドフルネスを使って——教えるように編集されており、うつ病エピソードへと急速に悪化するのを防ぐことができる。標準的な認知療法と対照的に、マインドフルネス認知療法のクライエントは、自分の考えを変化させることを教わらない。むしろ、自分の思考を思考として、感情を感情として中立的に観察することに強調点が置かれている。これは文字どおり、思考は事実あるいは自己の構成物として解釈されないことを意味している。感情は自己を定義するものではなく、また必ずしも行為を必要としない一時的な状態として見なされる。反復性うつ病患者では、軽い不快気分さえもが思考パターンを抑うつ状態の特徴へ賦活させてしまい、そのため彼らは再発に対する脆弱性を高めてしまうというのが治療の前提である。マインドフルネスは、不快な気分や否定的な考えと対峙する様々な方法をクライエントに教えるように考案されており、その方法は、否定的な気分や考えの反応を減らすことによって、うつ病のサイクルを阻止するのである。

　マインドフルネス認知療法は、自殺行動にも適用されている（Williams et al., 2006）。自殺の危険性があったがそこから回復した人は、**自殺モード**に逆戻りすることが懸念されており（Rudd et al., 2001）、希死念慮は、関連した思考・感情・状況によって容易に引き起こされる。自殺行動に適用されるマインドフルネス認知療法は、自殺の危険性があったがそこから回復した人々に、希死念慮が再度現れた際にこれまでとは異なる方法で対応するように支援できるよう構成されている。マインドフルネスをもって希死念慮と向き合うというのは、自己や希死念慮に基づいた行動について否定的に判断することなく、希死念慮を観察するという意味である。この治療法では、焦点が希死念慮そのものにあるのではなく、希死念慮も含んだすべての心理的体験についてマインドフルネスをもって対応することにある。本書執筆の時点で、このアプローチの臨床試験は進行中である。この治療は自身の思考への非評価的気づきを強調することから、おそらくこの治療法は、**所属感の減弱**と**負担感の知覚**とどのように対峙するかを自殺の危険のある人に教え、そこからいくらかの痛みを和らげうるであろう。この治療法は、クライエントに自分の思考から距離を置き、その考えに反応する前に小休止を取ることも教える——**身についた自殺潜在能力**を低下

させ始める——ことのできるアプローチである。

　まとめると、自殺の危険のあるクライエントの治療に際して、認知療法は賢い選択肢であり、**所属感の減弱**や**負担感の知覚**といった課題に関する認知を治療標的にする際には、特にそうと言える。加えて、計画的で目標指向的な認知療法の方法は、自殺の危険のある人が**身についた自殺潜在能力**に対抗可能な、衝動的でない問題解決のアプローチを内在化するのを支援できると思われる。マインドフルネスな課題を標準的認知療法のプロトコルに取り入れるマインドフルネス認知療法などの介入方法が特に有望であるのは、自殺の対人関係仮説からすれば、これらの介入方法が**身についた自殺潜在能力**を直接的にその治療標的にするからである。自殺の危険のあるクライエントの治療に当たって、このセクションで説明した治療法を、補助的治療法（*DSM-IV-TR*［American Psychiatric Association, 2000］診断を治療目標とする治療）として、あるいは長期間の治療が不可能またはその意思のないクライエントにとって、単一セッションで成立する治療法として（これらの治療は比較的短期で時間制限的であるため）使用することができる。

(3)　対人関係的精神力動的治療

　自殺の対人関係理論が自殺願望の原因として対人関係的要因に強調点を置いていることを考えると、対人関係に焦点化した治療は**所属感の減弱**や**負担感の知覚**を治療標的とする態勢が特に整っていると考えられる。対人関係療法はそのような治療のひとつであり、これまで見事なほどの実証的支持を得ている。対人関係療法はもともと大うつ病性障害の治療のために考案されたが、他の疾患や問題に対しても効果的で、そこには気分変調性、神経性大食症、双極性障害（社会的リズムを伴って用いられるのは、対人関係の社会リズム療法という手法である）、HIV陽性クライエントの抑うつ、うつ病のクライエントの夫婦不和が含まれている（総説と治療の実践的情報についてはWeissman, Markowitz, & Klerman, 2000）。

　対人関係療法の内容が、神経性大食症の症状そのものに対しては最小限の調整をするだけであるという事実は、神経性大食症にこの治療法を適用することへの好奇心をかき立てられる。というのは、大部分の臨床試験において、対人関係療法が、摂食症状に特別働きかけなくとも、神経性大食症の症状に特別焦

点化した認知行動療法の進め方同様に有効だった（Fairburn et al., 1991; Fairburn, Jones, Peveler, Hope, & O'Connor, 1993）からである。これらの意外な知見は、私たちの自殺モデルのレンズを通してよく考えると、（依然として興味深いものではあるが）あまり驚くべきものではなくなる。神経性大食症のむちゃ食い・排出症状は、自殺行動と同様の心的機能を果たす、すなわち、健康的な感情調節戦略が欠如した苦痛な心理状態からの避難手段なのである（自殺の逃避理論について Baumeister, 1990。むちゃ食いの逃避理論については Heatherton & Baumeister, 1991）。私たちの理論からすると、摂食障害の患者や自殺の危険のある患者が逃避を試みている苦痛な心理状態は、**所属感の減弱**と**負担感の知覚**である。対人関係療法が神経性大食症に効果的なのは、おそらくその治療法がクライエントの**負担感の知覚**や**所属感の減弱**をマネージメントして減らすことに役立ち、むちゃ食いと排出といった感情調節戦略の必要性も減らすからであろう。

対人関係療法では、4つの主な問題領域、つまり役割の変化、悲哀、対人関係の役割上の不和、対人関係上の孤立のうちいずれかをまず特定する。治療者と患者は、患者のうつ病に最も影響を与えている最大要因と思われる領域を選び、その領域に焦点を当てる。とりわけ、これら各々の領域は**所属感の減弱**や**負担感の知覚**に焦点を合わせている。例えば、対人関係の役割不和は関係性の問題とかかわっているが、なぜなら、人間関係のパターン（例：夫婦間の関係性）の間でお互いに異なる期待があるからである。この場合、ストレスの多い相互交流がその関係性を特徴づけている。これが生じた時——つまり関係性がケア支援の源でなくなった時——、もはや最高水準の所属感は提供されなくなる。治療を通してこれらの不和を解決することが、患者の所属感を増加させるのである。

脊髄損傷のため麻痺が残存しているうつ病の患者で、治療のため来院した者を考えてみよう。この患者は、現在24時間体制で自分をケアしている「家族成員の重荷になっている」と訴えている。彼女は、「私が自動車事故で死んだら、みんな幸せだ」と言っている。治療者は、役割の変化の領域に焦点を当てることを選択し、とても困難な人生の転換の舵取りを患者ができるよう援助することを目標とする。治療者は、**負担感の知覚**を減らすために、家族に与えた彼女の怪我の衝撃について、よりバランスの取れた見方を患者が見つけられる

ようにする。そして、対人関係療法の過程が終わった後、患者は次のように述べている。

> 私が怪我をしたことで家族にたくさんの仕事ができてしまい、みんなを悲しませてしまいました。でもこれは、私が家族の重荷だということにはなりません。みんな私をとても愛してくれています。私は、自分が生きていて、みんなに愛していますと伝えることで、今でも家族の幸せに貢献していると思います。

治療者は、家族やコミュニティにさらに貢献可能な具体的方法を見つけるべく患者と作業をすることもある（例：オンライン大学に登録する、権利擁護組織に参加する）。

対人関係療法では、**所属感の減弱**と**負担感の知覚**を治療標的にすることが簡単にできることに加えて、もうひとつの潜在的な利点は、治療者とクライエントが対人関係の問題領域をひとつだけ選び、それに集中し続けることが求められることである。そして――ここが肝心であるが――問題領域の選択が終わった後に他のストレッサーがクライエントの生活に浮かび上がったとしても、治療者とクライエントは自身で選んだ治療の道筋から逸れることはない。対人関係療法のこの側面が、クライエントと治療者がもし絶えず焦点を変化させれば達成しえないであろう**所属感の減弱**や**負担感の知覚**（つまり治療目標）の改善における進歩を成し遂げることに役に立つのである。この治療側面はまた、間接的に**身についた自殺潜在能力**を目標にするメタメッセージ――見た目の大きなストレスや否定的感情状態がパニックや行動の急変の原因ではないという――を、クライエントに送る。人生は込み入っていて、ストレスに満ちている。これは予想可能なことで、警告の理由にはならない。言葉を変えれば、否定的な気分、喪失、失望、失敗を経験したとしても、それまでの流れに留まらねばならないのである。これは、ストレッサーに対する衝動的な反応や過剰反応に注意を促すメタメッセージであり、時間の経過とともに**身についた自殺潜在能力**を弱めるのであろう。

対人関係療法の比較対照試験で、自殺あるいは自傷行為の頻度を減らすことを示したものは（私たちの知る限りでは）存在しないが、うつ病に対する強力

で信頼性のある治療効果から、自殺の危険のあるうつ病患者（または神経性大食症患者）にとって、対人関係的精神療法は確実な選択肢であると考えられる。対人関係療法のそれ以上の利点は、治療について学習しかつ実施するのに役立つ、おびただしい数の効果の明らかな治療マニュアルが利用可能であることである。最新（本章執筆中の時点）のマニュアルは、Weissman et al. (2000) の *Comprehensive Guide to Interpersonal Psychotherapy* である。このマニュアルは、特定の集団や特定の障害についてマニュアル化された治療適用を提供している。

　対人関係に基づいたもうひとつの治療法である精神力動的対人関係療法もまた、自殺行動に対する治療効果が期待できる。精神力動的対人関係療法と認知行動療法の一形式を比較した Shapiro et al. (1994) の研究では、どちらの治療法もうつ病に対して同等に効果的であった。彼らは、精神力動的対人関係療法は「うつ病の主要な原因と見なされる対人関係の困難さを明らかにしたり解決する手段として、治療者・クライエント関係に焦点を当てる」(p.525) と述べている。精神力動的対人関係療法（入院患者のユニットに4セッション行う）と通常のケアを対比させる無作為化試験では、自殺行動に治療効果があることを示す証拠がいくらか見出されている（Guthrie et al., 2001）。治療終了後6ヶ月の追跡調査時点で、通常のケアを受けたクライエントと比較して、治療を受けたクライエントが報告した（追跡中の）自傷エピソード数は有意に少なかった。治療モデルは Hobson (1985) によって説明されており、治療マニュアル（Shapiro & Startup, 1990）も利用可能であると著者は報告している。治療関係で生じた**所属感の減弱**や**負担感の知覚**にセッションの焦点を当て、クライエントが学んだことを治療外の人間関係で般化できるように援助するのであれば、クライエントが自殺願望の表出を減らすことが、自殺の対人関係理論からは予測できる。

　おそらく同様の治療メカニズムが、精神力動的な部分入院プログラムがなぜ成功するかを説明するのであろう（Bateman & Fonagy, 1999, 2001）。境界性パーソナリティ障害の女性に対するこの治療プログラムは、長期間を要しかつ集中的である。治療効果を検討する研究では、患者を部分入院プログラムへの参加あるいは標準的精神科ケアに無作為に割り当てた。治療は18ヶ月続いた。研究では、治療終結後6、12、18ヶ月目に追跡評価のために、患者に連絡を取っ

た。その結果、治療は自殺行動の減少に効果があり、治療期間および追跡期間中の自殺企図数は、部分入院プログラム参加者のほうが有意に少なかった。

　治療は、どのように作用しているのだろうか。精神力動的対人関係療法研究の著者は、部分入院プログラムはいくつかの要素から成り、そこには週1回の精神分析的個人精神療法、週3回の精神分析的集団療法、週1回の「サイコドラマ技法に方向づけた表出的精神療法」(Bateman & Fonagy, 1999, p.1565) が含まれている、と報告している。治療環境にはクライエントとスタッフの治療場面以外の連絡も含まれ、境界性パーソナリティ障害の精神分析的モデルを基盤としている。著者らは、このモデルを、愛着の問題を障害の中核として概念化している。治療目標として2つの鍵となる概念があり、それは**分離の耐性とメンタライゼーション**を発達させることである。自殺の対人関係理論の枠組みから見ると、分離の耐性を増すことで所属感の減弱という概念を上手にマネージメントする能力（例えば、自殺企図をせずに孤独や孤立という感情に耐えること）をクライエントに与えるのであろう。

　メンタライゼーションは、他者との関係で自分自身について考える能力——より本質的には、外に現れた行動を観察する際、個人の心の状態を理解したり、他者の心の状態を理解する能力——を含むものである (Bateman & Fonagy, 2003, 2004; Fonagy & Bateman, 2006)。その概念を私たちなりに理解すれば、それは認知心理学者によってよく用いられる心の理論の概念と似ているように思われる。メンタライゼーションは児童期早期に——早期の愛着関係の文脈において——ケア提供者との相互作用を通して発達すると考えられている(Bateman & Fonagy, 2004)。ここに関与しているひとつの過程は、ミラーリングと呼ばれている。早期のケア提供者によってこれらの状態を正確にミラーリング（すなわち反射や反応）してもらうことで、子どもたちは自分自身の心の状態の理解を発展させるのである。「心を持った人として理解してもらえるということがどういうことなのか知らなければ、他者の心を理解することは難しい」(Fonagy & Target, 2006, p.547) ことから、不適切なミラーリングが健全な社会的発達を妨害し、愛着と感情調節の問題につながる、と上記の理論家たちは示唆している。

　メンタライゼーションが増加することは、自殺企図を予防しうるであろうか。**負担感の知覚**や**所属感の減弱**は、メンタライゼーションの誤り（他者の心

の状態の推論の誤り）として概念化が可能である。メンタライゼーションという治療技法が、クライエントがいなくなったほうがよいと他者は願っているというクライエントの歪んだ推論の修正に効果があれば、**負担感の知覚**は減少するであろう。同様に、他者がクライエントを気にかけていないという歪んだ推論を修正するのにこの技法が有効であれば、**所属感の減弱**も少なくなるだろう。Bateman and Fonagy（2004）は、メンタライゼーションの治療技法は健康的な感情調節を促進するので、衝動性を減らすことも示唆しており、この可能性は、メンタライゼーションの技法が**身についた自殺潜在能力**の表出を抑止することも示唆している。手短に概観を行ったが、メンタライゼーションに基づいた治療は理論に基づく治療メカニズムを基本とし、有効性を示すデータも速報として出ていることから、自殺行動のための治療として有望であるといえよう。

(4) 青年期患者の治療

マルチシステミック療法（multisystemic therapy: MST）については、たいへん印象的な比較対照試験が行われており、入院治療に比較して1年後の追跡時点で自殺企図の頻度を減らす効果があると報告されている（Huey et al., 2004）。本書第2章でこの研究について論じたが、それは私たちが知る限りでは、協力者を無作為に入院治療あるいは外来心理社会的治療に割り当てた唯一の研究だからである。マルチシステミック療法治療群の44％が、外来場面でのマネージメントが不可能なほどの非常事態のために治療中に入院していることに言及するのは重要ではあるものの、この研究の結果は、自殺企図を減らすという点で、集中的外来介入が入院治療と少なくとも同等の効果を示していた。この研究の患者は、精神医学的非常事態（自殺行動、他害のおそれ、精神病性症状）のある青年と、彼らの家族あるいは保護者である。家族や保護者を含めることは、マルチシステミック療法のアプローチへの鍵である。治療は、クライエントのソーシャル・ネットワークを標的とするよう考案されており、家族やコミュニティに基づいた治療法である（Henggeler, Schoenwald, Rowland, & Cunningham, 2002）。この治療法は、もともと青年期の反社会的行動を治療するために考案されたものである。この治療目標には十分な実証的基礎が蓄積しており、詳細なマニュアルが入手可能である（Henggeler, Schoenwald, Borduin, Rowland, & Cunningham, 1998)。この治療法は、青年期の患者を家庭外(例:精神科病院)に移動させなければならないほど重症の感情の問題も標的とするように拡大されており、詳細なマニュアルもまた入手可能である(Henggeler et al., 2002)。後者のマニュアルは精神医学的非常事態のマネージメントを論じており、ここには自殺行動も含まれている。

　青年は社会的文脈に埋め込まれており、この文脈こそが介入場所を提供するというマルチシステミック療法の前提は、自殺の対人関係理論にまったく矛盾しないものである。マルチシステミック療法の主な目標のひとつは、家族が青年の社会的文脈を変えることで、健康的な行動を支持し、不健康な行動はこれを抑制するように援助することである。例えば、この治療法の介入策のなかには、その青年が逸脱した仲間との関係から離れ、社会的に受け入れられる仲間との関係を促進するよう援助することが含まれている。このようにマルチシステミック療法は、青年の所属感を治療の対象としているのである。加えて、この療法では、家庭、学校、他のコミュニティの場面で治療セッションを行う。これらの治療者たちは家族と一緒に現場に出るが、それが治療関係のなかで共同作業やチームワークの感覚を養うような戦略なのである。したがって、そのような支援が治療以外から永続的に導入されるまでの間、マルチシステミック療法それ自体が、治療を通して家族の所属感の源として機能する。マルチシステミック療法は、それが青年の治療の妨げになっているのであれば、両親の問題についても実証的に支持された治療を提供する(例:両親の物質使用障害治療)。マルチシステミック療法は**負担感の知覚**を減らすのにも役立つであろう。例えば、自殺の危険のある青年の家族が、青年期の子どもに対して、彼らは家族の重荷になっている、あるいは家族に必要でないと感じていると(直接的あるいは間接的に)表現することが多い(すなわち「犠牲になった子ども[expendable child]」。Sabbath, 1969; Woznica & Shapiro, 1990)ことが研究で明らかになっている。マルチシステミック療法は、両親の精神症状を治療標的としたり、家族がコミュニティ・サポートを利用するのを支援することを認めている。両親の所属感を促進させ、子育てについて絶望しないようにすることで、マルチシステミック療法は、青年たちが親の生活上の不要なストレス要因であるという家族のコミュニケーションが、青年に伝わるのを減らすのであろう。さらに、青年の問題行動を減少させることは、今度は両親や保護者のストレスを減らすこ

とになる。したがって、青年の社会的文脈の全体性を治療標的とすることで、家族のストレスや**負担感の知覚**を促進させる条件が取り除かれるのである。

　情緒面での障害や精神医学的危機のある青年へのマルチシステミック療法の適用は、自殺行動と、特に**身についた自殺潜在能力**の発現を直接的に治療目標としている。Huey et al.（2004）は、マルチシステミック療法の治療者が自殺の危険のある青年の安全性を促進させる臨床試験において、忠実に守るべき原則のいくつかについて言及している。そのひとつは、家族が家庭内の安全を確認し、当該青年のモニタリング、特に仲間からの望ましくない影響に関するモニタリングを促進させることで、自傷手段へのアクセスを制限し、かつ予防することである。これらの安全策は、青年の**身についた自殺潜在能力**の発現を防ぐ手段を示している。マルチシステミック療法が反社会的行動の治療法として成功していることは、この治療法が、**身についた自殺潜在能力**をさらに増加させる疼痛と刺激誘発的出来事への青年の関与を減らすことも示唆している。

　マルチシステミック療法は、自殺の危険のある青年への有望な介入のように思われる。しかし、マルチシステミック療法では、一人の治療者が受け持つ事例数が少なく（4～6家族）、広範囲にわたってスーパービジョンやコンサルテーションを受けている。また、マルチシステミック療法は家庭外措置の危険性のない青年には推奨されていない。したがって、マルチシステミック療法はすべての治療者とすべてのクライエントに適するわけではないだろう。では、どうするべきか。複数の自傷エピソードの既往のある青年期に対するある集団療法の研究では、**発達的集団療法**（developmental group therapy）が通常の治療よりも将来の自傷エピソードの予防に効果的であることが見出されている（Wood, Trainor, Rothwell, Moore, & Harrington, 2001）。発達的集団療法とはなんだろうか。この治療法の著者は、弁証法的行動療法や認知行動療法、問題解決療法、力動的集団療法などを含んだいくつかの治療法が混ざったものであると述べている。発達的心理療法の治療マニュアルがないことで、臨床家がこの治療法を利用することが限定される。

　自殺の危険のある青年の治療にとってひとつの解決策は、この年齢群に対する弁証法的行動療法（前述）の修正である。青年期の患者に対してマルチシステミック療法や弁証法的行動療法を完全には実施できない場合、マルチシステミック療法の原則をできる限り多く取り入れられることによって、**所属感の減**

弱、負担感の知覚、身についた自殺潜在能力を治療標的にすることを、私たちは勧めている。例えば、実証的に検証されているペアレントトレーニング治療（Barkley, 1997）を用いることで、行動のマネージメントに関する養育能力を高められるであろう。このマニュアル化されたペアレントトレーニングの治療は、家庭で安全性が保障されていることを含んでいるのは明白である。現在のところ、自殺の危険のある青年を治療する場合、致死的手段への接近を取り除く必要性を特定して扱ったり、自殺行動や子どもたちのリスクのモニター方法について心理教育を提供することによって、治療効果を上げることができる。（利用可能な場合は）青年期の患者の疾患のために実証的に検証された介入の使用もできるし、（適切な場合は）薬物治療への紹介もよいだろう。自殺の危険のある青年の所属感を促進させること（例：放課後の活動を勧める）や、必要のない子であるとのメッセージを抑制する努力をすることで、家族のストレスを減らすことに焦点化すべきである。以降のセクションでは、私たちは認知行動療法の一形式であるセルフコントロール調節対人関係心理療法（self-control regulation interpersonal psychotherapy: SCRIPT）について述べるが、私たちの見解では、これは自殺の危険のある青年の親にも、自殺の危険のある青年にも直接的に使用できる介入法として有望である。

3　理論に基づいた自殺行動予防アプローチ

　前述した治療方法のすべては、自殺行動の治療として有望である。またこれら治療法すべての効果について、ある程度の実証的な根拠がある。すべての治療法が、**所属感の減弱、負担感の知覚、身についた自殺潜在能力**に対応する有効なツールを与えている。私たちの見解では、これらの治療法の多くは、自分が他者の重荷であり、かつ価値のある関係やグループに属していないというクライエントの信念を体系的に訂正して修正するので、効果があるのである。マインドフルネス、充分な計画性、感情と行動の調整を強調することで、これらの治療法は**身についた自殺潜在能力**の表出を抑止もするし、この**身についた自殺潜在能力**を強化する刺激誘発的な経験に携わることを妨げるのであろう。しかしながら、治療のなかには**身についた自殺潜在能力**という側面を（それだけというわけではないが）第1の標的とするようなものがある一方で、**所属感の**

減弱や負担感の知覚を第1の標的とするものもある。私たちの分析によれば、弁証法的行動療法は**身についた自殺潜在能力**を第1の（少なくとも初期に）標的とするが、一方、認知療法は**所属感の減弱**や**負担感の知覚**を第1の（少なくとも初期に）標的としている。マルチシステミック療法など他の治療法は、おそらく私たちの自殺行動のモデルのすべての構成要素を等しくその治療標的としているが、包括的であるため、大部分でないとしても多くの臨床家がそれらを実行できないであろう。以下はセルフコントロール調節対人関係心理療法（SCRIPT）という治療法の説明であり、前述の治療法の長所を取り入れている。つまり、私たちの自殺の対人関係モデルのすべての側面を強調し、教えたり学んだり実行したりしやすいものである。

SCRIPTは認知行動療法のひとつで、当初はパーソナリティ障害の治療として開発された（Cukrowicz & Joiner, 2005）。以降、対人関係の困難さ、感情調節の困難さ（気分障害を含む）、行動の調節異常（自殺行動と自傷を含む。Van Orden et al., in press）の治療を目標とした柔軟性のあるアプローチとして開発されている。3つの主要な原則はSCRIPT全体の基礎にあるが、とりわけSCRIPTを自殺行動へ適用する技法の根底をなしている。

(1) SCRIPT原則1：対人関係の問題が中心的な目標である

SCRIPTの第1原則は、対人関係の問題が多くの精神疾患の原因および結果であり、そのため治療介入の理想的ポイントであるということである。これは、SCRIPTのI（つまり対人関係interpersonalのI）に代表されている。自殺行動に関して、鍵となる対人関係上の治療目標は、周囲からの断絶や負担感の認知、ならびに拒絶、隔絶、対人関係の混乱、消極性といった可能性を増やす行動（**所属感の減弱**や**負担感の知覚**を促進させうる行動）である。

(2) SCRIPT原則2：治療動機づけが中心的な目標である

SCRIPTの第2原則と第3原則は、非常に関連している。第2原則は、クライエントが治療に取り組む動機づけがなければ、治療はうまくいかないということである。認知行動療法はかなり厳しい作業と努力を要するものである。治療では、喪失を深く悲しむこと、恐怖と対面すること、苦痛な感情を経験することが要求される。多くのクライエントにとって、治療は、役立たないのに強

固に抱かれた自己と世界に関する考え方を諦めることを含んでいる。そのため、多くのクライエントにとって、治療作業は本質的には動機づけされるものではない。これは効果的な治療（と治療者）は、クライエントが治療への動機づけを高め、維持できるように支援しなくてはならないことを意味する。治療が特に骨の折れるものであれば、クライエントと治療者にとって頑張るための多大なセルフコントロールが必要とされる。Baumeister, Heatherton, and Tice (1994) は、セルフコントロール（あるいは自己調節）を「自分自身の反応を変えるためになされる努力」と定義した (p.7)。治療の本質の一部は、他者が自らの反応（思考、感情、行動）を変えることを援助することである。これは、治療が効果的であるためには、クライエントが適切なセルフコントロールを実際に行うことが要求されるということである。

　治療のための動機づけを強化するために、SCRIPTは人の動機づけ理論である自己決定理論（self-determination theory; Ryan & Deci, 2000）を利用している。すでに述べたように、この理論は人間には3つの基本的な欲求、すなわち関係性、能力感、自律性が存在するとしている。内的動機と幸福感は、これらの欲求の充足によって促進されることも提唱している。SCRIPTは、前に述べた理由で自己決定理論を利用している。治療が成功するためには、クライエントが動機づけを蓄えられるよう援助する必要がある。自己決定理論の原則に関心を向けることは、治療の動機づけを促進させるひとつの方法を示している。クライエントの治療のための動機づけに関心を向けることは、SCRIPTの補助的な構成要素ではなく、必要不可欠な要素なのである。Sheldon, Williams, and Joiner (2003) は、治療者が動機づけを促進させるために治療期間中に自己決定理論の原則に注意を向ける方法について言及している。例えば、3つの戦略——相手の見方を理解すること、選択肢を与えること、論理的根拠を与えること——を使用することで、自律性を促進できる。これらの戦略は、クライエントのものの見方を認め、その正当性を確証すること、治療で起こりうることについて選択肢を与えること（可能なときに）、そして特に選択肢が限られている場合、治療で起こりうることに対する論理的根拠を与えることを含んでいる。

　SCRIPTは、動機づけ面接（motivational interviewing: MI; W. R. Miller & Rollnick, 2002）の技法を利用しており、もともと動機づけ面接は物質使用障害のある患者の物質使用行動を変化させる動機づけの強化に役立つように開発された

治療法である。動機づけ面接の技法の一例は、抵抗に巻き込まれ転がりながら進む（rolling with resistance）と名づけられている。この技法を使用する際には、治療者はクライエントに変化することを強要するのではなく、むしろ変化に対する抵抗をクライエントに照らし返すのである。このアイデアは、クライエントが自分が理解されていると感じ、そして自律的であると感じさえすれば、健康に対する自然な本能が生起し、それまであった変化に対する抵抗が減り、最終的には抵抗が消失するというものである。これらの主題は、本書第5章で詳細に述べる。ここでは、SCRIPT治療者が自己決定理論の原則に注意を向けることや、治療セッションを通して動機づけ面接の技法を用いることによって、治療動機づけを促進させるということを理解しておけば十分である。これは、全セッション中に治療を渋るクライエントの気持ちに集中することもあるが、もっと頻回には、一方で（最終的な変化を目指して）その一時点を受容することに焦点づけた動機づけの枠組みと、もう一方では、クライエントの変化に治療焦点を当てた認知行動療法の技法という二者の間を往復するものである。これは、受容と変化の間の弁証法に注意を向ける時に弁証法的行動療法の治療者が取るのと同様の姿勢である。自己決定理論の原則に応じた発言は、治療セッションを通して散りばめられてもいる。もしクライエントが、認知行動分析システム精神療法（CBASP）から応用した状況分析（situational analysis）（本章後半で議論するクライエントの変化のために用いる技法）を用いた治療を頑張ることが特に難しいのなら、クライエントの変化に焦点を当てた発言を始める場合に、必ず相手の見方を理解することに専念することもよい。

(3) SCRIPT原則3：セルフコントロールを増やすことが中心的な目標である

　SCRIPTの第3原則は、多くのクライエント、特に自殺行動をする人には、セルフコントロールに困難さがある——セルフコントロールを使用することに一貫性がなかったり、全体的にセルフコントロールが脆弱である——ということである。この原則がSCRIPTの省略形のSCR（self-control regulation）を表している。ここに、自殺の危険のあるクライエントの治療の努力目標のひとつがある。治療を成功させるには多大な動機づけが必要である。こうした動機づけを得るには、十分なセルフコントロールが必要である。自殺の危険のある人々はこの双方に欠陥があるのだろう。これらの困難さに打ち勝つために、クライ

エントが治療に専念し、そして治療から利益を得る可能性を増やし、セルフコントロールの発達を促すために、SCRIPT治療はセルフコントロールや動機づけに関する基本的な社会心理学の研究を応用しており、それによって**身についた自殺潜在能力**を直接弱めるのである。

　SCRIPTは、社会心理学者であるRoy Baumeisterとその共同研究者（例：Baumeister, Bratslavsky, Muraven, & Tice, 1998）が開発したセルフコントロールのモデルを利用している。自我の消耗に関する彼らの研究は、セルフコントロールが私たちの体の筋肉のように機能していると提唱している。長時間の身体的トレーニングの後は、筋肉は疲れて次のトレーニングをするのが困難になるが、同様のことが精神のトレーニング（例：セルフコントロールの活動）にも当てはまる。彼らは、当初のセルフコントロールを活動させると引き続くセルフコントロールの活動を損ねること、つまり精神の筋肉は消耗してしまっていることを示している。特にSCRIPTに関係しているのは、定期的にセルフコントロールという「筋肉」を運動させることによって、徐々にセルフコントロールが増大することも示している点である（Baumeister, Gailliot, DeWall, & Oaten, 2006）。SCRIPTの治療者は、状況分析の技法を用いて繰り返し練習することで、クライエントにセルフコントロールの「トレーニング」を提供しているのである。

(4) SCRIPTの鍵となる技法：状況分析

　状況分析(Situational Analysis: SA)は、日常生活状況の調査を繰り返して、そして極めて構造化した方法で精査する行動分析の練習方法である。状況分析は認知行動分析システム精神療法（Cognitive Behavioral Analysis System of Psychotherapy: CBASP; McCullough, 2003）から適用された技法で、それについてはすでに認知再構成技法の部分で簡潔に説明した。状況分析は、治療者が認知再構成技法やそれ以上のものを教えることを可能にする。状況分析が構造化されたフォーマットであることに加え、対人関係状況における行動と目標を同時に考えることによって、治療者とクライエントが状況分析をセルフコントロールのトレーニングとして使用することができる。そのアイデアは、繰り返し練習することで、セルフコントロールの筋肉が強化され、クライエントの対人関係や感情調節の成功の頻度が増すだろうというものである。自殺の危険のあるクラ

イエントにとって、これらのセルフコントロールを目指した目標は 2 つの要素からなっているが、それは、(a)治療の難しい作業を完遂するために必要なセルフコントロールをクライエントに与えること、そして、(b)行動上の衝動性を減らすことで**身についた自殺潜在能力**を抑止し、あるいはさらに減少させることである。

弁証法的行動療法の連鎖・解決分析（chain and solution analysis）に精通した読者は、状況分析とそれらの技法の類似点と相違点を考えることが役立つであろう。状況分析と連鎖・解決分析の両者は、特定の状況に関する詳細な分析と、クライエントが使用できたであろう適応的な認知と行動がなんであったかを検討する認知－行動的練習である。状況分析には 2 つの段階があり、それは誘導段階（elicitation phase）と治療段階（remediation phase）である。誘導段階は連鎖分析と似た治療的機能を果たし、一方、治療段階は解決分析に似た治療的機能を果たしている。しかしながら、状況分析技法は 2 つの鍵となる点で異なっている。つまり、(a)状況分析は出来事に関する全体的で時間的な連鎖の構成を含まず、また、(b)状況分析はその状況でのクライエントの目標（望ましい結果：本章で後ほど論じる）に中心的な役割を与える。

次に続く部分では、自殺の危険のあるクライエントに状況分析を行う手続きについて簡潔に述べることにする。さらに情報を得たい読者は、以下の資料を参考にすることを勧める：McCullough（2003）. *Treatment for Chronic Depression: Cognitive Behavioral Analysis System of Psychotherapy* および Driscoll, Cukrowicz, Reardon, and Joiner（2004）. *Simple Treatments for Complex Problems: A Flexible Cognitive Behavior Analysis System Approach to Psychotherapy*. 認知行動分析システム精神療法に詳しい読者は、認知行動分析システム精神療法で用いられる対人関係識別練習（Interpersonal Discrimination Exercise; McCullough, 2003）が SCRIPT に明示された要素にはなっていないことに気づくだろう。端的に言えば、あらゆるレベルのスキルを持つ治療者が SCRIPT をすぐ利用できるようにするという要請からこのように決めたのである。SCRIPT の治療者は、自己決定理論の原則（Ryan & Deci, 2000）を用いる治療関係に注意を向ける。これらの原則も対人関係識別練習も、本書第 5 章でさらに説明する。

状況分析の誘導段階には 6 つの手順がある。構造化されたワークシートは、複雑なこれらの 6 つの手順を行うために使用可能であり、かつ使用すべきであり、

したがってクライエントと治療者の両者にとって学習効果を促すものである。

手順1

手順1では、クライエントにある特定でひとくくりの出来事——クライエントには「時間の一区切り」と表現する——を説明するよう要求する。状況分析システムを遂行するのに最も直接的な状況は、対人関係状況である。加えて、自殺の危険のあるクライエントにとって、**所属感の減弱**と**負担感の知覚**というテーマは、特に関係が深い。こうした理由から、自殺の危険のあるクライエントには、状況分析で使用するためにつらい対人関係状況を選ぶように促される。この段階では、クライエントが困難な、あるいはストレスフルな状況を客観的な方法で簡潔に述べるよう指導する。これはだいたい2、3行で状況を描写するということだが、一種の編集をしたり判断的なコメントを挿入することはしない。非常に明確な言葉で個々の状況を説明するという行為には、希死念慮や自殺行動に関与しやすい人が失っている一種のセルフコントロールが求められる。そうした手法は問題にアプローチする方法のなかでも、焦点を明確にし、一歩一歩問題を取り上げられる手法の手本になるのである。クライエントが簡潔な説明をできるようになるまでに、多くのセッションが必要となることも多い。以下にケースを例示しよう。クライエントはエレナと言い、境界性パーソナリティ障害と診断された35歳のヒスパニック系の女性である。これは状況分析を用いる最初のセッションである。

> 治療者：今週からSCRIPT治療を始めようと話し合いましたね。この治療をどのようにするかお話ししましょう。まず、最初の手順では、状況分析用紙を記入します。まずはじめに、私に話してくださった状況を、[状況分析の用紙を指す]この形式にご自身で書き込んでみましょう。状況を数行で要約してもらえますか。
>
> クライエント：えぇ、言ったように彼氏のデービッドは本当にバカで、私の言うことは一切聞かなかったのです。それでお互いに怒鳴り合いました。私は彼に、自分を傷つけないでいるためには、あなたが傍にいることが必要なのだと言いましたが、彼はド

アをバタンと閉めて出て行ってしまったんです。彼はいつもこうなんです。うまくいかなくなるといつも、姿を消すだけです。とても怖くて、だから彼との関係はもううまくいかないんです。私って人間関係が決してうまくいかないんです［泣く］。

　　　治療者：なるほど、こうした状況はよくあることで、気持ちがたいへんつらくなるのですね［クライエントにティッシュを手渡す］。エレナ、あなたのつらさが減るように手助けをしたいと心から思うのですが、私が知っている最良の方法は、状況分析を使用することです。私に付き合って、昨夜の出来事の要約を数行でしてもらえますか、それも事実だけにしてください。試しに、自分がまるでその時、壁にいたハエであるかのように考えてみてください。ハエは何を見ているのでしょうか。

クライエント：わかりました、やってみます。昨夜、彼氏のデービッドと私は口論しました。私は彼に一緒に家にいてほしいと頼みました、なぜなら、うつっぽい感じがありましたし、彼がいなくなってしまったら自分を傷つけずにいられるかどうかわからなかったからです。そして彼が友達との外出をキャンセルして私と家にいるかどうか言い争いになりました。彼は腹を立てて、部屋を出て行ったのです。彼はいつもこうなので……そしてそれから……

　　　治療者：いいですね！　私たちが必要としていたのはこれですから、ここでいったん止めましょう。私が確実に理解しているか、あなたから聞いたことを要約させてください。

手順2

　状況分析の誘導段階の手順2と手順3では、当該状況についてどのような体験をしたか、クライエントに詳しい内容を提供してもらう。まず手順2は、クライエントがその状況で考えたこと（認知的解釈）を示すようにする。周囲からの断絶や**負担感の知覚**に関与しているであろう状況をクライエントが選べる

よう援助しているので、この段階では、これらの主題を反映する認知に注目し、状況分析が自殺願望を減らし、将来に希死念慮が現れた際、クライエントが自身でその状況をマネージメントするのに使用できるツールとなる機会を最大化するようにする。クライエントには、思考を同定するという概念をすぐに理解する者がいる一方で、最初は四苦八苦する者もいる。臨床家自身が辛抱強く、この方法が最終的に効果のあるものだと信じることが重要である。

治療者：そして次の手順は、あなたの状況に対する解釈を見ることになります。その状況で、あなたの頭にはどんなことがよぎっていましたか？

クライエント：わかりません。ただとても頭にきていました！　まともに考えることさえできなかった。つまり、彼は私の心配をしていないのです！

治療者：そうですよね。エレナ、それが解釈です。「彼は私を心配していない」。それが、私が話していたことです。その解釈「彼は私を心配していない」を記入用紙に書き込んでくれますか［クライエントはそのようにする］。あなたは昨夜ただ一人ぼっちだと感じていた——そして怖くなったのですね。

クライエント：えぇ、そのとおりです。私はどれほど怖くなったか、全然認識できなかったのだと思います。彼のことをとても怒っていることにばかり気がいっていました。

治療者：怒りも本当に強かった、そうですね。この解釈についてもう少し考えてみましょう、いいですか。昨夜のその状況に戻ったと想像してみて、私に代わって空欄を埋めてください、つまり「デービッドが私と一緒に家にいるかどうかについて口論していたということは_____ということである」。

クライエント：彼はバカなやつよ！　彼は私のことを心配していないし、皆そうなのよ。私はデービッドのお荷物なの。こんなことして何になるの。私もう死にたい。

治療者：本当におつらい気持ちだったのだと思います。本当に心のなかで傷ついておられるのですね。でも、私と一緒に頑張って

くださったことがとても嬉しいです。今の解釈を記録してもらえますか。

手順3
　手順3では、その状況でのクライエントの行動を自身で特定できるように援助することが目標であり、ここで言う行動には視線、ジェスチャー、体の位置、表情のほかに、彼らが言ったことや、どのように言ったかも含んでいる。その目標は、できる限り客観的で具体的な方法で行動を記録することである。壁にとまっているハエという発想は、この手順でも役立つ。自殺の危険のあるクライエントにとって、次に例示するように、いかなる自殺行動をも含めることが重要である。

　　治療者：次の手順は、そうした状況であなたが実際になさったことについて書いてみることです。その詳細について書き留め、できる限り具体的にできるかどうか、見てみましょう。壁にとまっているハエのようにとお話ししましたよね。あなたのデービッドに対する視線はどうでしたか。
　クライエント：彼とたくさん視線を合わせていたとは思えないです。私は泣いていたし、しばらく両手で頭を抱えていました。
　　治療者：わかりました、記録用紙にそれを記録してもらえますか。あなたの体の位置や動作についてはどうでしたか。
　クライエント：私は腕を組んでいました、また言ったとおり、両手で頭を抱えていました。
　　治療者：表情はどうでしたか。
　クライエント：とても怒っていたと思います。それに泣いていました。
　　治療者：あなたが言ったタイミングや声の調子はどうでしたか。
　クライエント：私たちはお互いにずっと話し合っていて、実際には怒鳴りあっていました。
　　治療者：そしてあなたが実際にしゃべった言葉は……
　クライエント：「デービッド、今夜は本当にあなたに傍にいてもらいたいの、本当に落ち込んでいるの。もしあなたがいてくれないの

なら、リストカットしたり、薬を飲まずにいられるかどうかわからないわ。あなたは私のことを心配してくれていない。決して私のそばにいてくれないのよ」と言いました。

治療者：ほかにあなたがその時の状況で行ったことで記入することはありますか。リストカットや薬を飲むとおっしゃいましたね。

クライエント：えぇ。彼が出て行こうとしたので、ハンドバッグから薬の瓶を取り出しました。彼が出て行ってから、お話ししたようにリストカットをしました。

手順4

次の手順では、望ましい結果（Desired Outcome: DO）を選択する。この段階はたいへん重要である。望ましい結果は状況分析方式の要である。望ましい結果とは、クライエントがどのように状況が変わってほしいと望んだのかということである。クライエントにとって「もし私が魔法の杖をひと振りして、私が望んだように状況を変えられたなら、私が望んだのは……」という「魔法の杖」の質問をすることが役に立つ。これはクライエントが非現実的な望ましい結果を産みだす危険に陥りかねないが、そうなるのは自殺の危険のあるクライエントにとってかなり稀である。彼らが望ましい結果を思いつくのが困難であることはよく見られることで、魔法の杖の比喩を使うことで、彼らの思考力を拡大することができる。望ましい結果は現実の結果（Actual Outcome: AO）、つまり現実的に状況はどのように変化したのかということとよく対比される。クライエントは、（次の手順で）現実の結果を述べるようにも求められる。クライエントが目標指向的な思考ができるように援助したり、明確で具体的な言葉で自分の目標を述べられるよう手伝ってあげると、それ自体が有益な結果をもたらすであろう。人生を一連の望ましい結果としてアプローチすることは、絶望感に対抗し、衝動的反応に対抗することで**身についた自殺潜在能力**を調整するようになる。

自殺の危険のあるクライエントに状況分析を使用する理論的前提のひとつは、クライエントの苦しみの多くは、彼らが望むことと得られることとの間にある相違によるものだということである。クライエントは他者と関係を持ち、

気遣ってもらっていると感じたい。しかし、実際には彼らは関係が切れており愛されていないと感じている。クライエントは自分たちが日常生活上、周囲の人にとって状況をよくしていると知覚したい。しかし、実際には自分が重荷になっていて、もし死んだら、他者はもっと幸せになると考えている。これらは苦痛な感情状態である。状況分析の目標は、思考と行動を変えることで望ましい結果と現実の結果の差を減らすことである——感情は結果として生じる。状況分析の第2段階では、もしクライエントが望ましい結果を達成するのに役立つ思考なら**役立つ思考**と分類し、もし望ましい結果の達成を助けずに、むしろ邪魔するのなら、**有害な思考**と分類する。

　しかし、状況分析では手当たり次第に過去の望ましい結果を扱うことはできない。治療のなかで効果を発揮し、苦しみを減らすことでクライエントを援助する種類の望ましい結果は、現実的で達成可能なものである。これをクライエントに説明するために、「不幸なことに魔法の杖には、使用できることについていくつかの制限がある」ことを、彼らに知ってもらわなければならない。第1に、他者の行動を変えることはできない（例：「彼女にごめんなさいと言ってほしかった」）。第2に、自然あるいは物理の法則を否定することはできない（例：「時間に間に合うように戻って、会話が始まらないようにしたかった」）。他の機能的な望ましい結果の性質は、頭文字の $SUPERB$ で覚えていられるだろう、つまり、「短い」（Short）、「不変の」（Unchanging）、「明確な」（Precise）、「単純な」（Elementary）、「順位づけされた」（Ranked）、「行動上の」（Behavioral）である。これらの特徴は、治療者とクライエントが用いる「望ましい結果チェックリスト」（Desired Outcome Checklist）に記述されている（図4-2）。もし望ましい結果が長くまとまりのないものなら、クライエントがこの手順の目標を達成したかどうかを断定するのは難しい。同様に、思考と行動が変化するにつれて望ましい結果も変化するのならば、それは思考が役に立つか有害かを判断するのに有効な基準ではなくなる。望ましい結果が意味の広いものであったり、問題になっている一区切りの時間に固定的でなかったり、複数の部分と関与していても、役立つ基準としては機能していない。そのような場合、クライエントに望ましい結果のひとつに関してある思考が役立ったのかそれとも有害だったのかどうか尋ねると、その答えはおそらく「場合による」となるだろう。最後に、感情的な言葉で述べられた望ましい結果はうまく作用しない。

手順4：望んだ結果

1. 次の文章を埋めましょう。
「もし私が私の置かれた状況で魔法の杖を振れたなら、私が望んだのは、
_____
_____ 」

2. あなたの決めた望ましい結果について：
他者の行動を直接コントロールしようとしていますか？　　　はい_____　いいえ_____
物理法則や自然の法則に逆らっていますか？　　　　　　　　はい_____　いいえ_____

もしどちらの質問も「いいえ」であれば、以下を続けましょう。もしそうでなければ、手順1からもう一度やり直して、望ましい結果を修正しましょう。

3. あなたの決めた望ましい結果がSUPERBの原則に反するか比較しましょう。
SUPERBの原則
あなたの決めた望ましい結果は……

短いです（short）	____**はい、1行だけです** ____いいえ、1行を超えています
時間とともに変わりません （unchanging）	____**はい、修正した後も選んだ望ましい結果を貫きます** ____いいえ、私は後の状況分析の段階で変えるかもしれません
明確です（precise）	____**はい、具体的で、私の一区切りの時間に固定されています** ____いいえ、私の選んだ望ましい結果は広範囲にわたる言葉で表現されています
単純です（elementary）	____**はい、1つか2つの手順だけです** ____いいえ、3つ以上の手順があります
順位をつけています （ranked）	____**はい、望ましい結果はいくつかありますが、最も起こってほしいと思うものを1つ選びました。あるいは、望ましい結果は1つだけでした** ____いいえ、望ましい結果はいくつかあります
行動についてです （behavioral）	____**はい、私の望ましい結果は行動の観点から構成されています** ____いいえ、私の望ましい結果は感情に基づいています

もし太字の答えに印をつけたなら、あなたの選んだ望ましい結果は治療に使えますので、次の状況分析の手順に進みましょう。また次の質問を必ず考えましょう。「私の選んだ望ましい結果は、望ましいものか？」つまり、「私にとって明らかに役立つか？」

出典：*Simple Treatments for Complex Problems: A Patient Workbook*（p.59），by K. C. Cukrowicz, A. B. Burns, J. A. Minnix, L. R. Reitzel, and T. E. Joiner Jr., 2004, Tallahassee, FL: Center Circle Press. Copyright 2004 by Center Circle Press, 許可を得て再掲。

図4-2　状況分析の手順4のための望ましい結果チェックリスト

人というのは、少なくとも簡単には、感情を直接変化させることはできない。もしこれが可能なら、多くのクライエントは治療に来る必要がない。望ましい結果が感情的な言葉で述べられたなら、感情に付随して生じる行動を描写するべく表現を変更する必要がある。人々は行動であれば、直接変えることができるのである。

　自殺の危険のある多くのクライエントにとって、理想的な望ましい結果を定式化するのは難しい。最初のうちは選んだ望ましい結果が理想的ではなくとも使っていき、時間をかけて用いるうちに徐々に厳密な基準にしていくというシェイピングのアプローチがお勧めである。選んだ望ましい結果が非現実的あるいは達成不可能であっても、これを治療経過を通じて使用することもよい。これにより、クライエントが望ましい結果の実行不可能性を理解するのに役立つだろう。しばしば治療者の言葉よりも、経験すること自体が強力な動機づけになる。また別の時には、クライエントにとっての実行不可能性を直接的に指摘することも有効な可能性がある。

　手順5
　次の手順は、状況が実際にどのような結果になったのか——つまり現実の結果——をクライエントに尋ねることである。適切な望ましい結果を構成する過程と同様、この手順における治療者の目標は、状況がどのようになったのかを、行動的、客観的、簡潔な表現でクライエントが述べるのを支援することである。

　手順6
　誘導段階における最後の手順は、望ましい結果を現実の結果と比較することである。クライエントは自分が望んだものを得られたのか。治療者にとって答えは明確であったとしても、この質問は必ずクライエントに提示する。現実の結果と望ましい結果の検討を取り扱う次の事例の引用を読む前に、もしあなたが治療者なら、「自分自身を傷つけないために、デービッドに一緒に家にいてほしかった」というエレナの選んだ望ましい結果に対して、どのような戦略を取るのか考えてみよう。

治療者：さぁ、もしここに魔法の杖があったら、あなたはデービッドに一緒に家にいてもらいたかった、そして、リストカットはしたくなかった。これで合っていますか［クライエントうなずく］。つまり、選んだ望んだ結果は２つあるようですね。

クライエント：えぇっと、……というか、２つは関係していますね。

治療者：自分自身を傷つけないでいられる唯一の方法は、デービッドにあなたと一緒にいてもらうことですね。うーん。あなたの考えがどこからきているのか、わかります。でも、賛成できるかわからないですけれども。

クライエント：どうして？　具合が悪かったり、彼が行ってしまう時は必ず、自分を傷つけるのよ！

治療者：あなたのおっしゃっていることはよく聞こえますし、よくわかります。あなたが話してくれた、「デービッドは私を心配していない」という考えを抱く時や、それからあなたが話してくれた行動、デービッドを怒鳴るような時、彼はいなくなって、そしてあなたはご自分を傷つける。

クライエント：そのとおりです。

治療者：私が考えているのは、あなたの考えや行動が変化することで、結果に影響が出るのかということです。おそらく、たとえデービッドが出ていくことをとめられなくても、あなたが自分を傷つけないでいられるスキルを使うことができるのではないでしょうか。この治療を通じて望んだ結果の穴を埋め合わせてみることと、それによって私たちができることを考えてみませんか。

クライエント：私の望む結果を、デービッドが出て行った時に自分を傷つける以外の何か他のことに変えるという意味ですか［治療者うなずく］。そうみたいですね。

治療者：さぁ、ちょっとやってみましょう。この新しい望んだ結果を使用するとしたら、デービッドが出て行った時に、自分を傷つける以外に何か他のことをするのであれば、どんな願いを手に入れたいのか浮かびましたか。

クライエント：いいえ、デービッドがいなくなるとすぐに、キッチンからナイフをつかんで、リストカットしたのです。
治療者：うーん、あなたの望む結果は、デービッドが出て行った時に自分を傷つける以外の何か他のことをすることですが、現実的な結果は、デービッドが出て行ってあなたは腕を切ったのですね。あなたが望んだこととしたことの間には、かなり大きな違いがあるようですね。

相手の見方を理解するという戦略を用い、共感的な言葉かけを行うことを通じて、動機づけの問題に短期的に取り組むための理想的な時点がここである。治療者とクライエントが状況を改善し、クライエントが望んだことと得たこととの相違を減らすためにチームとして一緒に作業に取り組む（自己決定理論の枠組みでの能力と関係性）という趣意の言葉を述べる。

治療段階
　この時点までくると、治療者とクライエントが治療段階に入る準備は整っている。誘導段階の説明に多くの紙幅を費やして状況分析の役割を描写した。しかし、状況分析の治療作業の大半は、誘導段階ではなく治療段階で行われる。治療段階のなかで、治療者とクライエントは誘導段階の間に見出した思考と行動を検討し、選択された望ましい結果について役立つか有害かを決定する。このように、状況分析は正確さ（標準的な認知療法で強調される）というよりむしろ、思考と行動の実用性に焦点を当てている。
　自殺の危険のあるクライエントを治療する場合、「その考えや行動はあなたの望んだ結果、つまり……を得る可能性を高めましたか、それとも害になりましたか」と尋ねることによって、特定の考えや行動がなぜ役立つか、あるいは有害なのか、クライエントと一緒に究明することに時間を費やすことが重要である。この段階では、行動の機能についてじっくり考え、弁証法的行動療法の連鎖分析と同様、将来起こるであろう人間関係へ計画的にアプローチすることを促すことによって、自殺の危険のあるクライエントによく見られる衝動性を明確に治療目標とすることが可能になる。思考や行動が「有害」と見なされれば、クライエントに、その思考や行動を望ましい結果の観点から役立つものに

するような修正を勧める。その思考や行動がいかに有害であるかをクライエントに気づかせることによって、治療者は修正を助けるのであるが、以下に進行中の事例を見てみよう。

治療者：あの時の状況に戻ってみましょう。特にあなたが考えたり実際に行ったりしたことです。ご自身が望む結果を得るため、つまりデービッドが出て行った時、自分を傷つける以外に、何か違ったふうに行えたことがあるかどうか考えてみましょう。あなたの解釈を見てみることから始めましょう。「彼は私を心配していない」と考えたとおっしゃっていましたね。「彼は私を心配していない」という考えは、あなたが望む結果を得る機会、つまりデービッドが出て行った時、自分を傷つける以外に何かすることに役立ちましたか、それとも有害でしたか。

クライエント：えぇ、役立ちませんでした。でも、本当にそうなのです！彼は私を心配していないのです。

治療者：うーん。あなたには彼が心配していないことが、事実のように感じられるのですね。そして、そういうふうに考えると、気持ちがとても傷つくのですね［クライエントうなずく］。それが真実かどうか、私にはわかりません。一日中話し合っても、わからないでしょう。でも、確かにわかるのは、あなたの望んだこと――つまりご自身を傷つける以外のことをすること――には役立たなかったということです。「彼が私を心配していない」と考えることで、デービッドがいなくなった時に自分を傷つけないというあなたが望む結果を得る機会が、どのように損なわれたのでしょうか。

クライエント：本当に悲しくて孤独な気持ちにばかりとらわれるようになりました。デービッドが私を気遣ってくれたこともあったのに、すべて忘れてしまいました。

治療者：エレナ、素晴らしいですよ。私が理解しているか確認させてください。「彼は私を心配していない」とあなたが考える時

は、デービッドが気遣ってくれた時のことを忘れてしまって、悲しくて孤独を感じるのですね。そうした気持ちは耐え難く、自分を傷つけることで淋しさや孤独の苦痛を紛らわすため、切りたくなるのですね［クライエントうなずく］。あなたがどうしてご自分を傷つけるのか理解できます。そうした考えはうまく働いているのです。つまり、あなたの望む結果が悲しみや孤独の苦痛を減らすことならば、そうした考えはうまく働いているといえます。問題は、あなたの望む結果は、デービッドがいなくなった時にご自分を傷つけないということなのです。ご自身を傷つける以外で、なおかつ悲しみや孤独を減らすこともできる何かをすることが、あなたが望む結果ですよね。そうした結果をデービッドがいなくなった時に得られるチャンスが増えるような、別の考え方を見つけられるでしょうか。

クライエント：それがいいとは思いますが、でも、どういう考えがいいのかわかりません。

治療者：私もそう思います——それは難しいところです！ 有害な考えが有害なのは、デービッドがしてくれた、気遣ってくれたことを思い出すことができなくなるからだとおっしゃいましたね。だから、それとは対照的に、役立つ考えは……。

クライエント：彼が気遣ってくれているときのことを思い出すこと……。

治療者：そうです。やってみましょう。「彼は心配してくれない」という考えに話を戻して、さらに完全に新しい考えに置き換えることはできますか。

クライエント：おそらく「今デービッドは怒っているけれど、彼が気遣っていることはわかっている」と考えることも……。

治療者：その状況に置かれたとして、デービッドがたった今出て行ってしまったと想像してください。「今デービッドは怒っているけれど、彼が気遣っていることはわかっている」と考えていたなら、あなたが望む、デービッドがいなくなった時に自分を傷つける以外の何かをするのに役立ったと思いますか。

クライエント：役立ったでしょう。気持ちが落ち着いて、先週私たちが作成したコーピング・カードを取り出すように、自分を傷つける以外のことを十分明確に考えることができたかもしれません。

　この事例では、クライエントが**所属感の減弱**をもたらす認知に挑戦することを支援するために、どのように状況分析を使うかについて考察した。クライエントのその他の思考や行動についても同様に作業し、そうした思考や行動が、クライエントが望ましいものとして選んだ結果に関して役立つかそれとも有害か、クライエントが決めるのを系統的に支援し、そして有害な思考や行動を、より役立つものに置き換えるのである。時間の制約によって、思考と行動のすべてを治療標的にするのが無理なら、自殺の危険のあるクライエントを治療する際は、**所属感の減弱**、**負担感の知覚**、それらの状態を増大させるあらゆる行動、あらゆる衝動行為（**身**についた**自殺潜在能力**と関連のある）といった主題を持つ認知を優先する。

　自殺の危険のあるクライエントの最終治療目標は、瞬間的にこの目標指向的アプローチを自発的に使えるようになることである。そのようにすることで、クライエントは目的を踏まえたうえで問題にアプローチし、この目標達成の機会を最大化するために自分の行動を計画するのである。このようにして、**身についた自殺潜在能力**に向かう軌道上に個人を乗せてしまう衝動性や計画性の欠如に対して、目標指向的で問題解決志向的な感情的苦痛へのアプローチを促すことによって、間接的に取り組むことができる。加えて、「誰も心配していない」、「私は重荷になっている」といった思考に対して、それが出現した瞬間に挑めることは、クライエントの自殺願望を減らし、自殺の危機を回避するのに役立つだろう。希死念慮、**所属感の減弱**、**負担感の知覚**のしっかりした評価手技（本書第2章、対人関係欲求質問票［Van Orden et al., 2008］はこれらの構成概念を測定する）を配布することで、介入が有効に作用しているかどうか、定期的に確認すべきである。

　自殺の危険のあるクライエントにとって状況分析のさらなる利点は、方法が柔軟で、他の治療法からの治療スキルを統合するのが可能なことである。境界性パーソナリティ障害あるいは自殺行動のあるクライエントを対象にした

SCRIPT治療のオープンパイロット試験が現在進行中であり、期待されている（Van Orden et al., in press）。ここでは、状況分析を使った週１回の個人療法と、週１回の弁証法的行動療法スキル・トレーニング・グループを行っている。認知行動分析システム精神療法から改変した状況分析技法は、弁証法的行動療法同様、充分な実証的裏づけがある。状況分析の個人療法において、クライエントがマインドフルネス、対人関係の有効性、感情調節、苦痛耐性スキルを統合できるよう支援する。これらのスキルは、クライエントが自分の思考や行動を改善できるよう援助することに使用されるのである。

　本章での事例は成人クライエントを扱ったが、状況分析は自殺の危険のある青年の治療として使用することも可能である。Repper and Driscoll（2004）は、社会的葛藤や孤独（**所属感の減弱**）を減らすために、青年の社会的スキルの欠如を標的にする状況分析を使用するアプローチについて述べている。彼らは２事例を提示しており、関心のある読者はその文献を参照していただきたい。

4　ガイドのツールベルト：本質的な要素

　本章では、対人関係理論のレンズを通して、希死念慮や自殺行動の治療について論じた。自殺の対人関係理論によれば、包括的治療は自殺行動のモデルの全側面――自殺願望と**身についた自殺潜在能力**の両方――を標的にすべきである。具体的に言えば、**所属感の減弱**と**負担感の知覚**ならびにそれらの状態を促進する行動と関連している認知を治療標的にすべきという意味である。**身についた自殺潜在能力**に向かう軌道にクライエントを乗せてしまう衝動的行動も、治療標的とすべきである。自殺行動の治療において有望である治療法を再考し、マルチシステミック療法、対人関係に基づいた治療、認知療法、弁証法的行動療法のそれぞれが、どのように自殺の対人関係理論の要素を治療標的にしていると考えられるのかを論じた。

　SCRIPTという治療法について詳述したのは、それが自殺の対人関係理論のすべての要素を治療標的とする比較的直接的な方法を代表していると考えたからである。SCRIPTは、マインドフルで計画的な対人関係状況へのアプローチを教示するものである。この治療法は、衝動的アプローチで問題を解決しよう

とする傾向に歯止めをかけるものであるが、それは衝動的アプローチが、自傷行為を含む疼痛と刺激誘発的経験に個人を暴露し、致死的な自殺潜在能力を植えつけるからである。SCRIPTは、認知行動分析システム精神療法に由来する基礎的な応用行動分析的アプローチを適用しており、そのことで、クライエント自身が自分の思考や行為をモニターし、具体的な状況結果を生むようになっている。これらの能力は、それ自体、希死念慮や自殺行動を生み出しやすい人々に共通に欠如している、気分調節技法なのである。対人関係におけるマインドフルでかつ計画的なアプローチを強調することも、マネージメント可能な個別状況での気分調節を強調することと同様、衝動コントロール全般、特に自傷における衝動コントロールに役立つ。またSCRIPTは、クライエントに認知再構成のスキルを教えることで、クライエントが負担感や周囲からの断絶に関連した思考を抱いたときにそれに挑むことが可能になる。そのようにすることは、希死念慮や死の願望を減らすはずである。

　治療ツールベルトの本質的な要素を考える際、言及に値する最後の領域は、自殺の危険のあるクライエントへの補助的な治療としての、向精神薬の使用である。抗うつ薬が効力感や自己価値感を高め、それが次に、回復に寄与すると示唆する事例報告もある（Deakin, 1996; Petty, Davis, Kabel, & Kramer, 1996）。この見解は、動物界において、社会的支配階級がセロトニン代謝産物濃度と相関があることや、社会的階級の変化が代謝産物の変化と相関している（Higley et al., 1996）という研究報告と一致しており、ここには選択的セロトニン再取り込み阻害薬によって誘発されたものも含まれている。自殺の対人関係理論の文脈では、これらの薬は、部分的に、**負担感の知覚**を減らす作用を持っている。したがって自殺の危険のあるクライエントや薬物が効果的だと示されている障害のあるクライエント（例：大うつ病性障害）にとって、薬物による補助的治療は臨床的にも理論的にも合理的である。しかし、青年へのこれらの薬物の投与は、その安全性が懸念されていることを考慮すると、自殺の危険のある児童・思春期のクライエントへの補助的な治療として抗うつ薬を考える際には、警戒しなくてはならない（例：Bostwick, 2006）のだが、**警戒**は単に警戒を意味すると私たちは考えているのであって、「使うな」ということではない。

　本章は、臨床家や治療者を山岳ガイドに例えることからスタートした。一周して元の位置に戻って、非常に過酷な野外教育過程を終えた生徒の発言を聞い

てみよう。「私は静寂のなかで耐えたこと、粘り強く達成することができたこと、それが何なのか深く悟ったのです」（Outward Bound International, 2006, p.9）。患者も心理療法でこの過程を学ぶのである。周囲の人々から断絶した感覚や**負担感の知覚**に起因する苦痛を、それらの感覚が変化しうるまで耐えること——それが静寂に耐えることである。衝動的反応を自制しつつ、歪んだ知覚を変化させる困難な作業を続けること——それが粘り強く達成することである。

第5章

治療関係

　Lauren Slater（1996）は、自身の心理療法家としての経験についての自伝のなかで、新しいクライエントとの最初の出会いについて次のように描写している。「患者と私が座って、お互いを見つめるのです。私は彼女のなかに私自身を発見するのです。そして、彼女が私のなかに彼女自身を発見すると信じるのです。ここから私と患者がスタートするのです」（p.199）。この引用は、困難かつしばしば苦痛を伴う治療作業のなかで、治療関係そのものが理解、支援、希望の供給源となり、治療作業の基礎として機能することをよく表している。本章は自殺の危険性のあるクライエントの治療のなかで、こうした種類の基盤としての治療関係の機能——つまり治療への希望と動機づけを促進し、加えて自殺の危険が存在するときに所属感と社会的能力に対する人間の基本的要求に、一部応えるような対人関係——について考察する。

　心理療法での成功の予測因子として最も信頼性のあるもののひとつが治療同盟の強さであることは、多くの研究によって報告されている（例：Martin, Garske, & Davis, 2000；詳細な検討については Norcross, 2002）。クライエントの変化を促進する治療関係の役割について、様々な心理療法がそれぞれに重みづけをしている。人間主義的な治療法は、治療関係をクライエントの変化の媒体として考えている。治療者は、共感、肯定的配慮、対人関係的な温かさを提供することによってクライエントの変化に必要な状態を作り出す（Rogers, 1965）。こうした環境が、心理的健康や人間としての成長を求める、自然で生得的な傾向

を活性化するのである。クライエントは、癒しの治療関係によっていったんサポートされると、自身の変化のための行為主体として行動することができるのである（様々な理論的方向づけの治療関係についての簡明な概観は、Gilbert & Leahy, 2007）。一方、認知行動療法では、強力な治療同盟を必要とするが、治療が成功するための構成要素としては十分とは言えないと考えている（例：Newman, 2007）。認知行動療法における心理状態の変化のメカニズムに関する調査は、治療的成功と治療関係の間の関係性は、症状が軽快するので治療関係がプラスに転ずるのであり、その逆ではないということを示している（Feeley, DeRubeis, & Gelfand, 1999; Tang & DeRubeis, 1999）。治療関係は認知行動療法の治療者と研究者にとって注意の焦点ではないと言っているわけではない。強力な治療関係は、認知行動療法の鍵となる構成要素なのである。認知行動療法の治療者と研究者は、よい成果を促進するために、どのように、そして、なぜ治療関係が機能するのかをよりよく理解するための研究を活発に行っている（Gilbert & Leahy, 2007; Safran & Segal, 1990）。

　本章では、自殺の危険のあるクライエントの治療で適切と思われる治療的スタンスについて、以下の項目に従って述べる。(a)クライエントによる最終的な自己決定、(b)一体感とチームワークの感覚、(c)治療の全側面についての開かれた態度、(d)セッションとセッションの間の適量の接触である。自殺の対人関係理論による作業仮説（Joiner, 2005）は、こうしたスタンスが、人間主義的なアプローチをとる治療者と認知行動療法の治療者が主張している機能に治療関係が寄与するものであると考えている。つまり、治療関係は、認知行動療法の文献によって提案されているように、変化のために必要な精神的風土を提供しうるだけでなく、人間主義的治療についての文献によって仮定されているように、変化のための直接的な媒体としても機能しうるものである。共同作業と自己決定の両方を強調するスタンスを用いることの目標は、治療への動機づけを促進し、自殺願望の原因（**所属感の減弱**と**負担感の知覚**）に直接的に的を絞るという治療的環境をつくることである。自殺危機をクライエント自身がマネージメントでき、治療場面以外でも必要なそれらのことを実行するための必要なスキルを習得するまでの間、治療関係がクライエントの所属感と能力感の源としての役割を果たすことで、治療関係を通して自殺願望に直接的に的を絞ることができる。これは、境界が設定されないというわけではなく、より永続的な解

決（例えば、スキル）が適切な時に行われるまでの間、ケアとサポートをする他の人間の存在が安全なロープの役割を果たすにすぎない。山岳ガイドは、クライエントが険しい斜面を滑落する際はロープでクライエントをつかまえ、彼らが体勢を立て直すために、順序立てて指導するであろう。その結果、十分なスキルの指導と実践を通じて、クライエントは自分自身で険しい斜面を進むことができるようになる。

1　自己決定：能力感と自律性

　これまでの章で述べたように、私たちが主張する治療的スタンスは、自殺の対人関係理論および人間の動機づけの理論である自己決定理論に基礎を置いている。人間には3つの基本的な欲求、すなわち関係性、能力感、自律性があり、これを満たすことが動機づけと幸福感を育むというのが、自己決定理論の主張する点である。自己決定理論の原則を臨床に応用することは、治療同盟の必要成分を提供し、クライエントが健康になりたい（Sheldon, Williams, & Joiner, 2003）——生きていたい（Britton, Williams, & Conner, 2007）——という自分自身の声を見つけることを支援する。この方法では、自殺の対人関係理論が提案する自殺願望の2つの原因を直接的に扱う治療ツールとして治療関係が使用される。第1に、関係性の要求に応える治療関係を作り出すことによって、治療者は**所属感の減弱**に的を絞る。治療関係のこうした機能については、次のセクションで焦点を当てる。第2に、治療者は、能力感と自律性の要求に応える治療関係を作り出すことによって、**負担感の知覚**に焦点を当てることができる。このように、自己決定理論の原則は、治療関係に適用すれば、肯定的配慮や共感に伴う温かさといった人間主義的な理想と、科学的に支持された方法と治療メカニズムを重要とする立場を併せ持っているのである。

　治療関係が能力感の供給源となるひとつの方法は、認知行動療法のスキルを基本とした構造を通して行われる。このような意味で、認知行動療法の治療者は教師のように機能し、クライエントのスキル水準に合うように素材を変えるだけでなく、クライエントが理解を示し素材を上手に使用した時に賞賛や肯定的なフィードバックを提供するという両方ができるのである。治療者は、社会的能力を助長する環境を作り出すこともできる。多くの社会的状況のなかで、

クライエントは他者とのコミュニケーションをとることや、関係性を支えることを困難に思うかもしれないが、ある意味では、治療者と相互交流することはプロとテニスをするようなものである。つまりプロは、より技術的に劣るプレーヤーに正しいボールを返すために、ボレーを打ち続けることができるのである。治療者は、クライエントとの不適応的な対人関係的行動のなかで様々な工夫をして、対人コミュニケーションについて熟練した方法が何かをクライエントに教えることができる。こうすることで、社会的成功と有効な対人関係を持てる機会を提供するのである。このように、能力を有したいという要求は、スキルに基礎づけられた認知行動療法によって、ほぼ自然に助長させるのである。

　自律性の要求については、治療者側のもう少し明確な作業が必要である。自己決定理論の基本（Ryan & Deci, 2000）に則って、Sheldon et al.（2003）は3つの戦略で自律性を助長することを提唱している。それは、「相手の見方を理解する」、「選択肢を与える」、「論理的根拠を与える」の3つである。**相手の見方を理解する**とは、クライエントが傾聴され理解されていると感じるように、クライエントの見方に承認・同意することである。**選択肢を与える**とは、治療のなかで（可能な時に）起こるであろうことについての選択をクライエントに提供することである。**論理的根拠を与える**とは、特に、クライエントの選択が制限されている時に、治療者の決定や治療の他の側面の背後にある理由をクライエントが理解するのを支援することである。これら3つの戦略が動機づけを強化することは、実証的研究で示されている（Deci, Eghrari, Patrick, & Leone, 1994）。この研究では、自律性のサポート戦略の効果として、参加者が当初、継続しようという動機を内的に持っていない目標の内在化が増進していた。言い換えれば、参加者は新しい目標を受け入れるだけでなく、その目標を自身の目標であると心に浮かべるようになるのである。自殺願望のあるケースでは、クライエントが治療目標を内在化することを支援することが、命を救うことになる。

　Britton et al.（2007）は、一般的心理療法で使用すべく作成された自律性サポート戦略を自殺の危険があるクライエントの治療に適用する方法を説明している。彼らは、自律性をサポートすることと自殺リスクからクライエントを守ることが相互排他的なものではなく、自律性サポートとリスク・マネージメン

トの両方に注意することが最も望ましい結果を導くであろうと提言している。また、ちょうど自殺の危険のあるクライエントが自殺についてアンビバレントであるように、彼らは治療についてもアンビバレントであると述べている。自律性サポートを提供することは、クライエントが治療にとどまるために必要な動機づけを促し、生命を救う介入からの利益を得るのである。

　第1の戦略である相手の見方を理解することは、クライエントの見方を傾聴し認めることである。Britton et al.（2007）が述べるように、自殺の危険があるクライエントはしばしばアンビバレントであり、生きたくもあり死にたくもある状態にいる。こうしたクライエントの見方を理解することは、生きたいという願望と死にたいという願望の両方を認めることである。第2の戦略である選択肢を与えることは、クライエントには選択肢があることを伝えることである。治療に関していえば、このことは治療選択のプロセスに（可能な場合）クライエントを参加させること、補助的治療（例：薬物治療）について教示すること、治療を始める、あるいは継続することも選択肢であることを指摘することである。クライエントはさらに、生きるか死ぬかについて選ぶのである。臨床家はこの決定プロセスに影響を与え、必要な時には強制入院させることでクライエントの望みとは反対に干渉することさえありうる。しかし、本書第3章で述べたように、精神科病棟の入院患者では驚くほど高い率で自殺が起こっている。最も身体制限の強い治療でさえ、すべての自殺死を防ぐことはできない。臨床家は質の高い臨床的ケアを提供することへの責任を負っており、それ以上でもそれ以下でもない。Britton et al. が指摘するように、「クライエントの選択を認めることは、彼らが自身の生命への責任を負う機会を提供し、それは生命を保護するという本来有している傾向を強める」（p.56）のである。自殺という選択肢を認めることは、多くの瞬間ごとで何が真実かを認めることであり、自殺を支持するものではない。この選択肢を認めることは、クライエントに自律性を感じさせ、したがって、治療者から提案された他の選択肢が、クライエントの苦しみを軽減・除去させる方法を提供することができるかもしれないと考える気持ちにさせるであろう。弁証法的行動療法は「自殺予防プログラムではなく、人生改善プログラムである」という Linehan（1993a）の主張は、簡潔かつ上品に双方の選択を認めるものであり、Linehan の言葉を再度引用すれば、「生きる選択肢に乗った」（p.126）ものである。選択肢を提供するこ

とができない祭は、第3の戦略である論理的根拠を与えることが特に重要になる。これは強制入院の際に有用であり、選択肢が制限されることの背景にある理由を、クライエントの目標と価値観にみごとに合うように説明することである。

　短い実例として、治療セッション中に自律性サポート戦略がどのようなものであるかを見てみよう。ブライアンというクライエントは、過去の複数回の自殺企図、中程度の計画立案と準備、2つ以上の**その他の重要な危険因子**（大うつ病性障害の診断、失業を含む最近のストレッサー、薬物依存の病歴を含む衝動的対処行動）のため、重度の自殺リスクがあると判断される50歳の男性である。

治療者：ブライアン、危機カードを作ってみましょう。実際に行ったことで、ちょっとよく感じられるようになったことをいくつか聞かせてください。

クライエント：やって気分がよくなることなんか何もなかったですね。だからここにいるのです。

治療者：考えが何も思い浮かばないように感じられるのですね。一所懸命努力したけれども、憂うつ感が弱まらないんですね（**相手の見方を理解する**）。

クライエント：えぇ。考え続けていますよ、どうしてこんなに悩むんでしょう。夜、少しでもよい気分でいられるようになるのは、すべて終えてしまうことを考えるときだけです。ネットをクリックすると、いろいろな方法や手段が載っているウェブサイトがあるんですよ。他にもこういうことを考えている人がいるので、孤独をあまり感じないですみます。

治療者：そうしたサイトをあなたがなぜクリックするのかはよくわかります。あなたの感じている強烈な痛みを理解してくれるかもしれない人々が多くいるとわかることで安心するんでしょうね、自殺について考えている人々がいることがわかると［クライエントうなずく］。あなたがこのことを話題にしてくださったのは本当によかったと思います、ブライアン、だってこのことについて話すことが私たちにとって重要なことで

すから。でも、あなたが自殺サイトを見ておられると聞くと心配なのは、自殺の手段を検討することで自殺という考えに慣れてしまって、もう恐ろしくはなくなってしまうからです。自殺サイトを見ることにとって代わる活動を一緒に考えたいのは、自殺への恐怖が減るほど自殺のリスクが上がるからです（**選択を制限し、選択肢を与える**）。注意を集中できる活動ならどのようなタイプの活動がよいですか。夜に行うことが可能なことはなんでしょう。

クライエント：えぇ、モデルカーを組み立てることが好きでよくやっていましたが、このところ、してませんね。あと、クロスワードパズルをよくやります。

治療者：そんな考えを思いつくなんて本当の才能でしょう、ブライアン。私たちはよいチームになっていますね（**能力感と関係性を支援**）。コーピング・カードで試す第一の活動としてどちらにしましょうか、モデルカーですか、パズルですか（**選択肢の提供**）。

　この事例では、危機カードを作り上げる肝心の作業にジャンプする前に、クライエントの自律性の要求を傾聴することによって、自己決定理論の原則に専念している。クライエントの見方を認め、論理的根拠を与え、選択肢を与えることに費やすわずかな時間はとても価値がある。見事にデザインされた危機カードでも、クライエントが使わなければ無価値である。自己決定理論の原則に専念することで、生命を救う危機介入の戦略に取り組もうとするクライエントの潜在的動機を強化させるであろう。つまり、自殺の危険のあるクライエントを治療するプロセスでは、リスク・アセスメント、危機介入、心理療法のいずれの場面でも、可能な時はいつでも、自己決定理論の原則を取り入れることが勧められる。

　自己決定理論に準拠した戦略を心理療法のなかで用いることについて言えば、自殺の危険があるクライエントを治療する際、治療的アプローチである動機づけ面接のなかに自己決定理論の原則を統合する方法を、Britton et al.（2007）が的確に記述している。動機づけ面接は、元々、物質使用障害への介

入法としてデザインされたものである（W. R. Miller & Rollnick, 2002）が、様々な物質使用障害（例：Stephens, Roffman, & Curtin, 2000）、禁煙（例：Pbert et al., 2006）や、身体的健康の促進（例：Naar-King et al., 2006）を含む多数の問題に適用され成功している。動機づけ面接の理論家と自己決定理論の理論家はともに、どのように、そして、なぜ動機づけ面接が効果を挙げられるのかが自己決定理論によって説明できるとしている（Foote et al., 1999; Ginsberg, Mann, Rotgers, & Weekes, 2002; Markland, Ryan, Tobin, & Rollnick, 2005; Vansteenkiste & Sheldon, 2006）。動機づけ面接は臨床経験から開発され、元来、特定の理論的モデルに基づくものではなかった。Markland et al.（2005）は、自己決定理論と動機づけ面接の両方が、人間が健康と成長の方向へ向かう生得的傾向を持っているということ、そして、動機づけ面接の有効性が自己決定に関係する要因を促進するという事実に負っているであろうと述べている。

Britton et al.（2007）は、救急医療の場面で急性の希死念慮へ介入する手法としてデザインした「自殺介入用動機づけ面接」(Motivational Interview to Address Suicide Ideation: MI-SI) について記載している。この介入法は、自己決定理論に基礎を置く動機づけ面接の技術を用いている。彼らは、自己決定理論における基本的要求課題（関係性、能力感、自律性）を育むであろう動機づけ面接の技術を具体的に挙げている。例えば自律性は、共感を表現するとか、抵抗に巻き込まれゆっくりと進むといった技術によって育まれる。また、自殺の危険のあるクライエントのほとんどが死ぬことに対してアンビバレントであることから、アンビバレンスの両面の探索に焦点を当てることが動機づけ面接の鍵となる戦略であると述べている。そのうえで、このアンビバレンスの両面――死ぬことへの欲望と生きることへの欲望――を探索することが不可欠であると提唱している。つまり、もしクライエントが死ぬことへの理由についてのみ話をするなら、彼らは自身の主張を信じ始めるかもしれない。しかし、もし臨床家が生きることへの理由についてのみ話すようクライエントに強要するなら、この戦略は裏目に出てしまい、抵抗が活性化され、死ぬ理由を挙げ始めるといった反撃にあう。こうした理由から、自殺介入用動機づけ面接を使用する場合、まず死ぬ理由を問うことにより議論を始める。そうすることで、相手の見方を傾聴するという戦略を使うことができ、望ましくは、生きることへの理由を表現することへの必要性を刺激する。**生きることについての話を引き出すために**

オープンエンドな質問を行うが、これは標準的動機づけ面接の「変化についての話」という概念に類似している。生きることについての話が存在するということは、危機介入あるいは生命を促進する他の戦略に専念する準備がありうることを意味している。このように、自殺介入用動機づけ面接は、自殺の危険があるクライエントを治療する際、自己決定理論と動機づけ面接の原則と戦略を統合する方法を示しているのである。ここで論じた自己決定理論の原則に注意を向ける多くのポイントを覚えておくための方法を、以下のように要約しよう。治療は、治療者自身の個人的見方を一時停止する45分間である。山岳ガイドが、山に登るルートに沿って困難を予測し、防ぐためにクライエントの立場に立って考えるように、治療者のコメント、指示、フィードバックがどのようにクライエントによって受け取られるだろうかということについて仮説を立てながら、クライエントの立場で臨床家は考えなければならない。

2　一体感とチームワーク

自己決定理論が仮定する人間の基本的要求のひとつは関係性である。この基本的要求は、Baumeister and Leary（1995）が仮定する所属感の要求と対比でき、それは**所属感の減弱**という自殺の対人関係理論の概念の基礎となっている。また、この基本的要求は、Andersen et al.（Andersen & Chen, 2002; Miranda & Andersen, 2007）の治療的転移の社会的認知的モデルの一部として治療関係の機能に直接的に関与している。Andersen et al. の社会的認知的モデルは、精神力動的な意味での転移概念と異なり、治療関係に特別な役割を仮定するものではない。むしろ、それは治療場面以外の通常の関係性と類似していて、関係性と過去の体験についての個人がどのような推察をするかによって影響されるものである。自殺の危険があるクライエントを治療する場合に私たちが推奨する治療的スタンスは、治療的関係性の社会的認知的な概念化として矛盾のないものである。このことは、治療関係が、それを治療場面以外の人間関係から識別できる点を持たないわけではないが、むしろ、重要他者との関係について、違いよりも多くの類似点を共有するという考え方である。この概念化は、自殺の危険のあるクライエントを治療する臨床家が、治療関係が潜在的に有している生命を救う要素を十分に利用することを意味している。もしその治療関係が

重要他者との関係に実際に似ているならば、それは所属感の要求を部分的に満たすことができよう。深刻な**所属感の減弱**の知覚を伴う自殺の危機のまっただなかにいるクライエントにとって、ケアしている治療者とつながっていることは、所属感の完全な欠落を防ぎ、それゆえ、強烈な自殺願望を改善し、自殺企図さえ防止するのである。

　治療関係の脆さとクライエントの不満があるほど、治療が早期に中断されると報告されている（Reis & Brown, 1999）。自殺症状にとって最も効果的な治療でさえも、もしクライエントが治療プログラムを完遂して「十分量」を受けていないならば、生命を救う支援にはならない。つまり、治療関係に注意を向けることによって、クライエントが所属感の要求を満たすことを支援し、そうすることで直接的および間接的に自殺症状に対応できるのである。クライエントの生活においてケアを与え、頼りになる重要他者として存在することで、すでに述べたように臨床家は自殺症状に直接的影響を与えることができる。また、クライエントの抱く所属感を利用して治療への動機づけを増加させ、こうした治療関係を利用して自殺症状へ間接的影響を与えることができる。自己決定理論では、関係性の要求に応ずることが、課題への本質的に欠けていた動機づけを促進すると仮定されている。治療への動機づけが増加することは、このようにしてクライエントが十分な心理療法を受ける可能性を高めるのである。

　クライエントの所属感の知覚を増加するために治療関係を利用するにはどうすればよいのであろうか。第2章で概観したリスク・アセスメントの方法のなかでも、自殺の協働アセスメント・マネージメント（Collaborative Assessment and Management of Suicidality: CAMS）は、治療関係を使用することで**所属感の減弱**の感覚に対抗する様々な戦略を描き出している。自殺の協働アセスメント・マネージメントの中核的な特徴は共同作業であり、それは、積極的にクライエントを巻き込むことによって自殺願望を改善し、**所属感の減弱**だけでなく**負担感の知覚**にも対抗するようになる。自殺の協働アセスメント・マネージメントでは、共同作業がいくつかの方法で遂行される。第1に、第2章で短く描写したように、自殺の協働アセスメント・マネージメントでは、臨床家は文字どおり、身体の位置を変えてクライエントの隣に座る。Jobes（2006）は、このような治療的作戦行動が象徴的価値を持っていると述べている。誰かの隣に座るということは、共有された目標に対して、並んで、ともに作業することを象徴

している。座る位置の治療同盟に与える影響を考慮すると、興味深い可能性が現れる。つまり、治療セッション内で治療者がリスク・アセスメントをする場合、伝統的な座り方の配置のようにクライエントと対面して座る場合に比べ、クライエントの隣に座る（もちろん、クライエントの許可を得て）場合のほうが、より高い水準の所属感が育まれるかもしれない。この可能性は、治療者が治療関係を所属感の資源として使うという潜在的なメカニズムを描き出している。限られたソーシャル・ネットワークしか持っていないクライエントにとって、治療関係が、クライエントの健康について気配りをする他者との首尾一貫した相互作用を提供することによって、クライエントの唯一の所属感の資源として機能するであろう。

　自殺の協働アセスメント・マネージメントは、中核的なリスク・アセスメント・フォーム（自殺状態評価様式 Suicide Status Form）を治療者とクライエントの双方によって完成させることで治療者とクライエントの間の共同作業を促進することを求めている。クリップボードへの記載を交互に行うことも、共同作業の知覚を促進するであろう身体的な作戦行動である。共同作業のこの側面、すなわちチームに貢献する治療チームのメンバーであることが、自身が有能であることを感じる体験を作り出すことによって、**負担感の知覚**に対抗するのであろう。Jobes（2006）は、自殺の協働アセスメント・マネージメントのなかで彼らの共同作業に参加する場合、クライエントに「あなたの苦痛とつらさをもっと上手に扱うために、自殺以外になにか実行可能な選択肢を二人で見つけられるか見てみましょう」（p.41）というように論理的根拠を提供することを提案している。この種の表現は、クライエントの考えや提案は価値があり、クライエントが治療に積極的に参加するということをクライエントに知らせるものである。このメッセージは、クライエントが気配りをする他者とつながりを持つことだけでなく、クライエントが共同作業チームに貢献している一員であることを意味している。

　もし、将来的な研究で、**所属感の減弱**と**負担感の知覚**が、座る位置を変えること、クリップボードを交換すること、共同的関係をもつ存在であると直接的に伝えることのような単純な介入によって、軽減されるということが証明されるならば、これらのデータは実際に強力なものとなるであろう。そうであれば、治療者は自らの治療ツールベルトのなかに、3つの簡単に使えかつ生命を

救済できる行動を持っていることを知ったうえで、自殺の危険があるクライエントとのセッションを開始できるであろう。

　負担感の知覚と**所属感の減弱**に対抗するために治療関係を使うもうひとつのツールは、認知行動分析システム精神療法（Cognitive Behavioral Analysis System of Psychotherapy: CBASP; McCullough, 2003）のなかで使われている対人関係識別練習（Interpersonal Discrimination Exercise）である。この練習法は、治療関係を一種の行動実験として機能させる技法であり、クライエントが自分の行動が直接的に治療者にどのように影響し、またどのように治療者に影響されるのかを学習できるものである。McCullough（2003）は、自殺の危険があるクライエントに用いた対人関係識別練習の実例を示し、そこでは、クライエントの自殺死が治療者に与える衝撃をクライエントが探索することを支援している。そしてクライエントは、自分が治療者と重大な関係があるということを学習するのである。この事例は、**負担感の知覚**の対抗手段と所属感の資源として機能できる潜在能力を、治療関係が持っていることを示している。クライエントは、治療者との関係のなかで、自分が死ぬことは生きることよりも価値があるものではないことを学習するのである。

　治療者は、所属感を助長するツールをさらにもうひとつ持っている。それは精神疾患についての理解である。クライエントは対人関係的問題にもがき、治療関係にこれらの困難を持ち込むことが多い。Segrin（2001）を引用すれば、「心理的苦痛をきたした、あるいはきたす人々のなかでは、対人関係の領域で常に問題が見出される」（p.11）のである。精神疾患の理解なしでは、クライエントがセッション内で呈する対人関係上の回避的行動を強調することは困難である。例えば、うつ病と対人関係的問題の間には関係があることを多くの研究が報告している（総説は Segrin & Dillard, 1992）。そのような行動のひとつが、極端に安心を探索することであり、フィードバックがすでに提供されているかどうかにかかわらず、自分に価値があるかを他者に繰り返して尋ねることである（Joiner & Metalsky, 2001; Joiner, Metalsky, Katz, & Beach, 1999）。うつ病の人々が極端に安心を探索することに没頭すると、結局、拒絶にあうことも、多くの研究が示している（総説は Van Orden & Joiner, 2006）。要するに、極端に安心を探索する行動は周囲の人をいらだたせ、うつ病の人が他者によって拒否されることを引き起こす。そして、これらのうつ病の人々は**所属感の減弱**を体

験するのである。治療者は、たとえ極端に安心を探索する行動が頻回に使われても、クライエントを拒否しないで気配りをする種類の人になるような位置にいるのである。これは、所属感にとって強力な資源である。しかし、治療者は表面的な賞賛を提供し、対人的な回避的行動を無視すべきであるというわけではない。むしろ、治療者が精神疾患を理解していることで、これらの行動に対するフィードバックを提供し、クライエントがこれを変えることを援助するのである。極端に安心を探索することは、自信喪失に加えて、自信を喪失している人にしばしば混乱した、あるいは相矛盾したフィードバックが与えられることによって刺激されることが研究で示されている（Van Orden & Joiner, 2006）。精神疾患とそれが人間関係に与える衝撃に関する知識を有している治療者は、矛盾しない明確なフィードバックをクライエントに提供し、そのことでクライエントは対人関係の問題に気づき、それを変化させることが可能になるのである。

　次に実例をみて、治療セッションのなかでチームワークと共同作業を強調する戦略がどのようなものかを考えてみよう。クライエントはソヤラという26歳の女性で、過去の複数回の自殺企図、自殺願望と念慮の中等度の症状、境界性パーソナリティ障害と大うつ病性障害の合併という診断のために、自殺リスクは中等度と評価されている。SCRIPT治療の第38回目セッションの始まりの部分である。

　　　治療者：こんにちは、ソヤラ。そして、アンケート（ベックうつ病評価尺度等）に答えていただいてありがとうございます。このアンケートの結果から、前回お目にかかってから、憂うつ感がもっと強くなって、自殺も考えておられるようですね。それについてもう少し話していただけますか。
　クライエント：そのアンケートは、今、私が本当に感じていることに影響を受けているかもしれないと思います。私は、あまり今日来たくなかったんです。
　　　治療者：そうですか、それは大変でしたね。何があったのですか［関心があるという語調で］。
　クライエント：前と変わりません。また宿題をしなかったので、ここに来る

のがとても恥ずかしく感じています。私の何が悪いのでしょう［泣き始める］。

治療者：どうすれば宿題を間に合わせることができるかわからず、それが間に合わないことについて、今、本当に恥ずかしく感じているのですね。よくわかります、ソヤラ。私が今、あなたについて考えているかもしれないことを想像しているのでしょうか。

クライエント：もちろん、私を「なんてだめな人間だ」と考えているのでしょう［治療者はクライエントにティッシュを手渡す］。車を運転してここに向かう途中で、治療をやめたいと思っていました。まったく効いていないのです。

治療者：なるほど、そのことをもっと話したほうがよいようですね。

クライエント：わかりません。ポイントがなんなのかわかりません。これまで何も効果があったものはありません。割り当てられた課題を書き留めはしましたが、やっていないのです。もうできないのです。

治療者：たいへん絶望しておられるのですね、ソヤラ。あなたの感じているつらさがどのようなものか考えると、私の心が痛みます。でも同時に、あなたと私がかなりよいチームだと思っています。そして、私はあなたと作業することをうれしく思っています。私と頑張って、宿題とそれから治療についてのあなたの絶望に対処する方法を私たちで考えてみませんか［治療者は椅子をわずかにクライエントに近づける。クライエントは見上げたが反応しない］。どう思いますか、ソヤラ。

クライエント：［泣きやむ］わかりません。

治療者：どう思いますか［クライエントは頭を振る］。あなたは治療上の宿題をこなし、治療に通うだけの価値があると、私が心底、考えているのは、あなたがその苦しみを減らすだけの価値があると考えているからです。あなたはもう十分苦しみました。

クライエント：えぇ。これまでの人生で、もうずっと苦しみました。でも、

　　　　　　　苦しみを減らすために宿題をしようと考えたことはなかったです。
　　治療者：そうでしょう。あなたは長い間苦しんでいました。あなたと私はチームとして、あなたの苦しみを減らすためにともに作業することができます。私は、本当にあなたとそうしたいと考えています。
クライエント：私もです。先生と頑張ってみたいです。
　　治療者：とてもうれしいです、ソヤラ。あなたの身の安全も大切だと思いますので、宿題をすることで苦しみを減らすことについて話をする前に、自殺についてどう考えておられるのかをチェックしましょう……［治療者はリスク・アセスメントを行う］。

　この例では、クライエントが持続的な支援を否定する行動（例：治療をやめるという脅し。Rudd, Joiner, & Rajab, 1995）をとっているにもかかわらず、治療者は持続的にクライエントについてケアと思いやりを表現している。治療者は、クライエントの痛みを強調することに心を砕き、加えて、クライエントがこの痛みに対して孤独ではないことを言語的にも非言語的にも表現している。クライエントが自身について非常にいやな気持ちになり、自殺を考えている時には、治療を頑張る動機づけをするための応援と気配りを表現する必要があろう。

3　治療の全側面について開かれていること

　私たちは、自殺の危険のあるクライエントの治療をしていくために最適であると考える治療者の立場に沿って仕事をしている。クライエントの自己決定と団結とチームワークの感覚の促進を支援するために考案した戦略を解説してきた。ここからは、すべての治療場面において開かれていることの重要性についての議論に移ろう。治療関係のこの側面は、診断、リスク・アセスメント、治療など、基本的には治療者が意思決定を行う過程に含まれるすべてのことについての情報を分かち合うことに治療者側が前向きであることを強調するものである。この戦略を一言で表すと、「卓上にすべての手札が出そろっている」と

言える。

　このことについては、第1章で診断のフィードバックについて考察する際に一部の議論をした。診断について明確なフィードバックをするというかたちで開かれていることが、クライエントにとって肯定的な安心感につながり、治療者にとってはラポールを強化する機会が与えられる可能性を持つと提唱した。事実、診断についてのフィードバックを行うことが、治療者が患者に対して用いることができる、相手の視点で物事を見ることの最も強力なかたちのひとつである。突き詰めると、診断についての明確で正確なフィードバックは、クライエントに「私はあなたがどこから来て、何によって苦しめられていて、そしてどのように私が助けになるかを知っています」というメッセージを伝えることになる。診断についてのフィードバックは同様に、クライエントが一人でそれを苦しんでいるのではないこと、治療者および同じ疾患を持つ他の人々がクライエントの苦しみを理解することができることも伝えている。

　私たちは自殺の危険のあるクライエントとの（そうでないクライエントの場合も）すべての臨床場面において、同様のオープンで率直な態度で臨むことを提唱している。私たちは、リスク・アセスメントにおいてリスク水準の情報をクライエントと共有する事例を用いて、この戦略を解説した。この情報を共有することで、治療者がクライエントの安全を気にかけており、構造化された枠組みを用いていることが彼らに伝わり、リスク・アセスメントから秘密を取り除き、その結果、クライエントが希死念慮を伝えたら、治療者に入院させられるのではないかという恐怖を和らげることにつながる可能性が出てくる。私たちは危機介入戦略についての考察においても、この開かれた態度について解説した。例えば、私たちは自殺サイトをウェブ上で閲覧することについての潜在的な悪い影響について、隠し立てせず率直に話し合うことを提案した（本章でも事例を紹介し、考察した）。最後に、第4章で考察したように、利用可能な治療の種類や、特定の治療法の内容やそれらの背景となる理論についても、この開かれた態度で臨むことは重要である。

　しかし、何人かの臨床家は「すべての手札をテーブルに並べる」という手法を用いることに賛成していない。ひとつの例として、第2章で詳細な解説を行ったリスク・アセスメントの枠組みである Shea（2002）の自殺関連事象経時評価法（Chronological Assessment of Suicide Events: CASE）がある。CASE の戦

略は、クライエントは自殺症状についての情報を共有することに消極的であるため、リスク・アセスメントの過程においてこの情報を聞き出すことは難しい仕事であるということを前提としている。その結果、Shea はリスク・アセスメントの正確さを高めるため、関係の緊密さを高める方法を用いることを提唱している。彼はリスク・アセスメントを行う際、その正確さを高めるため、自身が**妥当性技法**と名づけた 6 つの**面接技法**を用いることを提唱している。Shea の提案に含まれているのは、少なくとも何人かのクライエントに対して彼らに自殺症状を共有するように誘導するためには特殊な技法が必要であるというメッセージである。これは私たちが提唱する、すべての手札をテーブルに並べるという手法とは対照的である。

　しかし、Shea の妥当性技法には、すべての手札をテーブルに並べるという態度と矛盾しないものも多い。例えば**行動面の出来事**（behavioral incident）はクライエントの個人的意見（例：「死のうと思っていたのは本気でしたか」）を聞くことを避け、代わりに自殺行動や希死念慮の具体的な詳細に焦点を当てる。弁証法的行動療法の連鎖分析を行うモデルに詳しい読者にとっては、この技法はそれに近いものである。臨床家はクライエントが時系列に沿って出来事をおさらいし（例：「その次に何がありましたか」）、数々の具体的な詳細を報告するのを補助する（例：「薬は何錠飲みましたか」）。もうひとつの技法である**穏やかな仮定**（gentle assumption）は、私たちの提唱する開かれた態度によく適合し、これはクライエントに臨床家がデリケートな話題を聞くことに開かれていることを伝えやすい。例えば、穏やかな仮定を用いる臨床家は、「何か決まった方法で自らを死に至らしめることを考えたことはありますか」と尋ねる代わりに、「どのような方法で自殺を考えますか」と尋ねる。似た技法である**詳細の否定**（denial of the specific）は、一般的でどうとでもとれる質問（例：「自分を死に至らしめる手段を考えたことがありますか」）を避け、一連の具体的な質問（例：「橋から飛び降りることを考えたことはありますか」）を優先させることを指す。この技法は、クライエントにとって具体的な質問を不当に否定することは難しいであろうという Shea の仮説に基づいている。Shea は同様に、症状があることについて苦慮していたり、きまりの悪い思いをしているクライエントに対して、臨床家が**正常化**（normalization）という技法を用いることを提唱し、これは例えば「私のクライエントの何人かは時々、抑うつからくる苦しみがひ

どすぎて自殺したくなることがあるっていいますよ。あなたはこうしたお考えを持ったことがありますか」(p.137) などと伝えることである。

Shea（2002）の妥当性技法は、私たちが提唱する治療のすべての側面に対して開かれているという臨床態度と対立するものではない。これらの技法はラポール形成に役立つ場合もあるかもしれないが、Shea（2002）が提唱するようには正確なリスク・アセスメントにとって必要ではないのではないかというのが私たちの見方である。Shea は、もう 2 つの妥当性技法である**症状の拡大評価**（symptom amplification）と**羞恥心の軽減**（shame attenuation）を提唱しており、これらは開かれた態度とはより相容れないものである。症状の拡大評価とは、問題となっている症状の詳細を特定するが、クライエントがその重篤さを控えめに語る可能性に対処するため、それらを増幅して捉えるものである。これは、重篤さの上限がかなり高く設定されていれば、クライエントが重篤さを軽視している場合でも、臨床家が問題の重篤さに対しての感覚を得ることができるという考え方である。例えば、クライエントが自傷行為を行った回数について尋ねる際、その上限（「100 回とか 200 回ですか」）を例示する。羞恥心の軽減は、クライエントが「過度に罪悪感を持たない」(p.129) ような言葉遣いで質問をすることである。Shea は、羞恥心を軽減させない質問の例として「あなたは短気でよく喧嘩を仕掛けますか」を挙げている。それと対比して、「あなたはご自分が飲み屋で楽しもうとしているだけなのに、まわりの人がよく自分に喧嘩を売ってくると思いますか」を羞恥心の軽減を用いた質問として挙げている（pp.129-130）。Shea は、この技法を用いることが問題となっている行動をクライエントがその時に行った方法で枠づけすることを示唆しており、これらの発言は不適切、あるいは不適応的な行動を是認するものではないことを強調している。しかしながら、誤った伝達の可能性があることが、私たちが率直さを推奨する理由の一つである。どちらの技法も不正確さと誤った伝達を起こす可能性があり、自殺行動という領域では重大な誤りとなりかねない。Shea は同時に、「致命性について尋ねる場合には率直に行うこと。『自らを死に至らしめる』、『自殺を試みる』、『自分の命を奪う』など、特定的な言葉遣いをすること。致命性についての質問は、どのような誤解をも差し挟む余地があってはならないと思う」(p.120) と、注意を促している。私たちはこの言明に心から賛成するし、私たちが致命性の評価の間だけでなく、すべてのやりとりにオー

プンで率直な態度で臨むのは、まさにこの理由からである。

　Shea（2002）が正しくて、私たちが間違っている可能性もあると記しておくのは重要である。この疑問はデータによる検証によって答えを得られるものであり、研究者がこの領域を探求することが望ましい。リスク・アセスメントの評価や臨床活動に対する参加の程度を双方の取り組みについて比較する研究が必要である。

　自己決定理論の枠組みと開かれた治療的態度を用いて、自殺の話題に対して消極的なクライエントにどのように反応するかを次の事例で解説しよう。クライエントはアーメッドという28歳の男性で、「大学院の授業のストレスによる極めて深刻な問題」のため大学内のクリニックを訪れている。初回面接の開始直後の面接である。治療者は守秘義務について確認し、アーメッドは短い言葉で現在の問題について語ったところである。面接は「飛び入り」のクライエントとして行われていたため、治療者は自殺の危険性についての主題にすぐに移っている。

　　治療者：アーメッド、今日ここに来られるには、ずいぶん迷われて、ご自身を説得するのが大変だったのですね。そう決められたのは素晴らしいですね。ここで少し違う点についてうかがいたいのですが、よろしいですか。ここを出て行った後にあなたが安全であることを確認するために質問をいくつかする必要があります。ご自分を死に至らしめるようなことについて考えたことがありますか。
　クライエント：そうしたことを話すのは、あまり気が進みません。ただ自分のストレスについて話ができる人が欲しいだけなんです。これ以上このストレスに耐えられそうもありません。どうしたらいいかわからないのですが、とにかくこのレポートを提出しなければ……。
　　治療者：［途中で遮って］アーメッド、少しだけお話を遮らせてください。もちろん、あなたのお話をうかがわなければいけないのですが、その前に自殺の危険性を確かめる必要があります。このクリニックに来られる皆さんが安全でいられるように支

援するのは、私にとって本当に大切なことなんです。ご自身を死に至らしめることを考えたことがあるかについて話すのを、「あまり気が進まない」とおっしゃいましたね。そのことについて、もう少し話していただけますか。

クライエント：話すべきことだとは思えないんですが。本当にものすごいストレスがあって、なんとかレポートを仕上げる助けが必要なんです。あなたは……。

治療者：[穏やかな調子で遮り] アーメッド、私たちは少しだけこの自殺の可能性について話し合う必要があります。私の質問に答えていただきたいのですが、いいですか。私が聞いている、自殺の考えについて答えることの何があなたを心配にさせていますか。

クライエント：病院のことが心配です。課題とレポートをしなくてはいけないので。

治療者：なるほど、もし私に自殺について考えることがあると伝えたら、私があなたを入院させるのではないかと心配していたわけですね。そうなるとあなたは課題を終わらせることができない。

クライエント：そうです。私は病院に行く必要はありません。

治療者：その心配を伝えてくださってありがとうございました。あなたがあまり話したくない理由がよくわかります。私が人に病院を勧める場合について、少しお話をさせていただいてもよろしいですか。それがあなたの心配を少し和らげられるかみてみましょう［クライエントうなずく］。このクリニックでは、自殺の危険性を評価するために構造化された手法を用いています。私たちがここに座った時、守秘義務を破る必要があるのは自殺の危機にある場合だとお伝えしたのを覚えていますか。それが病院に行くことについて考える時です。差し迫った危険というのは、例えばこういう感じです。あなたが私に、こうやってご自分を傷つける計画があるのだとおっしゃり、ここを出て行った後にその計画を実行すると言われた

としますこの場合にはあなたの安全を守るため入院させる必要があるかもしれませんそうでなければ私たちは多くの場合病院を利用せずに皆さんの安全を守る方法を探り当てることができますこれまでのところでわからない点がありますか

クライエント：いやないと思います意味はわかります私のことを指導教官に伝えるんですか

治療者：いいえ緊急事態となれば別ですが私はあなたの書面での同意なしに他人に話すことはできません他にも心配なことが何かおありですか

クライエント：いえないですよくわかります

治療者：アーメッド私の話に耳を傾けてくださってありがとうございましたでは私たちの場合についてみてみましょういいですかあなたはご自身を死に至らしめることを考えたことがありますか

クライエント：はい時々考えます

　この時点でリスク・アセスメントを行うのであるこの事例はクライエントが自殺について話し合うのに消極的であるのを扱う方法のひとつを表している治療者はクライエントに対しリスク・アセスメントのすべての側面に対して開かれた態度を示しそれをすることがこの事例においては論理的根拠を与えるのとたいへん近い機能を果たしその結果クライエントの自律性を促進している自殺の危険のあるクライエントに対してすべての手札をテーブルに並べる手法を使うことでミスコミュニケーションの確率を下げることに加え自己決定理論が提唱する基本的欲求を満たすことにも役立つであろう具体的にはオープンで率直な態度はクライエントを尊重していることを伝えそれは能力感の知覚を促進しやすい治療関係のなかで能力感の知覚を育むことは治療関係を強め**負担感の知覚**を減少させるという2つのとても好ましい結果をもたらしうる

　上に紹介した例において治療者がクライエントに示した差し迫った危険の解説に潜在する問題は入院を避けるためにクライエントが用いることができ

る言い回しの示唆が含まれている点である。その可能性があることを私たちは否定しない。しかしながら、他の選択肢はこの情報をクライエントから隠すか、明示的に質問された時のみ伝えるというものである。第1に、そして最も重要であるのは、私たちの治療態度はクライエントにメンタルヘルスサービスを受ける場合の権利についての情報（どのような時に強制入院が法に則って行われるか）、および治療者がこの情報を伝える倫理的義務を負っているという情報を提供する。第2に、この態度はクライエントを尊重していることを伝える。この手法はクライエントの自己決定の欲求を育み、自殺症状について率直に話すことへの意思を高める可能性があるため、自殺のリスクを断定するために最も正確な情報のデータベースを提供しうるというのが私たちの見方である。別の選択肢、すなわち自殺症状を明らかにするようにクライエントを誘導することがより効果的であるとは考えにくく、この話題を持ち出すことにさえ消極的なクライエントにおいてはなおのことである。第3に、クライエントの言語内容にかかわらず臨床家が用いることができる非言語的な危険因子——特に重要なものとしては焦りと不眠症である——が存在する。最後に、どのような場合に強制入院が行われるのかの情報をはっきりと提示することで動揺する臨床家もいるかもしれないが、これはそれが臨床活動として不適切であるからではなく、自殺の危険のあるクライエントを治療する際の真実を際立たせるからである。どのような真実かといえば、臨床家がすべてにおいて力を発揮できるわけではなく、臨床家がどれほど努力したかにかかわらずクライエントが死ぬ可能性があるというものである。臨床家は魔法使いではないし、私立探偵でさえない。もしクライエントが自らの命を奪うために嘘を伝えたとすると、それは臨床家の手に負えない事態であろう。臨床家の責任とは、標準化されたリスク・アセスメントを行い、適切な処置をするなかで期待される水準を満たすことである。究極的には、臨床家が責任を持てるのは自身の活動のみであり、クライエントの行動を統制することはできないのである。

4　セッションとセッションの間での接触

　自殺の危険のあるクライエントを治療する臨床家は、リスク・マネージメント上、どの程度、セッションとセッションの間にクライエントとの接触を持つ

べきだろうか。セッションとセッションの間での接触についての判断に関する情報源は、私たちの知る限り非常に少ない。アメリカ精神医学会（American Psychiatric Association, 2004）の自殺行動の評価と治療実践ガイドラインではこの問題について、クライエントやその家族からの電話はすべて文書化されて保存されるべきとの勧告をするにとどまっている。Linehan（1993a）は、弁証法的行動療法でこの問題をどのように扱うかの具体的な提案を用意しており、本書でも後に紹介する。自殺の危険のあるクライエントを治療する治療者のすべてが弁証法的行動療法を用いるわけではないので、一般的な提案が必要である。ここでは、自殺の危険のあるクライエントとセッションとセッションの間での接触をどうやりくりするかについて、自殺の対人関係理論と自己決定理論の原則を用いて、理論に則した提案を解説したい。

　自殺の対人関係理論を用いれば、治療関係そのものがクライエントに利益をもたらすと提言したのと同じ理由で、セッションとセッションの間にクライエントと電話での接触を持つことは、自殺の危険のあるクライエントに利益をもたらすであろう。電話での接触は治療関係の力を増幅し、クライエントにとって所属感と能力感の供給源として機能しうる。治療者がセッションとセッションの間に電話で話すことに前向きであると知らせることは、治療者がクライエントのことを気にかけているというメッセージを暗に伝えており、所属感の知覚を強める潜在力を持っている。クライエントが強い**所属感の減弱**を体験している危機状況での５分間の電話は、スキル・コーチング（自殺行動を行わずに孤独感をやりくりする方法など）のチャンスと同時に、クライエントが自分の苦しみのことを気にかけている人の声を聞く機会を提供している。こうした電話は、スキル・コーチングの間に選択した活動（例：他人のためになることを何か行うこと）、スキル・コーチングの間に選択した技能の成功、治療者に助けを求める過程（このことについては後に考察する）を通して、**負担感の知覚**を治療標的とする機会にもなる。セッションとセッションの間の接触は、高い水準の**身についた自殺潜在能力**を持つクライエントに対して治療者が自殺願望の変化（リスクが急激に高まることにつながりうる）や、セッションで吟味された危機戦略（例：コーピング・カードを用いて自殺手段を排除する）の成功（あるいはその欠如）を評価する機会にもなる。

　セッションとセッションの間の接触は、弁証法的行動療法の補助的構成要素

ではない。むしろセッションとセッションの間での電話相談は、個人心理療法、集団技能訓練、治療チーム・コンサルテーションと並び、弁証法的行動療法の治療パッケージを構成している（Linehan, 1993a）。電話相談を統合された治療の構成要素としていることに対して Linehan（1993a）が挙げている理由は、**所属感の減弱**と**負担感の知覚**の改善に関連させてすでに述べた潜在的なメリットと共通している。第1に、治療者に電話をかけることは、適切な方法（例：要求がましくない）で助けを求める練習場面をクライエントに提供している。すでに解説したように、治療者は人がいやがるようなクライエントの対人関係の持ち方を直接的なフィードバックや社会的学習を通じて修正するのを力添えする特異な立場にいる。セッションとセッションの間での電話による接触は、セッション中にクライエントが教えられ、習得した対人関係技法を試し、社会状況での成功を収める実生活上の状況を提供するため、クライエントの社会的効力感を高め、**負担感の知覚**を改善する潜在力を有している。第2に、Linehan はセッションとセッションの間での電話による接触は個人療法や集団で学習した技能の般化を助ける統合的機能を提供すると提唱している。このように、治療者はスキル・コーチとしての役割を演じている。クライエントの電話をとらないということは、練習（治療セッション）には来るけれど試合（治療セッションとセッションの間の人生）になると来ないというのと似通っていると考えられる。自殺の危険のあるクライエントは、特に治療で得た技能を使うことが困難となる危機的状況においては、毎週の治療セッションと集団での技能訓練を通じて提供するものよりも多くの援助が必要である場合があると、Linehan は提唱している。治療セッション外でこうしたスキルを実践し、危機に際して自身を助ける経験を積むことは、それをクライエントが他者に頼らずに成し遂げ、（効果的な対人関係技能が用いられた場合）他者をひどく扱うことをせずにすませたことを示すことで、**負担感の知覚**を対象にすることにもつながる。

電話相談はミスコミュニケーションや葛藤が起きた治療セッションの後にクライエントが治療者と接触する機会を提供すると Linehan（1993a）は提唱し、以下のように述べている。「電話コンサルテーションは、次の治療セッションまで待つことなくクライエントが緊密な治療関係の感覚を取り戻す手段を彼らに提供する」（p.104）。「クライエントの感覚」という言葉の使用は、この電話コンサルテーションの機能が治療関係を通じて所属感を育んでいくことの一部

であることを示唆している。電話コンサルテーションは治療関係の困難さを回復するための手段としてではなく（治療者の立場ではセッションでの困難さは想定内である）、治療者がそれでもクライエントのことを気にかけており、一緒に仕事をしていきたいと望んでいることをクライエントに再保証するための手段であると解説されている。人間関係は、それが積極的な観点から捉えられない限り、所属感の供給源として機能することはできない（Baumeister & Leary, 1995）。このため、電話コンサルテーションは、困難な治療セッションが続くなかで、治療関係を所属感の供給源として保つことをクライエントに可能にするであろう。

　自殺の危険のあるクライエントとのセッションとセッションの間における電話での接触は、彼らが他者との関係において必要とする技能を獲得するまで、一時的に治療関係が**所属感の減弱**や**負担感の知覚**への対策の資源として機能する潜在力を高める有用な治療の構成要素となると私たちは提案している。電話での接触は頓服薬（必要に応じて用いられる薬物）と類似している。医師が頓服薬を処方する際、24時間のなかで用いることができる用法と用量を特定する。そうであるとすると、クライエントはどのような頻度で「頓服電話」を用いるべきだろうか。クライエントのなかには頻繁に電話をかけてきたり、話す時間の延長を求めたり、あるいは夜中に電話をかけたりするものがいることを鑑みると、治療者は限界を設定することで、折に触れて自律性とプライバシーの必要を画定するべきである。

　治療者はそれぞれ個人的限界がどれほどであるかに基づいて限界設定の細部を決定すべきという Linehan（1993a）の提案に、私たちも賛成である。こうした限界設定が治療者に任されており、そしてそれは流動的なものになりうる（例えば治療者が体調を崩した場合など）としても、それは独断的に押しつけられるのではないと Linehan は言及している。（当然の結果からもたらされる）自然な限界設定が用いられるべきである。当然の結果のひとつの例は、ある治療者にとって度を過ぎた回数の電話のため治療者が疲弊し、クライエントと話したくなくなるというものである。独断的な限界のひとつの例は、電話を受けるのは1週間に各クライエント1回までといった方針である。自然な限界は確固としたものではなく、定量化も、クライエントに対する説明も簡単ではないが、治療者はどの行動が限界を超えるかを必ずクライエントに伝える必要があ

ると Linehan は注記している。その際、Linehan は率直さを提唱し、「率直さは非常に効果的な戦略になりうる（中略）治療者の限界について率直であることは究極的には患者を尊重している。それは患者を大人として扱っている」（p.324）と書いている。率直さという考え方は、私たちの提唱する、受け入れるという立場とぴったり一致している。

地域精神科クリニックにおいて典型的なクライエントの治療に当たっている私たちのクリニックのひとつで実施した調査では、厳密な相談回数方針がむしろ悪影響を及ぼす傾向があることが示された（Reitzel, Burns, Repper, Wingate, & Joiner, 2004）。この調査では、クライエントからの電話に出ることに積極的な治療者ほど、クライエントからの電話が少なかった。この矛盾する発見は、自己決定理論の枠組みで捉えると少し理解しやすくなる。治療者側がセッションとセッションの間の電話を受けることに積極的であるということが、クライエント側にこうした電話をしようと考える際の体験を変化させるのかもしれない。2人のクライエントを想像してみよう。両方とも同様に疲弊し、同じ精神疾患を持ち、まったく同じストレッサーを持っていると想定しよう。一方のクライエントの治療者は、セッションとセッションの間には電話をせずに911番や緊急電話相談に電話をするようにと伝えた。クライエントは必死になり、結局、治療者個人の電話番号を調べて電話をかけてしまった。もうひとりのクライエントの治療者は、夜遅い場合以外はセッションとセッションの間の電話をとること、夜中の場合には次の朝に治療者がかけ直すこと（それまでの間は911番や緊急電話相談にかけること）を伝えた。このクライエントは治療者の電話番号を取り出したが、次の瞬間、自分のことを気にかけている人（つまり治療者）といつでも電話で話せることがわかっていることから、ほっとした感覚を得た。弁証法的行動療法用語に詳しい読者には、この知識によってクライエントがいわば賢明な心性を持つことができていることがわかるだろう。このクライエントは深呼吸をし、治療者に電話をかける前に自分の持っているいくつかのスキルを試し、その結果、電話をする必要がなくなったのである。この違いはなんであろうか。電話をかけなかったクライエントは電話をかけるかどうかを決定している際、自律性があった。電話をかけたクライエントは、自分ではどうすることもできなかった。このことから、セッションとセッションの間にクライエントからの電話を受けることを伝えることは、自律性を支援する機能

を果たし、治療関係を強め、危機における心理学的緩衝となるという仮説が成り立つ。

　弁証法的行動療法治療者に見られる特殊な限界設定のひとつである **24 時間ルール**は、セッションとセッションの間での接触を自殺やその他の自傷行為と関連させて考察しているため、私たちの議論に特に応用することができる。このルールは、命にかかわる傷害でない限り自傷をした後 24 時間は治療者に電話をしてはいけないというもので、治療の開始時にクライエントに対して明確に説明される。もしもクライエントが電話をかけた場合には、簡潔にその危険性を評価し、医療機関での治療や自殺のための入院加療が必要であるかを判断する。そして治療者は電話を切り、もちろん即時の治療や警察への連絡などを行う。このルールの裏には 2 つの理論的根拠がある。第 1 は、自傷の後に治療者の注意を向けることはその行為を強化するという点である。このルールのもうひとつの側面は、クライエントは自傷行為を行う前にこそ、スキル・コーチング（や支援）を求めて電話をするべきであるということである。第 2 は、自分を傷つけたことでクライエントは（不適応的方法が用いられたものの）負の感情に対処することができているのでスキル・コーチングは必要ないという点である。弁証法的行動療法における電話コンサルテーションのもうひとつの制限は、電話では心理療法を行わないというものである。電話でスキル・コーチングや問題解決は提供されるが、追加の治療セッションを行うものではない。

　セッションとセッションの間での電話相談の弁証法的行動療法の治療転機に対する影響を特定することは不可能であるが、自殺行動の治療における弁証法的行動療法の効果が実証されていることから、電話での接触が少なく見積もっても悪い影響を与えるものではなく、好ましい効果をもたらすかもしれないことは言えよう。これらの効果は自殺の対人関係理論のレンズを通して捉えると、治療関係を通じて所属感が増加したことと、治療で得たスキルを用い、治療者との社会状況での成功を体験したことから**負担感の知覚**が減少したことを含んでいる。自己決定理論は、治療セッションに対する姿勢と同様、電話での接触に基本的な要求である関係性、能力感、自律性に目を向けた姿勢で取り組むべきであると提案している。以上のことから、自殺の危険のあるクライエントとのセッションとセッションの間での接触について私たちが有用であるとして提唱している治療者の立場に関して、理論に基づく推奨点をいくつか挙げる

ことで、セッションとセッションの間でのクライエントとの接触についての考察をまとめよう。

1. 中等度（あるいはそれ以上）の自殺の危険があると評定されたクライエントの治療に当たる場合、自殺の危険水準が**所属感の減弱**や**負担感の知覚**の揺らぎとともに急激に変化する可能性があるので、そのリスクを評価するため治療者が電話をかけて確認する作業を週の途中で行う予定を組むことを検討する。この電話は短く（およそ5分間で15分を超えない）かつ、目的のはっきりしたもの（自殺の危険性を評価し、所属感に働きかけるために手短に共感と気遣いを表す）である必要がある。
2. すべてのクライエントに、危機や自殺予防ホットラインの情報を、いつ、どのようにそれらを用いるかと併せて提供する。これらのホットライン（全米自殺予防ライフライン：1-800-273-TALKなどの電話番号）では、ホットラインのスタッフがリスクを評価し、必要な場合には救助活動を開始するよう訓練を受けているので、治療者が不在の場合（午前3時など）にも、リスク・マネージメントを補助することができる。これらのホットラインはまた、ソーシャル・サポート・ネットワークが非常に狭いクライエントにとって所属感の供給源として役立つ。治療者や周囲の人々は（危機が起きるかもしれない）午前3時に会話することに前向きではないが、ホットラインの職員は24時間応えることができる。
3. セッションとセッションの間の電話は治療関係に有益となりえ、かつ**所属感の減弱**や**負担感の知覚**に焦点を当てることで自殺の危機に直接、対応することも可能であるため、自殺の危険のあるクライエントを治療している治療者は、これらの電話を受け入れることを検討する。
4. セッションとセッションの間の電話を受け入れることを選択した場合、そのことに前向きであることをクライエントに伝えるべきであり、それはクライエント、治療者双方に有益であることが示されている（Reitzel et al., 2004）。同時に治療者は、電話対応に関する自分の限界についても治療の早期に伝える（Linehan, 1993a）。
5. 自傷行為の直後の電話を厳密に当座の安全性の評価のみに制限する、いわゆる24時間ルール（Linehan, 1993a）を用いることを検討する。クラ

イエントには、自傷行動を行う前にそうした行動を阻止するためのスキル・コーチングを求める電話をすることを勧める。
6. 電話相談の際には、自己決定理論（Ryan & Deci, 2002）がいうクライエントの基本的要求である、関係性、能力感、自律性に注目する。
  a. 自律性を支援するには、決断するのはクライエントであり、その結果も、悪いものも含めてすべてクライエントのものであることを強調しつつ、気分を調節するための治療で得た（自傷行為に対しての）スキルの長所と短所を簡潔に検討する手助けをする。
  b. 関係性を支援するには、心からの共感と思いやりを表現する。それができない場合には、治療者は自らの限界を超えていないかを吟味する。
  c. 能力感を支援するには、電話コンサルテーションを（心理療法セッションではなく）簡潔なスキル・コーチングや問題解決のセッションとして構築する。関連する治療ワークシートと何も書かれていない紙を取り出すことをクライエントに勧める。スキルの使用についての具体的な計画（5つのW：どのスキルを、いつ、どこで、誰と、なぜ）を立て、クライエントが熟達の体験を持つ機会を増やす（**負担感の知覚**が減少する）。

　まとめて言えば、自殺の危険のあるクライエントを治療する治療者は、治療関係という欠くことのできないツールを手にしている。自己決定理論が提唱するように、本章で解説された方法で治療関係に注意を向けることは、変化のために必要な状況を強め、治療への動機づけを高めることができる。治療関係は、部分的にでもクライエントの所属感や社会的効力感に対する欲求を満たすため、自殺願望を減少させる直接の媒体としても機能するであろう。心配や気遣いを表現し、受容的で率直にコミュニケーションを取り、自分でもできるという体験を促進することを通じて、治療者とクライエントのチームが、治療作業を達成し、苦痛を和らげ人生の質を向上できるということをクライエントに伝える。これは実に希望の持てるメッセージである。

第6章

予防と公衆衛生活動

　これまで述べてきたように、自殺死する人たちの 68% は、死に先立つ 1 年間に精神保健機関の受診歴がない（Luoma et al., 2002）。具体的には、全米で毎年およそ 3 万 2000 人にのぼる自殺死者のうち（Centers for Disease Control and Prevention, 2004）、2 万 1760 人が、現在提供されている精神医療保健サービスの手の届く範囲にはいないということになる。したがって、自殺予防の取り組みのすべてが、効果的な自殺防止の治療法を発展させることに注がれたとすると、自殺死の危険にさらされている相当数の人々が見過ごされることになる。もちろん、自殺を予防する治療法を発展させてきた、またはその途上にいる臨床家や研究者が身を粉にしていることやその勤勉さを、価値がないかのように扱うことが私たちの意図ではない。それが重要な取り組みであることは明らかであり、そうした支援を得ることができた幸運な人たちの多くの命を救っているだけでなく、その生活の質を向上させている。むしろここでは、公衆衛生活動と従来の精神医療保健サービスが協力して行う、自殺を予防するための多角的取り組みの必要性を強調したい。
　自殺行動を取り巻いている偏見や秘匿主義によって多くの人々は、実際にはそうであるにもかかわらず、それが公衆衛生の主要問題であるとは気づかない。次の事実を考察してみよう。アメリカ合衆国における 2 人の殺人に対して 3 人が自殺によって亡くなっており、エイズによって 1 人が亡くなるのに対して 2 人が自殺によって亡くなっている（Kochanek, Murphy, Anderson, & Scott,

2004)。毎年の自殺によって亡くなる人数の比にもかかわらず、自殺予防の取り組みはエイズや殺人の問題への対応に比べると過小評価されている。例えば、National Institutes of Health（NIH）は自殺研究に対して2006会計年度に3200万ドルを計上したが、エイズの研究に対しては90倍の予算（29億ドル）を計上している。同様に、2001年には成人の州立矯正施設の運営に29億5000万ドルが費やされた（U. S. Department of Justice, 2004）のに対して、精神科医療には5360万ドルが公的基金から用いられている（Mark et al., 2005）。別の表現をすると、矯正施設は精神科医療に用いられる550倍の資金を得ていたことになる。つまり、アメリカ合衆国では毎年相当な人数が自殺によって亡くなってはいるが、他の予防できる死亡原因と同程度の注目や資金的援助を受けていないのである。

　なぜそうなっているのだろうか。公衆衛生問題の領域と社会全般との間の食い違いが起こるには多くの理由がありそうである。考えられる理由のひとつは、自殺行動が受けている偏見である。自身の状況に対してその人の負うところがあると見なされている場合、その人は状況の犠牲者と考えられる人よりも強い偏見を受ける傾向があるという研究がある。例えば、肥満、同性愛者、アルコール症等の状態（あるいは指向）に個人の責任があると信じている度合いが強い人ほど、そうした人たちへの攻撃的な態度が強くなる（Crandall, 1994; Humphreys & Rapaport, 1993; Whitely, 1990）。自殺に対しても同様で、こうしたすべての状態や指向性は環境および遺伝的原因と関連しているにもかかわらず、偏見と差別は残っている。肺がんで亡くなる人が自らの死に間接的にしか参与していないのに対して、自殺で命を落とす人は、表面上自分の生命を終わらせることを直接的に選択している個人的な責任の極端なケースを代表しているのである。

　このことに関して、本書を通じての私たちの立場は、少なくとも可能な限り、すべての自殺は予防されるべきであるということを前提としている。しかしこの立場は普遍的なものではなく、より自由放任主義的な見方（生死の決断は個人に任されているという見方）をする者もいる。自殺関連の道徳あるいは倫理の様々な視点についての膨大な考察に興味のある読者は、Mishara and Weisstub（2005）を参照していただきたい。自殺の対人関係理論（Joiner, 2005）は、**負担感の知覚**（死のほうが生よりも価値があると考えること）を経験

することが大きく誤った見方から発生しており、私たちは自殺死する人が正しい情報に基づいた合理的な決断を下してそれを行っているとは考えられないと仮定している。また私たちは自殺の観念から直接影響される人だけでなく、その愛する人にまで多大な苦しみを生み出すのを予防することの価値を強く信じている。それでもなお、自由放任主義的な見方を維持する人たちは、その人が望んですることを防止するために膨大な額の資金を用いることにメリットを見出さないということを私たちは認識している。したがって、この課題に真っ向から立ち向かうことは、自殺予防を目指す人にとってたいへん重要な仕事である。

　自殺予防についての公衆衛生運動を立案するに当たって、現在成功を収めているこれまでの公衆衛生運動に倣うことは有用である。アメリカ合衆国におけるそのような運動のひとつは、心血管性疾患に焦点を当てて立案されたものである。Knox, Conwell, and Caine（2004）は、心血管性疾患予防のための取り組みと自殺予防のための取り組みの類似点と相違点を考察している。心血管性疾患は、それが明らかに生物学的要因によるもののように見え、自殺は、生物学的、社会的、心理学的要因がより複雑に組み合わさっているように捉えられるため、一見したところ、心血管性疾患の予防は自殺予防とはまったく異なった試みであると想定する人もいる。しかし、心血管性疾患の危険性もパーソナリティや社会的要因とかかわりがある（T. Q. Miller, Smith, Turner, Guijarro, & Hallet, 1996）ので、この前提は誤りであり、心血管性疾患の予防が最も効果的であったのはこれらの要因を考慮したものであったからである。心疾患の予防を大規模で考えた場合、心疾患の危険因子や予兆（例：喫煙や適切な体重の維持）について一般の大衆を教育し、こうしたことに気づき予防できるようにすることは合理的である。ことわざにあるように、予防の1オンスは、治療の1ポンドと同等の価値がある。実際に心疾患の徴候や症状を個人が示した際に適切な薬物治療が存在するか否かにかかわらず、健康な生活習慣を採用していることは後の心疾患の予防に大きく影響する。自殺行動の場合、自殺の危険が迫っている多くの人が症状を体験しているにもかかわらず治療を求めないことから、予防が特に重要な取り組みである。そして、最初の段階からこうした症状の発達を阻害するべく試みることが鍵となる。

　Knox et al.（2004）が考察しているように、心血管性疾患と自殺の主要な違

いのひとつは、後者では公衆衛生の取り組みが妨げられていることである。心血管性疾患の研究者や治療者と違い、自殺研究者や予防に取り組む人は歴史的にみて自殺行動の危険因子の明確なリストを持っておらず、このため目標を定めた予防的取り組みを行動に移すことが困難であった。例えば、喫煙とその後の心血管性疾患の発症の関連は比較的明確である。この関連は現在心疾患の症状を呈している患者における危険因子研究を通して発見され、人々が喫煙を始めることをくい止める運動を広範囲に展開するのにこの情報が用いられたのである。これを行うには、顕著な違いを生む前に、まずは煙草を吸うことにまつわる文化的問題について検討することが不可欠であった。不幸なことに、ふたつの理由により、自殺死の明確で簡潔な危険因子のリストを作ることは困難であった。

　第1に、自殺死者の大部分がその死の前後で精神医療の専門家を受診しておらず、このことは自殺死の危険因子のうち直近の危険要因を断定することを難しくしている。第2に、自殺が主要な死因であっても、人口にとっては稀であり（アメリカ合衆国では毎年10万人のうち11人が自殺で亡くなっている。American Association of Suicidology［AAS］, 2004）、調査をより困難なものにしている。Knox et al.（2004）の論文が発表された時点では、自殺の対人関係理論はまだ発表されていなかった。私たちはこの理論が包括的な自殺行動の心理社会的理論を提供し、予防のための取り組みに弾みをつけることを可能にすると提言している。自殺の対人関係理論は、人々を自殺行動に向かわせる軌道に沿って進行することを防ぐ、大規模な介入方法を考案することを可能にしている。このことは、この理論の主要概念のそれぞれと取り組むことによって達成される。この理論は人が自殺死する際は、概念のそれぞれが必要十分であると予測するため、理論的にはこれらの概念のただひとつについて取り組むだけでも自殺を予防することは可能である。このように、現在では自殺予防の取り組みを、成功を収めてきた心血管性疾患の予防により近いかたちで設計することが可能である。

　自殺の対人関係理論は自殺死の予測と予防を主たる目的としているものの、自殺企図や希死念慮もそれ自体主要な公衆衛生問題である。アメリカ自殺学会（American Association of Suicidology, 2004）は、致死的でない自殺企図が毎年81万1000件あると概算している。1人が自殺死すると、およそ6人にその痕跡

を残す（Mitchell, Kim, Prigerson, & Mortimer-Stephens, 2004）という数字を想起すれば、毎年自殺企図をするものに対して 490 万人が愛する者の自殺企図に直面しているという概算が成り立つ。さらに、子ども（C. A. King et al., 1995）や成人（Brimblecombe, O'Sullivan, & Parkinson, 2003）が入院治療を受ける最も多い理由が、自殺念慮である。したがって、ほとんどの希死念慮は実際に身体への傷害をもたらさないが、膨大な費用と感情的負荷をもたらすのである。この章の残りの部分においては、公衆衛生予防運動についての議論を自殺死を予防することに対するものとして構成している。そうであるにせよ、自殺の対人関係理論によれば、こうした公衆衛生運動が帰属している感覚を増進することと**負担感の知覚**を減少させることによって自殺願望をも減らすであろうし、結果、自殺企図や希死念慮に対しても効果を発揮するであろう。

　ここで、自殺関連の公衆衛生学的予防の取り組み方を 2 つに分類したい。第 1 の取り組み方は、人口全体に対して特定の疾患を対象とした介入法を開発させることである。こうした種類の介入は、理論的に人口のすべての構成員を分け隔てなく対象にしている。これは一般に「一次」予防の取り組み（Seidman, 1987）と考えられており、「全体的取り組み」（Rose, 1992）とも呼ばれるものである。一次予防あるいは全体的取り組みの目標は、いまだ徴候や症状を示していない個人、つまり自殺の危険が高いとは考えられていない個人が、ある特定の疾患に罹患することを防ぐことである（Seidman, 1987）。第 2 の種類は、「二次」（Seidman, 1987）あるいは「高リスク」（Rose, 1992）アプローチとして知られているものである。この種のアプローチは、ある疾患に発展するのに高いリスクにある特定の個人を標的としている。どちらの手法による予防の取り組みも、自殺の対人関係理論の 3 つの構成要素によってより効果を発揮する。所属意識や効力感を増進する取り組みは保護的である。自殺刺激への慣れを意図せず助長する取り組み（例：自殺死した人々の写真を見せる）は、逆効果となるかもしれない（さらに、その可能性はいくつかの予防への取り組みが逆効果であったとして文献となっている）。

1　一次（全体的）予防戦略

　一次（全体的）予防戦略は理想的には、人口全体にその影響を及ぼすものを指

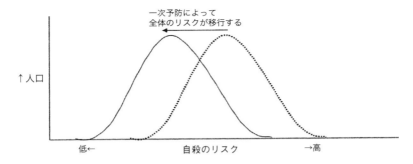

注：全体的公衆衛生活動に先立つ母集団における自殺のリスク分布が点線で示されている。実線は成功した全体的介入が実施された後の母集団における自殺のリスクを示している。

出典："Sick Individuals and Sick Populations," by G. Rose, 1985, *International Journal of Epidemiology, 14*, p.33. Copyright 1985 by Oxford University Press. 許可を得て再掲。

図6-1　全体的予防戦略の結果として想定される自殺リスクの移行

す。このような種類のアプローチを考察する際、人口における自殺のリスクが正規分布していると視覚化するとよい。図6-1は人口のすべての構成員が介入からなんらかの利益を得たことを示している（Rose, 1985）。彼らのほとんどは介入を受けたか否かにかかわらず、自殺死することがなかったとしても、全員が自殺のリスクの連続体の上を安全な方に移動している。理論的には、これは人口の各構成員がそれぞれ自殺の危険を高める可能性のある環境ストレッサーに対する備えを得たことになる。これが、こうした介入の結果を極端に単純化して描写したものである（われわれはこうした介入が人口のすべての人に同様の効果を持つことを現実に期待しているわけではない）ことは率直に認めなければならないところであるが、わかりやすい解説のためには有用である。

　Joiner et al.（2003）が示しているように、ある個人の最も重篤であった時点での自殺計画や自殺準備（実際の自殺の計画を伴う最も重篤な自殺エピソード）は、現時点の希死念慮の程度よりも高い精度で以降の自殺死を予測する指標である。これは、以前体験した深刻な自殺行動がその個人が自殺を行う能力を獲得するのに貢献するという自殺の対人関係理論の予測と合致している。ひとたびこの能力が獲得されると、その減衰は緩慢であり、何年にもわたって自殺死を予測しうる。このことを念頭に置けば、一般に広く自殺の危険性を減少させることを目的とした公衆衛生運動は、最も重篤な時点での自殺行動をより軽い

ものにするものである必要があり、それは広い範囲に長年にわたり意味を持つことになる。このことは実証的に証明される必要を残すものの、自殺の対人関係理論の3つの主要概念を発展させることが自殺死予測に十分であろう。もしこれが正しければ、人口におけるこれらの概念の程度の変化が比較的些細なものであったとしても、それは何人かにとって生か死かを分かつ実際の変化をもたらしうる。次に私たちは、そのいくつかは実際に施行されている自殺を対象にした一次（全体的）予防についていくつか考察していく。

(1) 致命的な自殺手段への接近を制限する

　一次（全体的）予防戦略のひとつは、比較的一般的でかつ手に入れやすいとされている自殺の手段（鎮痛剤や都市ガス）、あるいは非常に致命性が高いとして知られている自殺の手段（銃器）を制限することである。この種の予防戦略は近年より一般的になってきているが、一般人口の自殺率を変化させたと報告しているのは一握りである（Knox et al., 2004）。それらのなかの第1は、自殺率上昇と関連しているといわれる失業率の上昇（対人関係理論でいう**負担感の知覚**と関連）があったにもかかわらず、都市ガスの毒性を下げることで自殺率を下げたという、Kreitman and Platt（1984）による英国における研究である。第2は、近年行われたものであり、英国において、鎮痛剤であるアセトアミノフェンの箱の大きさを小さくすることで、この方法によると思われる自殺死を21％減少させた研究（Hawton et al., 2001）である。もうひとつの調査は、自殺率の経年変化が家庭内の銃火器所持率の変化と対応するかを分析するために階層線形モデルを用いたものである（Ajdacic-Gross et al., 2006）。著者は、これらが関連していることを見出しているが、この変化が直接的に銃火器の法制度の変更と対応するかを決定することはできなかった。

　自殺企図がよく行われる場所に自殺に対する障壁を作ることも、致命的な手段への接近を制限する一法である。世界各地で、理由はなんであっても、特定の場所が自殺と関連するようになる。そのような場所のひとつの例は、症例研究（Beautrais, 2001）で報告されているオーストラリアの首都にある無名の橋である。この橋は1937年から1995年まで自殺の障壁が設けられていたが、その後美観的理由と実際的な理由（障壁があることから飛び降りた人を救出することが困難であるとされた）から取り除かれた。障壁が除かれた後、同市全体の飛

び降り自殺死者数は変わらなかったものの、問題の橋にまつわる自殺死者数は5倍になった。これらの結果は、障壁が問題となっている街における飛び降り自殺で命を落とす人の数全体に影響を与えなかったことを示唆しているかもしれないが、この無名の橋から飛び降りて死亡した人たちと別の構造物から飛び降りた人たちの人口統計学的要素や精神医学的プロフィールの精査から、そのふたつの間に顕著な差があることが明らかになった（例：その無名の橋から飛び降りた人たちは統合失調症であると診断されることが有意に多かった）。Beautrais (2001) は、無名の橋から飛び降りた死者とその地域の他の構造物から飛び降りた死者の精神医学的プロフィールの差と、その橋の位置（近隣に精神病院がある）に基づき、橋の障壁を撤去したことが脆弱な人々をより高いリスクに曝し、橋の障壁を撤去しなかった場合飛び降りによる自殺率は減少したと推論した。

　この主張を支持するものとして、近年の英国ブリストルのクリフトン吊り橋の調査がある。1994年から1998年までの間、その橋から飛び降り自殺をして死亡した人の数は同じブリストル地域の他の地域のそれよりも多かった（Bennewith, Nowers, & Gunnell, 2007）。この橋に自殺に対する障壁が長い期間設置されていなかったため、Beautrais (2001) の研究で述べられた橋と逆の状況が観測されたのである。美観的理由から橋の両端には設置されなかったものの、1998年の終わりにこの橋の最も長い部分に自殺に対する障壁が設置された。Bennewith et al. (2007) は、障壁が取りつけられる以前5年間と取りつけられた以降5年間のデータを提供している。彼らは、自殺に対する障壁はクリフトン吊り橋からの自殺率を50%減少させたこと、その間ブリストルの他の場所での飛び降りに有意な上昇は見られず、すなわちクリフトン吊り橋から飛び降りるはずであった人が他の場所では飛び降りなかったことが示唆されていることを見出した。このことは、無名の橋から障壁が撤去されたことが、されなかった場合よりもより多くの人を自殺死へ導いたという Beautrais が強調したことと一致している。それでもなお、彼らがその地域全体の自殺率になんら変化を見出さなかったことを指摘することは重要である。しかし Bennewith et al. がクリフトン吊り橋からの飛び降りが95%以上の致死率であると報告していることは、勇気づけられる所見である。すなわち、こうした高い致死性の手段を予防することは、たとえ致死性の低い自殺企図を減少させることがなかったとし

ても、さらなる自殺死を防ぐ可能性があるのである。

　私たちの知るところでは、前述の調査が自殺障壁が人口の自殺率を減少させる効果についての組織立った実証調査として唯一のものである。当然、今後の研究が求められている。しかし、それ以外の研究では、障壁が設置された特定の場所で自殺を防止することを示唆している。自殺者を引きつけることで有名な他の場所（例：エンパイアステート・ビルディング、シドニーのハーバー・ブリッジ、日本の三原山）は障壁を設けており、これらのすべての場所で自殺がほとんどゼロに近いまでに減少している（Friend, 2003）。まとめると、これらの調査は、こうした障壁を設けることに意味があるとする予備的な根拠を提供している。後に考察するように、この主題について直接的に行われた調査は比較的少ないものの、そのほかのデータは、橋に柵を設けるなど、致命的な手段に対する接近を妨げることが命を救う可能性があることを示している。

　アメリカ合衆国において、少なくとも一ヶ所、人々が頻繁に自殺を試みることで有名な場所で、自殺に対する障壁が設けられていない箇所がある。それはゴールデンゲート・ブリッジである。1936年の完成以来、1200人以上がゴールデンゲート・ブリッジから飛び降りて亡くなっており、この数字は毎年およそ19人ずつ増えている（Guthmann, 2005）。自殺との関連で悪名が高いことに、この橋は以前自殺名所として知られた多くの他の構造物よりも多くの自殺死を目撃してきた。Psychiatric Foundation of Northern Californiaのウェブサイトによると（http://www.pfnc.org）、エンパイアステート・ビルディングで自殺した人はわずか16人であり、自殺に対する障壁が設けられる前のエッフェル塔から自殺した人は352人である（Blaustein, 2005）。現在、ゴールデンゲート・ブリッジの歩道と、下の危険な水面の間にはおよそ120cmのガードレールが存在するのみであり、これは例えば75歳の肥満女性の死を防ぐのにさえ十分ではない（Guthmann, 2005）。

　自殺に対する障壁の使用が有効なことを考えると、ゴールデンゲート・ブリッジではそうした障壁がなく、自殺を試みる人を守るための行動を行政がとらないのはなぜだろうか、という疑問が出てくる。この疑問に対する答えは、自殺予防に関心がある人たちにとって納得のゆくものではないことが多い。そもそも多くの人が、仮に橋から飛び降りることが防止されたとしても、ほとんど必ず**手段の変更**（method substitution）（それまで最も一般的だった手段に接近でき

なくなった場合に起きる、最も一般的な手段の切り替え）を行うであろうと感じている。そのため、橋の美観を損なうことは正当化されないと感じている。しかし対照的に、30年近い昔に発表された論文に掲載された調査では、明らかな自殺企図であったためゴールデンゲート・ブリッジから強制的に退去させられた515人のうち90%は数年が経過しても生存していたことが明らかになっている（Seiden, 1978）。これらの人々は実際に飛び降りた人に比べると、自殺によって死ぬ意思が弱かったからであると解釈できるかもしれないが、これらの人々の人口統計学的特徴は彼らが致命的でない自殺企図を行う人々よりも自殺によって亡くなる人たちにより似通っていたことを明らかにしている（例：男女比は4人中3人が男性）。Seiden（1978）は、これらの自殺企図した人々の大多数が、カリフォルニア・ハイウェイ・パトロールによって居住宅へ送り届けられたこと以外、多く精神科的介入を受けていないという事実にもかかわらず、数年後でも生存しているという重要な点を指摘している。この研究は、およそ30年前に発表されたものである。にもかかわらず、同じ議論（すなわち、ゴールデンゲート・ブリッジからの自殺を予防することは無益な努力であるというもの）が繰り返されている。近年、州間高速道路I-35号線上の橋がミシシッピ河に崩落し、79人が負傷し、9人が死亡するという恐ろしい悲劇がミネソタ州、ミネアポリスで起きた。当然、一般の人々はこの出来事の直後、橋の安全性をより注意深く調査する必要性を声高に訴えた。それでも私たちは、毎年州間高速道路I-35号線上の橋で亡くなった人の2倍の人が亡くなっているゴールデンゲート・ブリッジの安全性の欠如に対する訴えが比較して少ないことに愕然とさせられるのである。

　ゴールデンゲート・ブリッジは自殺と関連することで国際的にも悪評を被っているものの、この橋から飛び降りた人の87%はサンフランシスコ湾岸地域に住む人々であり、カリフォルニア州外の出身者はわずかに5%未満であった（Psychiatric Foundation of Northern California, 2005）。すなわち、この方法での自殺死をやりにくくすることは、他の致命的な自殺手段を用いない人たちの死を予防するはずである（この橋から飛び降りた人の98%が死亡している。Blaustein, 2005）。

　自殺の対人関係理論は、ゴールデンゲート・ブリッジが自殺願望を体験している人を引きつける事実にも光を当てることができる。この理論によれば、自

殺を願う人は、非常に強い**所属感の減弱**を持っている。サンフランシスコの精神科医 Malcolm Sowers は（Guthmann, 2005）、なぜゴールデンゲート・ブリッジから飛び降りて自殺死することが所属感の減弱を強く感じている人にとって魅力的であるかを、「橋から誰かが飛び降りたとき、ある意味で彼は先に行ったすべての人々に仲間入りをしている。私がこのことが重要であると思うのは、人々は自殺をする時でさえ集団から距離を置きすぎないようにするからである」（Guthmann, 2005, p.A1）と、雄弁に説明している。これはゴールデンゲート・ブリッジに近いベイ・ブリッジでの飛び降りがほとんどないことのひとつの事情を説明するであろう。すなわち、ゴールデンゲート・ブリッジから飛び降りて亡くなる人たちは、彼らの人生のなかで人とのつながりを育むことができないと感じていたとしても、彼らの死を通してではそれを育んでいると（誤って）信じるのであろう。

　致命的手段の入手を制限することが一次予防の効果的な戦略であるということには説得力のある根拠があると私たちが考えているにもかかわらず、多くの自殺の名所には自殺に対する障壁が設けられておらず（例：ナイアガラ瀑布）、またいくつかの致命的な手段（例：銃火器）の入手制限はアメリカ合衆国を含むいくつかの国では対立する議論をはらんでいる。この戦略に対する主要な批判のひとつは、単に一種類の手段を制限しても他の手段で自殺を行う人をほとんど予防しないというものである。すなわち、衝動的に自殺を決断する人は致命的な手段が利用可能でなければ予防することはできるかもしれないが、周到に計画された自殺とその致命性の間に関連があることが実証的研究で示されている（Beca-Garcia et al., 2001, 2005）。これは、入念に自殺の計画を立てる人ほど自殺によって命を落としやすいということを示唆している。実際に、少なくともいくつかの証拠は手段の変更がなされることを支持している。そのような例のひとつがオーストラリアにあり、銃火器による自殺の減少に伴って縊首自殺が増大しているのである（Australian Bureau of Statistics, 2000）。

　しかし、これらのデータを精査してみると、自殺手段の変更はされていないであろうということが明らかになる（De Leo, Dwyer, Firman, & Neulinger, 2003）。De Leo et al.（2003）は、自殺手段の利用可能性がそれらが利用されることを決定する唯一の要素ではないであろうということを示す文献調査を報告している。自殺手段は、死亡した人の人口統計学的特徴や心理学的特徴で異な

っている。例えば、高所からの飛び降りによって自殺死した人は精神病者が多く、銃火器の使用はアルコール乱用や境界性パーソナリティ障害と診断される人物に多く見られている（de Moore & Robertson, 1999）。特定の種類の手段を制限することで、自殺手段の利用可能性のみで予測するより、自殺可能性をかなり減少させるであろうということをこの情報は支持している。

　自殺手段の変更が実際に起こるのかどうかは別として、自殺手段を単に制限することが採りうる唯一の戦略ではない。一例を挙げると、これまで考察してきたように、実際に自殺死する比較的少数の人間のために、ほぼすべての人々の個人的自由を制限すること（例：銃火器の入手制限）には、いくらかの抵抗が存在することが典型である。単に自殺死を予防するかどうかよりもより重要な論点は、致命的な手段の入手制限が社会全体の心理学的健全さを増進させるか（そして希死念慮や企図を減少させるか）どうかであると私たちは考える。自殺の対人関係理論の原則を用いることはこの問題を先へ進める可能性を持っていると私たちが考えるのは、致命的な手段の入手制限をすることに焦点を当てることよりも、帰属意識を増進させ、負担感を減少させる公衆衛生運動を提唱するからである。こうしたことを行うことで、自殺死者を減少させるのみならず、非致死性の自殺行動やさらには希死念慮も減少させるであろう。さらに、こうした種類の介入は致命的手段の入手制限よりも、多くの人々の利益となると思われる。集団が他者とのつながりを強く感じられ、自分が他者に貢献していると感じられるように試みることは、あまり議論の対象にはならない。まとめると、致命的な手段の入手制限は確実に命を助けるし、続けられるべきであると私たちは信じている。しかし、他の一次予防方法を議論することも重要である。

(2) 自殺についての市民教育

　毎年、何千もの人々が精神科医療施設を受診せずに自殺死している。しかし、これらの人々はその死の直前まで、その人生のなかの幾人かの人々とつながりを持っていた（本書の前章までに取り上げたように、自殺で亡くなる人は平均6人の関係者を遺している）。このような関係者は自殺の予防に非常に重要な、いわば「門番」となる可能性を持っている。ふつうの市民が自殺に対する基本的な事実に明るければ、危機にある人を必要な支援につなげることができる。

このことが行われるためには、自殺についての情報をできるだけ広める必要がある。もちろんインターネットやその他の場所で自殺の危険因子を説明している情報源は多くある。しかしながら、それらの質はまちまちであり、そのなかにはあまりにも長いため、一般的な人がどの因子が他のものよりも重要視されるかを識別するのを困難にしているリストもある。さらに、Mandrusiak et al.（2006）によれば、多くのウェブサイトが危険サインのリストを提示しているが（「自殺」と「危険サイン」をキーワードとして含んでいるサイトが18万3000を超える）、これらのサイト間でコメントが一致するのはわずかである。

　第2章では、アメリカ自殺学会（American Association of Suicidology: AAS）の作業部会（Rudd, Berman, et al., 2006）が作成した自殺危険サインのリストを提示した。この危険サイン一覧表は、ある個人が自殺に対する介入を必要としているか否かを決定するための簡潔で実証的な裏づけのある方法を伝えており、実践家と一般人双方に役立ちうる。Rudd, Merman, et al.（2006）が解説しているように、これらの危険サインは2つの層、あるいは重要性の水準に分けられており、第1層に含まれる危険サイン（死についての思考や明らかな自殺行動に直接的につながるもの）は、ただちに支援（911に電話をし精神保健の専門家を呼ぶ）が必要なことを示している。第2層の危険サインは緊急性の少ない危険を示しており、命の電話などの直通電話（全米自殺予防ライフラインの電話番号は1-800-273-TALKである）を用い、精神保健の専門家との相談を予約する必要があるものを示している。これらの勧告は直截的であって、ほとんどの人にとって遂行が容易なものであり、また、自殺をほのめかす人のほとんどが自殺死しないという調査結果から、偽陰性よりも偽陽性の結果をより多くもたらすことが予想できる。さらにこの危険サイン一覧表は、「門番」が自分たちで自殺の危機に対処することを期待するのではなく、専門家の支援を得ることができる資源につなげているのである。

　自殺の危険サインについての情報を広めていくうえでの障害のひとつは、自殺行動そのものの特徴に由来しているかもしれない。具体的には、人々に自殺についての教育を提供することが医原性の影響を持ち、そうした情報に暴露した人々のなかで自殺の危険性を増大させることにつながるかもしれないという懸念がある。例えばGould, Greenberg, Velting, and Shaffer（2003）は自殺関連カリキュラムを学校で実施した場合、プラスの影響があるものもいくつか見

出したが、マイナスの影響を見出した複数の研究もあると述べている。自殺についての情報を提示する際は慎重を期し、責任を持って提示すべきことは私たちも認めるところであるが、この内容をほぼ間違いなく安全に広めることができる方法がある。実際、Rudd, Mandrusiak, Joiner, Berman, et al.（2006）は、大学生に対して自殺の危険サインを提示した場合と心臓発作の危険サインを提示した場合とを比較する実験研究を実施している。その結果、自殺の危険サインについての記載を読んだ学生が特段、抑うつ、不安、絶望感、希死念慮で高い得点を示すわけではなかった。どちらかといえば、心臓発作の情報を提示された被験者のほうが、若干ではあれ高い情緒的負荷の得点（不安と抑うつにおいて統計的に有意な差）を示した。

　Van Orden, Joiner, et al.（2006）は、自殺の危険サインの一覧表が被験者の自殺に対する態度や信念、ならびに他者の危険サインに気づく能力に影響を及ぼすかを調査するため、同様の研究を実施した。自殺の危険サインについて読むように振り分けられた被験者群は、他者のサインに気づく能力を有意に高く示していた。心臓発作の危険サインについて読むように振り分けられた被験者群は、心臓発作のサインに気づく能力に差を示さなかった。重要な点は、自殺の危険サインの一覧表を読むことが自殺の危険のある被験者に対する負の信念を増進させなかったことである（そうした信念を減少させたわけでもなかったが）。これらを基に考えると、2つの実験研究から得られた知見は、自殺の危険サインについての情報を提示することが有害であることは少なく、どちらかといえば、自殺による死の予防に効果的であると証明するに足る証拠を提供しているといえる。

　自殺の対人関係理論のプラスの特性のひとつは、その簡潔さである。この特徴は、非専門家に自殺の対人関係理論の主要概念を教育することが比較的容易であり、これが自殺の危険サインの指標として用いることができることを示唆するであろう。この着想はいまだ検証されていないものの、平均的な人に対してこの理論の主要原理を自殺の危険に対する指標として教えることができると考えるのは、妥当なことであると思われる。この理論は自殺死が起こるには**所属感の減弱、負担感の知覚、身についた自殺潜在能力**のすべてがそろっていると予測することから、そのすべてが一個人に見られることは切迫した危険を示している。さらに、希死念慮は**所属感の減弱**と**負担感の知覚**から派生すると仮

定されている。すなわち、平均的な人にとって、これらの概念の存在を見定めることのほうが、特に対象が自殺の考えを隠そうとしている場合などに希死念慮が存在するかよりも、容易である可能性を示している。具体的には、その個人の状況因子（例：最近の離婚、失職、長期にわたる負傷、慢性疾患）は、**所属感の減弱**と**負担感の知覚**の存在を推測することに（あるいは、少なくともさらなる調査の必要を示すことに）役立つであろう。(a)専門家でない人がこれらの概念を他者のなかに見出すことができるか、そして、(b)こうした種類の同定が既存の危険サインのリストに付加価値をもたらす、あるいはそれらよりも有用であるかを判断するためには、さらなる調査が不可欠である。

　もちろん、自殺についての情報がふつうの市民にとって有用であるためには、それが彼らにとって入手可能である必要がある。他の公衆衛生問題におけるマスコミの利用は効果的であった場合もあるが（例：避妊具の利用。Kotler & Andreasen, 1996）、他の場合ではそれほど効果的ではなかった（例：自転車に乗る時のヘルメットの使用。Ressler & Toledo, 1998）。残念なことに、メディアにおける自殺予防の取り組みについての調査は少ない。Daigle et al.（2006）は、自殺についての公衆衛生運動は一般人の態度、支援を求める意図とその行動に向けられる必要があり、実際の自殺率や自殺の危険性がある人々が助けを求める数に影響を与えるためには、これらすべてが重要になると議論している。著者らは、カナダのケベック州で毎年行われる自殺予防週間の影響を精査した。この研究では、この運動から連絡があったと報告した少数の人々において、自殺の知識と利用可能な資源についての知識のみが増進していた（態度や、必要になった場合の支援を求める意図には変化が見られなかった）。著者らはこれを、メッセージを広めるために必要である財源が不足したため、強い影響を与えるほど十分効果的とはならなかったと結論づけている。これは継続的なメディア活動のほうが（1週間の集中的な活動に比べ）、効果的であると結論づけたDeJong and Winsten（1990）の考察と一致している。

　残念なことに、メディアによる活動は非常に高額になる可能性があり、こうした運動を組織するための財源はしばしば限定されている。Austin and Husted（1998）は、精神保健について市民に情報を伝える際の影響力について、種々のメディアを表現手段とした場合の費用対効果を評価している。彼らは、(a)特定の問題について既存の資源に関する認知度を高めること、(b)政策の変更につ

ながるように精神疾患についての人々の態度を変化させることの2つを、メディアによる精神保健宣伝活動の目標として提言している。それぞれの種類のメディア（ラジオ、テレビ、紙媒体）にはそれぞれ長所と短所がある。著者は、精神保健について社会一般に情報を広めていくためにはラジオ番組が最も費用対効果が高いと結論づけている。なかでも精神保健問題についての視聴者参加型の番組が特に効果的で、比較的低いコストで継続できるようである。

継続的な公共広告は、多くの場合、社会の意識を高めることに役に立つようである。Austin and Husted（1998）は、ラジオ放送が最も費用対効果の高いメディアであると提案しているが、複数のメディアを併用すると最も多くの人々にメッセージが届くようである。所属感を育むために現在の人間関係を継続することを奨励するようなものは、公共広告の主題になりうる。男性の交友関係は女性のものほど親密ではなく、自殺の危険が男性に高いという研究結果（Bank & Hansford, 2000）から、これらの公共広告のうち、いくつかは特に男性を標的にすることもできる。自殺した人は遺された愛おしく思っていた多くの人々をその死からひどく苦しませるのだということを人々に思い起こさせ、**所属感の減弱**や**負担感の知覚**についての誤った見方を払拭することを企画することも、公共広告の側面になりうる。自殺の対人関係理論の概念を直接的に呼びかけることで、これらの公共広告は人生を違った見方で眺めることを勧め、精神保健の支援を求めない人を含めた人々の希死念慮を抑制することが可能であろう。公共広告を通じてこの理論の概念を人々に伝えることは、他者の自殺の危険性に気づくことを助けることにもなろう。

(3) 一次予防の限界

Duberstein and Witte（2009）は、自殺予防の一次予防の取り組みで予想される限界について考察している。いくつかの一次予防の取り組みは、真に自殺死の危機にさらされている一握りの人たちのために多数の人の自由が制限されると捉えられる可能性があるというのがひとつの限界である。本章と第3章において考察したように、銃火器の入手制限が世のなかに広く普及すれば、それは危機に瀕している人たちの命を救う可能性を持つ戦略の一例になるが、それが武器を所持する権利を侵害すると考える人々の間にたいへんな物議をかもすことになる。

一次予防のもうひとつの限界は、それらが実際に人口の構成員全員に等しくは行き届かない可能性があり、真に全体的な予防とはならない点である。Neeleman（2002）は、種々の自殺の危険因子に対して交互作用する社会環境の文脈的要因を検討している。例えば、失業は比較的よく知られた自殺の危険因子である。しかし失業と自殺の関係は、その地域の失業率によって影響される。具体的には、失業状態ではあるがそれが比較的一般的な地域に住んでいる人は、失業状態ではあるがそれが比較的稀な地域に住んでいる人よりも自殺の危険は有意に低い（Charlton, 1995）。したがって、この危険因子を解決するために社会全体として取り組むこと（失業率を下げること）は、その取り組みの届かない人たちの自殺の危険性をかえって上げるという意図しない効果を産む可能性があるが、それはいまだ失業中であるその人たちに対して、比較的低くなった失業率という背景が今度は敵として現れるからである。

　まとめると、一次予防は理論的には社会全体の人に届き、危険性の高い個人を特定するためのスクリーニング法を用いる必要がないという長所がある。自殺の一次予防の取り組みにはいくつかの限界があるものの、この種の戦略は効果的であり、そうした限界は二次（高リスク）予防戦略と併用することで乗り越えることができると私たちは感じている。

2　二次（高リスク）予防戦略

　自殺行動の危険があると考えられる特定の個人のみを標的とした予防戦略は、ある集団全体に影響を与える戦略に比べ、意見の対立が少ないという長所がある。なぜならば、そうした介入は一般市民の自由を制限することがなく、むしろより自殺の危険が高いとされる個人への影響を意図しているからである。この種の戦略は、人々が治療に登録する、あるいは特に支援を求める必要さえないという点において、伝統的な心理療法的治療とは異なっている。二次（高リスク）予防戦略は、個々人の危険が高いのか低いのかを適切に識別でき、それらの人々に介入の手が到達できる範囲においてのみ効果的である。誤って危険性が低いと類別された人々は必要な介入を受けることができず、悲劇的な結末――この場合では自殺行動――に帰結する可能性もある。このため、この種の予防戦略が効果的であるためには、理論に則り実証的な裏づけのある

危険性の類別作業ができるかが決定的である。さらに、もしも人々が高い危険にあると正しく評価されたとしても、標的となる個人が十分に動機づけを持たなかったり、利用可能な支援に接近することができない場合、二次（高リスク）予防戦略は失敗に終わる。この難しさに取り組むためには、介入しようとしている人口についての詳細な理解が重要である。

　臨床場面でリスク・アセスメントをするに当たって自殺の対人関係理論を活用することについては、すでに述べた。この理論は特定の人口の危険水準を決定する場合にも有用であり、このことは、**所属感の減弱、負担感の知覚、身についた自殺潜在能力**の水準を、対象となっているグループのなかで評価することでなしえる。危険が高いと考えられる群が同定されると、これらの概念のひとつあるいはいくつかを緩和させるために介入戦略が施行される。この種の戦略は、第4章で考察したような伝統的な心理療法的治療を、なんらかの理由で拒否あるいは受診できない人にとって特に価値のあるものとなる。

　以降のセクションでは、自殺の危険が高いと考えられるいくつかの群（もちろんこのリストはすべてを網羅するものではないが）に対する、それぞれに違った予防戦略を検討する。ここではすでに効果があることが証明されている研究データを提示し、さらに自殺の対人関係理論を基に、**所属感の減弱**と**負担感の知覚**という構成概念に働きかけることで、効果的に自殺の危険を低下させうる介入を提言する。

(1) 最近の自殺企図者

　社会的に孤立している個人を同定し他者とのつながりの水準を上昇させることは、高危険群に対する介入戦略であり、自殺の対人関係理論によれば、自殺に対して保護的であるはずだ。これを実行するのが言葉でいうほど簡単でないのは、他者と規則的なかかわりを持たない人々を同定し働きかけることが難しい仕事であるからである。すでに取り組まれていて、一定程度成功を収めている道筋のひとつは、最近自殺の危機にあり、継続する支援を拒否した人たちに対する訪問活動である（Motto & Bostrom, 2001）。この場合に、危険性の高い個人を同定する作業は比較的単純である。彼らは皆、最近自殺を試みた者たちであり、自殺企図の理由で入院していた精神科病院から退院した直後の人たちが最も高い自殺行動の危険を持った群であることを研究者は認識している（Meehan et al., 2006)。これは、自殺の対人関係理論の予測と一致している。最近の自殺企図者は、それに伴う痛みや恐怖に慣れているのである。これは、**所属感の減弱**と**負担感の知覚**という著しい感覚を導き出している状況要因が解決されていないという可能性と相まって、なぜその時期に自殺の危険性が高いのかを説明するであろう。

Motto and Bostrom (2001) は、自殺企図の後、精神科病棟に入院した患者についての大規模無作為統制調査を実施した。退院後に病院からの継続治療を拒否した患者（3009人の対象のうち28%）は、定期的に病院のスタッフから短い手紙が届けられる群と、まったく手紙が届けられない群に無作為に振り分けられた。その手紙は定型文ではなく、毎回違った文面で可能な限り患者に合わせた個別の内容となっていた。手紙の内容は非常に基本的で簡潔なものであり、その要旨は病院のスタッフがその患者の健康を気にかけており、必要があればいつでも援助できるというものであった。手紙は毎月1通を4ヶ月間、隔月に1通を8ヶ月間、3ヶ月に1通を3年間という期間（合計24通を5年にわたって）送られた。

手紙が送られた群は自殺死者数が介入開始後2年間にわたり有意に低く、その後2群は同程度の危険性に収束していった。著者らは、この介入が効果的であったのはかつて患者だった人たちがいまだ大きな機関、この場合、精神科病棟となんらかのつながりを持てていると感じることができたからであると推論している。おそらくこの介入は、いたわられているという感覚や他者とのつながりを深くは育まなかったものの、介入群の人々の**所属感の減弱**を和らげ、彼らの希死念慮を致命的な自殺企図を行わないまでに減少させたのであり、これはまさしく自殺の対人関係理論が予測するとおりである。この介入の効力が2年を超えて続かなかったという事実にかかわらず、この介入は同様の介入をする場合の信頼できる出発点とすることができる。

事実、より簡略なそして個別化していない手紙を用いた介入が効果を持つことを実証している最近の研究がある。Carter, Clover, Whyte, Dawson, and D'Este (2005) は自傷行為の救急患者を無作為に、12ヶ月に8通のはがきを送る群と通常の治療を受ける群とに振り分けた。全体的にはその後、自傷行為の比率に減少は見られなかったものの、介入群のなかで実際に自傷行為に及んだ人数は半減していた。比較的安価なこのような介入の費用（時間と実費の双

方）に考えを及ばせ、救急医療の高い費用（自殺患者や家族の情緒的な対価は言うまでもない）と比較すると、この介入を突き詰めていく必要があることは明らかである。さらに、この介入は対象人口に（郵便を受け取ることを別として）いかなる活動も要求しないため、高リスク集団に援助介入を利用するよう動機づける際に内包される困難を効果的に避けることができる。最後に自殺の対人関係理論とのつながりにおいては、自傷回数の減少は**身についた自殺潜在能力**の減少と同義である。

　この研究を発展させる方策はいくつかある。第1に、同様の気遣いの手紙を自殺のリスクがあると知られていて、また同様に典型的に精神科治療を拒否する別の集団（例：高齢者）に対して送ることができる。さらに、その書簡を外来治療への来院を中断した患者へ送ることも可能である。特に、（第1章で言及したように）自殺のリスクが高いとされる五大精神疾患のひとつであると診断された患者が標的となりうる。これを発展できるもうひとつの方向は、気遣いの手紙よりも少しだけさらに関係づけをするやりとりを提供することである。例えば、病院や診療所のスタッフの運営するインターネット上のフォーラムやチャットを開設することである。糖尿病の情報が掲載され、同時にピアサポート・グループの機能も持つウェブサイトによって、糖尿病患者におけるソーシャル・サポートの知覚が上昇するという研究があるが、私たちの知る限りでは自殺の危険性のある患者に対してこうした介入を調査した研究はない（Barrera, Glasgow, McKay, Boles, & Fell, 2002）。研究の所見をさらに追試、発展させる研究が多く行われることが望ましい（Motto & Bostrom, 2001）。

(2) 高齢者

　おそらく**所属感の減弱**を体験する機会が増えることからであろうが、自殺のリスクが高まる集団のひとつが高齢者である。高齢者はより社会的に孤立しやすく、希死念慮を助長するのに加え、彼らが自殺企図を行った場合の救出にくさも引き起こしている（Conwell, 2001）。さらに、自殺の対人関係理論は致命的な自傷を行う潜在能力は繰り返される疼痛あるいは刺激誘発的体験への暴露を通して身についていくことを前提としている。高齢者はこうした出来事により多く、より長い期間にわたって曝露されてきており、それは恐怖感のなさや疼痛耐性を高める可能性がある。これは高齢者が自殺の計画を綿密に練り（Conwell, 1994)、暴力的あるいは致命的な手段を用いる（McIntosh & Santos, 1985）という所見と一致している。自殺予防のために高齢者に影響を及ぼすことを難しくしている要素がいくつか存在している。第1に、この年代の人々は強い偏見を持って精神疾患を見ているため、自らで心理的治療を求める声を上げないことがある。精神疾患を持つ若い人々のほうが高齢者よりも強い偏見を感じているものの、偏見の知覚が治療の中断を予測するのは高齢者においてのみであることを示す報告がある（Sirey et al., 2001）。このことは、その世代における精神疾患に対する偏見を減少させる取り組みとともに、高齢者に対して偏見を知覚したとしても必要としている支援を求めることを促すためにこちらから働きかける必要があることを指摘している。

　高齢者は典型的な精神科の支援を受けることに消極的であるという事実と、彼らが若年層に比べより高い自殺のリスクにあるという事実を組み合わせると、高齢者に対しては別の方法での働きかけが必要であることが示唆される。自殺死について調査した研究の総説では、55歳以上の成人で自殺の直前の1年間に精神科治療を受けていた割合はわずか8.5％のみであり、77％（女性では100％、男性は78％）はかかりつけ医を受診していた（Luoma et al., 2002）。すなわち、かかりつけ医は高齢者のうつ病や希死念慮を発見するための理想的な門番なのである。最近の研究（かかりつけ医における高齢者の自殺予防共同研究）では、かかりつけ医における高齢者を標的とした介入の効果を調査している（Bruce et al., 2001）。介入は2つの部分からなっており、(a)内科医にうつ病の症状を管理するための簡単なアルゴリズムを与え（Mulsant et al., 2001）、(b)薬物療法を断る人に対して（うつ病の対人関係療法［IPT］を実施する。 Klerman et al., 1984）、うつ病専門のケースワーカーを配置した。20のかかりつけ医院が、無作為に介入群と通常の治療群に振り分けられた。研究には、かかりつけ医にかかっている60歳を超える患者でうつ病と診断された640人が参加した。介入群では通常の治療群と比べ、希死念慮、抑うつ症状、そしてうつ病の再燃に有意な減少が見られた。介入群の半数以上はうつ病の治療として薬物療法を受けたのみであったが、投薬の管理のために内科医や精神医療関係者との接触が増えたことが所属感を高め、結果として希死念慮が減少したと推測できる。実際、何人かの患者は薬物自体とそれが表象するすべてのこととのつながりを感じていたと推測することは困難ではない。さらに、心理療法を受けた介

入群における対人関係療法は直接的に**所属感の減弱**に働きかけ、同じく希死念慮を減少させるであろう。

　リスクの高い高齢者に対する効果の期待できる介入のもうひとつは、Tele-Help/Tele-Check（De Leo, Carollo, & Dello Buono, 1995）という介入法である。命の電話は広く普及しており、それらが自殺の諸症状を減少させることに効果的であるという証拠も積み重ねられてきているが（本書第3章）、高齢者はそうした電話を利用する人たちのなかでは少数である（Osgood, 1985）。自殺の対人関係理論が予測するように、社会的に孤立している、心身に病を持っている、収入が少ない、などの高齢者は**負担感の知覚**や**所属感の減弱**を体験しやすいことから、大きな自殺のリスクがありうる。前述のカテゴリーに該当する高齢者を、ソーシャルワーカーやかかりつけ医からTele-Help/Tele-Checkに紹介する。この介入には2つの部分があり、それは24時間支援を求めるために用いる持ち運びできるアラーム機器（Tele-Help）と、訓練されたスタッフからの週2回の確認の電話（Tele-Check）である。1988年から1998年にかけて1万8641人に施行されたこの介入は、自殺率が期待値の28.8％であったという劇的な減少といってよい結果であった（De Leo, Dello Buono, & Dwyer, 2002）。

　高齢者には、**負担感の知覚**に焦点を当てた予防戦略も有効であろう。年齢を重ねるにつれ人は配偶者、子ども、友人たちに頼る場面に直面するが、それは周囲に対して意味のある貢献ができていないかのような感覚へとつながる潜在性を持っている。高齢者に他の方法で貢献する機会を提供することは、このことに対して効果がある。例えば、彼らは可能な範囲でペットや植物の世話をしたり、子どもの面倒を見ることで家族を助けたりすることができる。こうした活動はなんの意味も持たないと思われるかもしれないが、Langer and Rodin（1976）は現在では古典と考えられている心理学研究を行い、そうではないことを見出している。彼らは無作為に選んだ老人ホーム入居者に、自己の判断で室内の鉢植え植物の世話をするという責任を負ってもらった。統制群の入居者には、鉢植え植物に対する責任はスタッフにあると告げた。実験群の入居者は統制群と比べ、有意に活動的であり、幸福感を持っていた。加えて死亡率も低下しており、6ヶ月後、自分で植物の世話をしていた人たちの15％が亡くなっていたのに対して、スタッフが植物の世話をしていた人たちは30％であった。これらの施設入居者は必ずしも抑うつ的であったり、自殺の心配があった

わけではないが、同様の介入が、自殺が心配される高齢者に対してよい影響を持つ可能性がある。さらに、室内の植物の世話よりも大きな責任を伴う活動によって、より劇的な結果が得られるかもしれない。

(3) 児童青年期

　成人と比較すれば児童青年期における自殺死のリスクは低いものの、自殺はこの年代の死因の第3位である（AAS, 2006）。さらに懸念されることは、過去60年における若年者の自殺率の劇的な上昇であり、女性は2倍、男性は4倍の比率で増えている（AAS, 2006）。自殺の対人関係理論によると、児童思春期には他者とのつながりを持ちやすく（例：彼らはひとりで生活していることはほとんどなく、学校に通うことを求められる）、またその短い人生のなかで疼痛および刺激誘発的体験に暴露される機会が少ないため、必ずしも自殺のリスクが高いとはいえない。それにもかかわらず、なかには確実に**所属感の減弱**や**負担感の知覚**を経験している児童青年期の男女が存在し、同時に暴力や心的外傷に暴露されたため、**身についた自殺潜在能力**を高めている子どもがいる。

　児童思春期の者の自殺死のリスクが比較的低いにもかかわらず、多くの自殺予防の取り組みがこの年代の人々に対して行われている。これは複数の要因による。まずはじめに、どのような自殺であってもそれは悲劇ではあるが、若者の死はどのような種類であっても早すぎて痛ましく、それが自殺の場合ではより衝撃的である。そのため、人々は若者の自殺死を考えると感情を揺さぶられる傾向にあり、それが彼らを行動へと駆り立てるのである。第2に、若者の自殺を予防することを試みることは合理的である。もしも若者を自殺死へと向かう道筋からそらすことができれば、それは長年にわたってリスクを減少させる。理論的には、若者を対象とした効果的な予防の取り組みはその世代の自殺率を来るべき年数にわたって減少させ、その結果、間接的に成人の自殺率低減によい影響を及ぼす。第3に、若者は法律によって学校に通うことが求められているが、学校は普段、メンタルヘルスケアの対象にならないような人たちに手を差し伸べるのに理想的な場所を提供しているのである。

　アメリカ自殺予防協会（American Foundation for Suicide Prevention）は自殺予防資源センター（Suicide Prevention Resource Center: SPRC）と共同して、最も優れた自殺予防実践のオンラインデータベースを構築している（SPRC,

2005)。現在、12の予防プログラムが「有望」か「効果的」であると実証されており、そのうち6つは学校における若者を予防対象としている。その6つの予防の取り組みのうち、若者の自殺行動に実際の影響を及ぼしたのはひとつのみであった。Signs of Suicide（SOS; Aseltine & DeMartino, 2004）は14歳から18歳の若者を標的とした2日間のワークショップで、自殺についての一次予防的教育と自殺のリスクにある若者を同定する目的のスクリーニング質問紙を組み合わせたものである。自殺についての教育では、思春期の若年者に自殺のサインとそれを自分自身や他者に見出した場合どう反応するかを教えている。ビデオ視聴と討論を用い、自殺の危険サインに気づくこと（acknowledge）、気にかけている人にそのことを伝えること（care）、大人にそれを伝えること（tell）を生徒に教えるのである——頭文字を採ってACTと呼ばれる。全生徒がうつ病や自殺症状のスクリーニング質問紙に回答し、危険にあることが表示された場合は、治療へと紹介される。Aseltine and DeMartino（2004）は2100人の高校生をSOSに参加する群と、後にSOSへ参加するのを待つ統制群に無作為に振り分けた。SOSに振り分けられた生徒は、うつ病と自殺についての知識の増加を示した。さらに重要なのは介入群の3.6％、統制群の5.4％が介入後に自殺企図をしており、この差は統計的に有意であった。

　このように、この集団に対して用いて効果的な予防戦略は存在するようである。若者向けの効果的な自殺予防プログラムの障害のひとつは、学校管理者が学校での自殺スクリーニングに対して消極的なことである（D. N. Miller, Eckert, DuPaul, & White, 1999）。この恐れは、生徒に自殺の危険があっても助けられなかった、あるいはスクリーニング法でリスクにある生徒を適切に同定できなかった場合に、その責任が学校管理者に向けられるのではないかという懸念から生じている。学校管理者が消極的なもうひとつの理由は、生徒に自殺について問うようなアンケートを記入されることが、それがなければ経験しなかったであろう自殺症状を誘発するのではないかという考えである（ちなみに、この考えは報告されている証拠とは一致していない。Reynolds, Lindenboim, Comtois, Murray, & Linehan, 2006）。これらの二次（高リスク）予防戦略（スクリーニングを通じてリスクにある生徒を同定する）は、学校における一次予防戦略に比べて効果的であるので（Hallfors et al., 2006）、こうした事実は不幸なことである。さらに、自殺のスクリーニング質問紙と比べると、自殺について詳細に扱うカ

リキュラムを用いた一次予防は、ある特定の集団に対して医原性の影響を持つ（プログラムを受けた男児は自殺についてより実行可能な選択肢であると見なすかもしれず、自殺企図の既往のあるものは内容に動揺するかもしれない。Shaffer, Garland, Vieland, Underwood, & Busner, 1991）ことを示唆する研究が、少なくともいくつか存在する。それでも私たちの知る限りでは、こうしたプログラムが希死念慮、自殺企図、自殺死を増大させることを示す証拠は報告されていない。それは、自殺を実行可能な選択肢として捉えることが実際の希死念慮とは同義ではないためである。自殺予防プログラムについての正確な情報が利用可能になったことで、学校管理者がこうしたプログラムに参加することに積極的になることが望ましい。

スクリーニングプログラムへのもうひとつの挑戦すべき関門は、初回スクリーニングの後に行われる詳細なリスク・アセスメントを施行することにまつわる膨大な仕事量である。これらのスクリーニング法は、リスクにある生徒全員を引き続き支援できることを確実にするためにかなり感度を上げて設計されている。そのため、多くの学校にとって人的・財政的制限から行うことが困難なほど多くの面接を行う必要を生じさせている（Hallfors et al., 2006）。自殺の対人関係理論が、偽陰性の数を最小にしながら偽陽性を減らすように、スクリーニング法を洗練することに貢献することが望まれる。

(4) 二次予防の限界

自殺の二次予防は、一次予防に比べて物議をかもすことはないものの、それに対する限界がないわけではない。前述のようにこの種の取り組みは、介入者の、(a)リスクにある人々を同定し、(b)そうした人たちをその予防策を利用するように動機づける能力に依存している。さらに Duberstein and Witte（2009）が考察したように、自殺率に効果があることが証明されている二次予防戦略は比較的少ない。最後に、いくつかの集団は他の集団に比べ、多くの程度、予防的取り組みの標的になっており、利用可能な治療が公正に配分されていない。例えば Duberstein と Witte が行った、パーソナリティ障害の診断を受けた人々についてのすべての縦断的研究の精査では、4％ から 5％（一般人口に比べかなり高い比率）の境界性パーソナリティ障害を持つ人々が自殺で亡くなっている。心理学的剖検調査からの証拠では、反社会性パーソナリティ障害、回避

性パーソナリティ障害、統合失調症質パーソナリティ障害を持つ人々についても自殺率が上昇しているが、こうした診断群について広く縦断的研究は行われていない。しかし、ほとんどの予防・治療研究は境界性パーソナリティ障害のクライエントの自殺行動を減らすことを目的としており（Coid, 2003）、おそらくそれは、こうしたクライエントがより治療を求めるからである（Duberstein & Witte, 2009）。このように二次予防戦略は、財源や資源の配分において偏りやすいものである。

終章

希望を支援する自殺の対人関係理論の役割

　本書では、自殺の対人関係理論（Joiner, 2005）に従って、3つの構成概念が自殺行動を理解し、評価し、最終的には効果的に治療する際に中心的な役割を果たすという、かなり確証的な証拠を議論し、提供してきた。**所属感の減弱、負担感の知覚、身**についた**自殺潜在能力**は、自殺行動の有意義な理解と対応の中心となる、明確で、実証的に支持された、実践的な構成概念を超えるものである。それらを組み合わせることで、臨床的な様々な文脈にわたって理解できて、実践的で、適用可能な、簡潔で明確な理論を与える。私たちの山岳ガイドの比喩に戻ると、自殺の対人関係理論はコンパスと地図を与えるものである。自殺の危険のあるクライエントの治療は困難な地形である。自殺の対人関係理論は、それが正確なアセスメント、即時のマネージメント、そして効果的な治療に対して重要な問題のすべての範囲を扱うための効率的なモデルを提供するという点で、臨床家がこの地形を切り抜けることを助けうるものである。本書を通して現れてきたテーマ——臨床家がクライエントの自殺危機を通してその道程の最中に出会うだろうテーマ——の統合的な議論をもって、本書を締めくくりたい。

1　対人関係の文脈と関係性の重要性

　自殺の対人関係理論は、理論としては柔軟さと正確さがともに存在するとい

う稀有な特徴をもっていると考えられる。この理論は、自殺と自殺行動が対人関係の文脈、つまり精神医学的診断によって確かに影響を受けるものの、根本的にはそれとは無関係に、日常生活の構造のなかで起こるということを認識・強調するアセスメント法・治療法へのアプローチ法である。この理論では、自殺は診断や様々な症状群と関連はしているものの、それらからは独立した現象であると認識されている。症状と精神医学的診断は、なんらかの理由から、過去数十年間にわたって自殺のリスク・アセスメントと治療の研究のなかで最も注目される部分を集めてきた。自殺の危機を経験することに対する脆弱性（**所属感の減弱**と**負担感の知覚**）と、時間の経過とともに反復し、潜在的に増大する、致命的な危機に対する可能性（**身についた自殺潜在能力**）の両方に関連する（個人史に埋め込まれている）個人のアイデンティティの明白で永続的な特徴が存在しているのである。

　個人のアイデンティティ、自己価値、自己効力感の発達、進化、安定は、対人関係の文脈で起こり、そしてそれ自体、アセスメントと治療の過程の中心にならなければならない。早期の親子関係や愛着が、自己像、自尊心、自己効力感に対するひとつの基礎となるということは、それらの概念が時間や状況を超えて安定的で復元性があることを正確に理解し観察できるという枠組みとともに、ほとんど議論の余地がないものである。早期の心的外傷がその後の自殺や長期にわたる永続的な自殺の危険性に関連しているという明らかな証拠もある（Rudd, Joiner, & Rumzek, 2004）。この関係は大部分、精神医学的診断に翻訳されてきており、対人関係の混乱、愛着、その他の関連した問題として理解、評価、治療されるということは少なかった。**所属感の減弱**と**負担感の知覚**は、アセスメントやマネージメントや治療の決定に説明的な構成概念を与えるだけでなく、本書の第1章での五大精神障害の議論のなかで明白に証明されたように、多くの診断概念を横断して共通する対人関係の混乱やそれに関連する問題を理解し、治療標的にすることの道具立てでもある。山岳ガイドの比喩に戻ってみれば、五大精神障害や他の疾患も、それらは、平均的なクライエントに対してより高いリスクがあることを意味するものの、特定のクライエントにとってはそうではないかもしれないことから、ガイドとなることは難しい。あるクライエントの大うつ病性障害が自殺のリスクに関して特に致命的であるかどうかを知るにはどうすればよいのだろう。同様に、氷河を渡るクライエントを案

内する山岳ガイドは、どのように特定の区域の雪が危険なクレバスや厚い氷を覆っているかどうかを知ることができるのであろう。熟練したガイドは、その氷河のどの区域は移動するのに安全で、どのようにクレバスのまわりのルートを選べばよいかがわかる。本書のひとつの目的は、臨床家に自殺のリスクを評価するため類似した技術のセットを提供することである。本書で与えられた情報を使えば、大うつ病性障害（もしくは他の精神障害）を呈した人々のなかに、氷河のなかのクレバスのように、**所属感の減弱**、**負担感の知覚**、**身についた自殺潜在能力**の存在を評価することができる。

　自殺に対する対人関係的な事実を認めることは、新しいことではない。対人関係的な文脈が正確で有意義な理解にとって重要であること、特に治療関係は効果的なアセスメントと治療に対して重要で不可欠であるということを強調してきた研究者たちが他にもいる（例：Jobes, 2006; Rudd, Joiner, & Rajab, 2001）。**所属感の減弱**や**負担感の知覚**の概念が独特であるのは、これらの2つの構成概念が、関係性のレベルでの自殺の重大なリスクを認識するための正確で経済的な準拠枠、すなわち臨床家が理解するために重要なことを提供するからである。私たちは、この準拠枠から生じる指示は、太陽の位置の判断から生じるもの（例：正確さが劣り、天候を条件としているため、いつでも利用できるわけではない）とは対照的で、コンパス（すなわち、詳細で簡潔）によって与えられるものと類似しているということを示している。

　対人関係的な文脈の重要性は、自殺を治療標的とする実践ガイドラインとコア技術のなかで認められている。過去数年間にわたって、2つのグループが自殺のアセスメントとマネージメントに関する実践ガイドラインとコア技術を発表している。アメリカ精神医学会（American Psychiatric Association, 2003）とアメリカ自殺予防協会（American Foundation for Suicide Prevention）の自殺予防資源センター（Suicide Prevention Resource Center, 2005）の2団体は、自殺のリスクのある人と生産的関係を確立・維持することを必要不可欠な課題として、さらに正確なリスク・アセスメントの重要な要素として対人関係的文脈を評価することを強調している。それなしでは、正確なアセスメントと有意義な治療はほとんど不可能である。

　所属感の減弱と**負担感の知覚**を示すクライエントは、第2章で提供した自殺リスク評価決定木に従えば、リスクの上昇を示しているだけでなく、喫緊で特

定の注意を必要とする少なくとも2つの治療標的を有している。ひとつは有意義な関係を作ることであり、もうひとつは治療の中断を防ぐことである。私たちの以前の研究のいくつかと一致しているが、自殺リスクの高いクライエントは、急性症状の回復のためではなく、むしろ永続的なパーソナリティ特性（そして自己と他者についての関連する信念）と治療の対人関係的文脈を耐え難いものにする問題のため、治療を中断してしまう（Rudd, Joiner, & Rajab, 1996）。それらの事例の大多数のなかでは、治療中止に対する感受性を生じさせる特性は、**所属感の減弱**と**負担感の知覚**の観点から正確に理解されることができる。これらの構成概念の定義と解釈は、比較的単純で、率直で、具体的である（表2-1〔本書76頁：訳者注〕）。

2 アセスメントと治療の理論的柔軟性、臨床的正確さ、希望を支援する過程

本書は、自殺の対人関係理論の実用的・臨床的側面を強調してきた。しかし、おそらく最も有用な側面は、理論の柔軟性と臨床的正確さの稀な組み合わせである。これらの2つの特徴は、自殺のリスクのある人々のなかで希望を支援する際に特に効果的である。この理論の3つの構成概念（**所属感の減弱、負担感の知覚、身についた自殺潜在能力**）は、明らかに自殺のリスクの上昇を示す5大診断にわたって見られるが、この種の簡明で、柔軟で、正確な理論を見つけることは稀である。しかし、もっと興味深く、説得力があることは、自殺の危険のある人々を対象とする治療のなかで何が機能しているかを探求することである。

Rudd et al.（in press）は、治療後の自殺企図頻度を減らすという有効性が実証された心理療法の治療プロトコルを批評した。その結果、いくつかの面白く興味深い類似性が現れた。これらの治療のためのプロトコルは、それらが次のように特徴づけられるという点で類似している。

- 治療の認知・対人関係モデル（4つの治療プロトコルが横断的にかなり重複している）
- 治療目標、患者の責任、リスク・マネージメント手続きを明確に表現して

いるインフォームド・コンセント過程
・高度な遵守性を保証されたマニュアル駆動型の治療
・スキル開発を標的とする治療目標（感情調節と対人関係における関係性を焦点とすることに加えて）
・問題が現れた場合の治療コンプライアンスを標的とするプロトコル
・明白で明確なリスク・マネージメントの手続き

　何が自殺に対する治療を効果的にするのであろうか。効果的な治療の必要不可欠な要素はなんなのか。同じ質問がアセスメント方法についても言えるのは確かである。これらの質問に対するしっかりとした回答を与えるには、治療デザインを分解して検討する手法を用いなければならないが、上に記した有効な治療プロトコルの類似点は、明らかに示唆的で、収束的証拠をいくつか提供している。臨床診断や生活上の文脈にかかわらず、全般化した絶望感、相互に交わりあっている無数の症状、問題、対人関係的現象によって特徴づけられた行為が自殺であり、それが感情的苦痛の持続期間と重症度ならびに未来もしくは繰り返されるエピソードのありように影響しているものである。議論のあるところはあるが、自殺の危険のあるクライエントを扱う際の最も重要な要因は、この広範で根深い絶望感を減少させることである。端的に言えば、自殺の危険のある人を治療するということは、希望を支援することである。これが起これば、症状は緩和し、（関連したスキルとともに）自己像や自己効力感が改善し、脆弱性が減少される。つまり回復力が増強されるのである。しかし、「希望」は、山頂に達することと類似して、とても一般的な概念である。どのようにして達成するのか。自殺の危険のある人々は特に何について絶望しているのだろうか。絶望感を経験する多くの人のうち、ほんの少数が自殺企図をするだろうし、さらにより少数が自殺死するのである。絶望感を持っている人のなかで最もリスクがあるのは誰だろうか。自殺の対人関係理論はこれらの質問に対する回答、すなわち、臨床的に非常に関連していると本書を通して述べてきた回答を提供するのである。

　有効な治療法の重要な側面のひとつは、そのモデルが単純でかつ理解できるものであるという点である。治療の有効性は、治療モデルが少数の要素のみで説明できるということにあるのであろう。私たちの場合では、**所属感の減弱**、

負担感の知覚、**身**についた**自殺潜在能力**が、直截的で、効率的で少数の要素のみで説明でき、そして臨床的に正確な理論を提供している。しかし、さらに重要なことは、自殺の対人関係理論は本書で治療に対して結果が示されたのと同様のやり方で希望を促進するということである。こうした方向性のなかで必要なことは、治療デザインを分解し、様々な治療要素が回復をどのくらい永続的に推進しているかを探索し、そこに焦点を当てることである。前述の治療過程についての単純かつ理解できるモデルが、希望の増加と良好な臨床転帰に至るであろうか。本書で示したようなモデルは、治療遵守性と治療中・治療後の救急サービスの使用を改善するであろうか。これらは、単純であるが、重要な質問である。

　提供した対人関係モデルと使われた構成概念が、すでに要約したそれぞれの治療パラダイムの重要な要素であるということを指摘することも重要である。これらの治療法および治療モデルは、ちょうど、地図上の重要地点を描くように、そもそも混乱した配列にある様々な要因から扱いやすく意味をなすセットを抽出するのである。ここに示した効果的な治療法は、いずれもなんらかの形式や方法によるスキル開発を組み込んでいる。そしてそれら治療法のすべてが、感情調節（**身**についた**自殺潜在能力**に非常に関連した側面）と対人関係における関係性（**所属感の減弱**と**負担感の知覚**に明らかにつながった側面）を含んでいる。したがって、自殺の対人関係理論は認知・対人関係的アプローチになじむものであり、それに容易に統合されるものである。自殺の対人関係理論の柔軟性と臨床的な正確さはその理論の革新性と斬新性を示す特徴であるが、それらは確固とした理論的基礎のうえに立っている。柔軟で、臨床的に正確で、かつ有用だという理論は稀である。実証的な証拠によって自殺の対人関係は独立した説明力をもつものとされているけれども、それは境目なく現存する理論に統合されることができる。自殺の認知理論に対する批判は、「自己」と「他者」の構成概念に対するものである（Brown et al., 2005）。対人関係理論はそれらの構成概念に基礎を置いているが、わずかではあるがより精巧な方法でそのようにしている。これまで蓄積された証拠は、自殺の対人関係理論が既存の認知・対人関係アプローチにかなりの力を付け加えているだろうということを示している。そうした理論はすべて、クライエントに簡単に説明され、治療中の標的となり、経過を追って治療することができる明白で明確な構成概念を使ってい

る。短い尺度は本書の第2章で述べられている。

3　希望の支援、アセスメント、リスク・マネージメント

　クライエントが希望を持つことを支援するということは、理論的方向性、アセスメント方法、治療パラダイムを超えて、多くのかたちを取る。自殺の対人関係モデルの独自な側面として、それがアセスメントと治療の両方にわたって適用されることができるという点がある。現在まで報告されているアプローチのほとんどのものは、使用するアセスメント・パラダイムと治療のパラダイムを区別しており、時に概念モデルの矛盾や葛藤を生じている。それとは対照的に、自殺の対人関係モデルは重要な評価指標を持っているが、それが明確な治療目標に翻訳できるようになっている。

　アセスメントの観点から言えば、使用するアセスメント法にかかわらず、リスクを理解・評価する際の重要な要素は自殺の意図の問題である。軽度から、中等度、重度（もしくは極度）の自殺リスクまでの変動は、観察される（理解される）死ぬ意図の上昇と一致するものである。**身についた自殺潜在能力**という構成概念は、死ぬ意図という概念を考慮するユニークなレンズを提供するものである。図2-3（第2章）で提供した自殺リスク評価決定木から明らかなように、**身についた自殺潜在能力**は、自殺リスクの各領域を区別する際の中心的な要因である。**身についた自殺潜在能力**は、死ぬ意図を理解する基礎を提供し、死ぬ意図の上昇を示す他の指標（クライエントからの主観的発言と客観的もしくは観察可能な死ぬ意図の指標の双方）と連結されている。例えば、自殺に対する**計画立案の決定と準備**は、考えることから実行することへの移行、すなわち死ぬ意図の明確な行動指標――いったん準備がなされれば、死ぬ計画実行が開始したということ――を示すものである。第2章で議論したように、**身についた自殺潜在能力**は、複数の過去の自殺企図歴（例：自殺の中断や自己注射による薬物使用）によって証明されるが、これは死ぬ意図の上昇、恐怖心のなさ、慢性状態、リスクの総体的上昇と一致するものである。

　身についた自殺潜在能力は自殺リスクの指標として使われることに加え、クライエントに容易に説明でき、またクライエントと検討することのできる構成概念であり、クライエントをその変化の過程を図で示す作業に誘い入れること

ができる。治療者が自殺のリスクを理解し、時間経過とともにそれをたどるモデル、すなわち、必要不可欠な臨床上の課題を提供するからこそ、クライエントはなぜ自害行動が非生産的であり、リスク・マネージメントと進行中の治療のなかで治療対象としなければいけないのかを理解することができる。このモデルは大変容易に理解され、治療のなかに投じられて、全体的な治療遵守性を改善し、生産的な結果に寄与する。要するに、クライエントが、効果的なリスク・マネージメントの重要なスキルであるセルフモニタリングを実行することをさらに簡単にするのである。第3章と第4章で示したように、これらは、危機カードに簡単に変換される構成概念とスキルである。

4 理解と適用が容易なモデル：そして希望へと導くもの

　自殺の対人関係理論は本書で述べてきた様々な理由から有用なものであると提言してきたが、クライエントにとってこの理論は理解や実践適用が簡単であり、その両者は治療の良好な転帰をもたらす。本書を通して述べてきたように、自殺の危険のあるクライエントと強力な治療同盟を確立し、維持することは必要不可欠である。そうした関係性は所属感の潜在的な源泉であり、多くのクライエントが、特に（スキル開発がまだ行われていない）治療初期や急性の危機の時点で、頼りにする希望のまさに基礎として見ることができる。他の研究者が述べている（Jobes, 2006）ように、多くのものがよい治療関係を促進するが、それらの中心は、明確で、正確で、理解できるアセスメントと治療のモデルである。クライエントは、彼らが理解し実践的に意味をなすことには、時間とエネルギーを注ぎ込むことができる。クライエントは、自分で理解できたものを実行し、現在の問題に明らかに関連しているスキル開発を目標とするのである。治療における動機づけとそれに打ち込む姿勢は、日々の治療とリスク・マネージメントのいずれにおいても治療遵守性を促進するものであり、治療遵守性は希望の明確で有力な指標なのである。

　理解、治療遵守性、希望の三者は多くの面で関連しており、自殺の危険のあるクライエントではこの3つの治療変数の間には相互依存性がある。治療者がアセスメント・治療プロトコルを忠実に守ることは、こうしたクライエントを治療する際、特に重要である。最後に、メンタルヘルスの臨床家は、ただ実証

的な所見によってだけでなく、直感的な感覚を生む理論によっても動かされるものである。実証的なデータはさらに蓄積されなければならないが、臨床家は理解可能で直感的に有効だと感じるアセスメント・治療プロトコルのほうに大きな忠実度（とエネルギーの傾注）を示すと仮定することが「必勝パターン」である。同様に、結果の良好な転帰を臨床家が信じ希望をもつことのほうが「必勝パターン」である。本書で示している自殺の対人関係理論はちょうどそのようなものであり、理解可能であると思う。

　アセスメント面と治療面の両方で、提示したモデルを支持する作業が残っていることも明らかである。重要なことは、**負担感の知覚、所属感の減弱、身についた自殺潜在能力**は、臨床的な適用だけでなく研究にも容易に移行可能で、十分に定義された構成概念であるということである。臨床的な目的において、これらの構成概念は、クライエントと治療者が理解でき、エネルギーを傾注できる、堅実で、実証的に支持された、正確な理論、すなわち理論的なオリエンテーションにかかわらず、柔軟で受け入れられる理論を提供している。つまり、この理論は、臨床家とクライエントのなかで期待と動機づけを促進するアプローチなのである。

　本書の「はじめに」で考察した、登山訓練を受けた学生が、山を縦走する際に関係性が中心的役割を持っていると強調したことを思い出してみよう。「誰も、人に助けられることと、人を助けることがないまま、一日を過ごすことはできない。登山仲間に対して無関心でいることはまったく不可能なのだ」（Outward Bound International, 2008）。希望と動機づけを促進する最適な治療を行うのには、クライエントの対人関係性に注意し、治療関係性を臨床行動の基礎として使わなければならない。このようにすることで、自殺の対人関係理論を用いてコンパスを所属感と社会的な能力に向けるのである。自殺危機という不安定な地形があれば、恐怖心のなさと疼痛耐性の低さという危険の水準に注目しなければならない。このようにして、自殺の対人関係理論を**身についた自殺潜在能力**という危険なクレバスのまわりの地図として使うことで、クライエントを自殺企図や自殺の危機から守ることができる。自殺の危機を通り抜ける地図とコンパスとして自殺の対人関係理論を使うことで、臨床作業が扱いやすくなり、そしてクライエントの人生のなかで希望が作られるにつれてさらに有意義になるということが見出されることが、私たちの希望である。

参考文献

Adler, D. A., Mclaughlin, T. J., Rogers, W. H., Chang, H., Lapitsky, L., & Lerner, D. (2006). Job performance deficits due to depression. *The American Journal of Psychiatry, 163*, 1569–1576.

Aharonovich, E., Liu, X., Nunes, E., & Hasin, D. S. (2002). Suicide attempts in substance abusers: Effects of major depression in relation to substance use disorders. *The American Journal of Psychiatry, 159*, 1600–1602.

Ajdacic-Gross, V., Killias, M., Hepp, U., Gadola, E., Bopp, M., Lauber, C., et al. (2006). Changing times: A longitudinal analysis of international firearm suicide data. *American Journal of Public Health, 96*, 1752–1755.

Akiskal, H. S. (2005). The dark side of bipolarity: Detecting bipolar depression in its pleomorphic expressions. *Journal of Affective Disorders, 84*, 107–115.

Akiskal, H. S., Bourgeois, M. L., Angst, J., Post, R., Mollder, H. J., & Hirschfeld, R. (2000). Re-evaluating the prevalence and diagnostic composition within the broad clinical spectrum of bipolar disorders. *Journal of Affective Disorders, 59*(Suppl. 1), 5–30.

Akiskal, H. S., Kilzieh, N., Maser, J. D., Clayton, P. J., Schettler, P. J., Shea, M. T., et al. (2006). The distinct temperament profiles of bipolar I, bipolar II, and unipolar patients. *Journal of Affective Disorders, 92*, 19–33.

Akiskal, H. S., & Mallya, G. (1987). Criteria for the "soft" bipolar spectrum: Treatment implications. *Psychopharmacological Bulletin, 23*, 68–73.

Alegria, M., Jackson, J. S., Kessler, R. C., & Takeuchi, D. (2007). *Collaborative Psychiatric Epidemiology Surveys (CPES), 2001–2003* [Computer file]. Ann Arbor, MI: Institute for Social Research, Survey Research Center.

American Association of Suicidology. (n.d.a). *Understanding and helping the suicidal individual*. Retrieved June 21, 2007, from http://www.suicidology.org/associations/1045/files/Understanding.pdf

American Association of Suicidology. (n.d.b). *Understanding and helping the suicidal person: Be aware of the warning signs*. Retrieved on August 16, 2008, from http://www.suicidology.org/displaycommon.cfm?an=2

American Association of Suicidology. (2004). *USA suicide: 2004 official final data*. Retrieved July 2, 2007, from http://www.suicidology.org/associations/1045/files/2004datapgv1.pdf

American Association of Suicidology. (2006). *Youth suicide fact sheet*. Retrieved August 23, 2007, from http://www.suicidology.org/associations/1045/files/Youth2004.pdf

American Foundation for Suicide Prevention. (2005). *Best practices registry for suicide prevention: Overview*. Retrieved June 4, 2008, from http://www.sprc.org/featured_resources/bpr/index.asp

American Psychiatric Association. (1980). *Diagnostic and statistical manual of mental disorders* (3rd ed.). Washington, DC: Author.

American Psychiatric Association. (1987). *Diagnostic and statistical manual of mental disorders* (3rd ed., rev.). Washington, DC: Author.

American Psychiatric Association. (1994). *Diagnostic and statistical manual of mental disorders* (4th ed.). Washington, DC: Author.

American Psychiatric Association. (2000). *Diagnostic and statistical manual of mental disorders* (4th ed., text rev.). Washington, DC: Author.

American Psychiatric Association. (2003). *Practice guideline for the assessment and treatment of patients with suicidal behaviors*. Arlington, VA: Author.

American Psychiatric Association. (2004). *Practice guideline for the assessment and treatment of patients with suicidal behaviors* (2nd ed.). Arlington, VA: Author.

Ananova. (2001). *Elderly couple commit suicide, December 22, 2001*. Retrieved August 16, 2008, from http://www.ananova.com/news/story/sm_479825.html

Andersen, S. M., & Chen, S. (2002). The relational self: An interpersonal social–cognitive theory. *Psychological Review, 109*, 619–645.

Angst, F., Slassen, H., Clayton, P., & Angst, J. (2002). Mortality of patients with mood disorders: Follow-up over 34–38 years. *Journal of Affective Disorders, 69*, 167–181.

Apter, A., Plutchik, R., & van Praag, H. M. (1993). Anxiety, impulsivity, and depressed mood in relation to suicidal and violent behavior. *Acta Psychiatrica Scandinavica, 87*, 1–5.

Arseneault, L., Moffitt, T. E., Caspi, A., Taylor, P. J., & Silva, P. A. (2000). Mental disorders and violence in a total birth cohort: Results from the Dunedin Study. *Archives of General Psychiatry, 57*, 979–986.

Aseltine, R. H., & DeMartino, R. (2004). An outcome evaluation of the SOS Suicide Prevention Program. *American Journal of Public Health, 94*, 446–451.

Austin, L. S., & Husted, K. (1998). Cost-effectiveness of television, radio, and print media programs for public mental health education. *Psychiatric Services, 59*, 808–811.

Australian Bureau of Statistics. (2000). *Suicides, Australia*. Canberra: Australian Bureau of Statistics.

Baca-Garcia, E., Diaz-Sastre, C., Basurte, E., Prieto, R., Ceverino, A., Saiz-Ruiz, J., & de Leon, J. (2001). A prospective study of the paradoxical relationship between impulsivity and lethality of suicide attempts. *Journal of Clinical Psychiatry, 62*, 560–564.

Baca-Garcia, E., Diaz-Sastre, C., Resa, E. G., Blasco, H., Conesa, D. B., Oquendo, M. A., et al. (2005). Suicide attempts and impulsivity. *European Archives of Psychiatry & Clinical Neuroscience, 255*, 152–156.

Baker, E. H., & Sandle, G. I. (1996). Complications of laxative abuse. *Annual Review of Medicine, 47*, 127–134.

Baldessarini, R. J., Tondo, L., & Hennen, J. (2003). Lithium treatment and suicide risk in major affective disorders: Update and new findings. *Journal of Clinical Psychiatry, 64*, 44–52.

Ball, S. G., Otto, M. W., Pollack, M. H., & Rosenbaum, J. F. (1994). Predicting prospective episodes of depression in patients with panic disorder: A longitudinal study. *Journal of Consulting and Clinical Psychology, 62*, 359–365.

Bank, B. J., & Hansford, S. L. (2000). Gender and friendship: Why are men's best same-sex friendships less intimate and supportive? *Personal Relationships, 7*, 63–78.

Barkley, R. (1997). *Defiant children: A clinician's guide to assessment and parent training.* New York: Guilford Press.

Barrera, M., Glasgow, R. E., McKay, H. G., Boles, S. M., & Fell, E. G. (2002). Do Internet-based support interventions change perceptions of social support? An experimental trial of approaches for supporting diabetes self-management. *American Journal of Community Psychology, 30*, 637–654.

Bateman, A., & Fonagy, P. (1999). Effectiveness of partial hospitalization in the treatment of borderline personality disorder: A randomized controlled trial. *The American Journal of Psychiatry, 156*, 1563–1569.

Bateman, A., & Fonagy, P. (2001). Treatment of borderline personality disorder with psychoanalytically oriented partial hospitalization: An 18-month follow-up. *The American Journal of Psychiatry, 158*, 36–42.

Bateman, A., & Fonagy, P. (2003). The development of an attachment-based treatment program for borderline personality disorder. *Bulletin of the Menninger Clinic, 67*, 187–211.

Bateman, A., & Fonagy, P. (2004). *Psychotherapy of borderline personality disorder: Mentalisation-based treatment.* Oxford, England: Oxford University Press.

Baumeister, R. F. (1990). Suicide as escape from self. *Psychological Review, 97*, 90–113.

Baumeister, R. F., Bratslavksy, E., Finkenauer, C., & Vohs, K. D. (2001). Bad is stronger than good. *Review of General Psychology, 5*, 323–370.

Baumeister, R. F., Bratslavsky, E., Muraven, M., & Tice, D. M. (1998). Self-control depletion: Is the active self a limited resource? *Journal of Personality and Social Psychology, 74*, 1252–1265.

Baumeister, R. F., Gailliot, M. T., DeWall, C. N., & Oaten, M. (2006). Self-regulation and personality: How interventions increase regulatory success, and how depletion moderates the effects of traits on behavior. *Journal of Personality, 74*, 1773–1801.

Baumeister, R. F., Heatherton, T. F., & Tice, D. M. (1994). *Losing control: How and why people fail at self-regulation.* San Diego, CA: Academic Press.

Baumeister, R. F., & Leary, M. R. (1995). The need to belong: Desire for interpersonal attachments as a fundamental human motivation. *Journal of Personality and Social Psychology, 117*, 497–529.

Beautrais, A. L. (2001). Effectiveness of barriers at suicide jumping sites: A case study. *Australian and New Zealand Journal of Psychiatry, 35*, 557–562.

Beck, A. T. (1976). *Cognitive therapy and the emotional disorders.* New York: Meridian.

Beck, A. T., Brown, G., Berchick, R. J., Stewart, B. L., & Steer, R. A. (1990). Relationship of hopelessness to ultimate suicide: Replications with psychiatric outpatients. *Archives of General Psychiatry, 147*, 190–195.

Beck, A. T., Kovacs, M., & Weissman, A. (1979). Assessment of suicidal intention: The Scale for Suicide Ideation. *Journal of Consulting and Clinical Psychology, 47*, 343–352.

Beck, A. T., & Rector, N. A. (2005). Cognitive approaches to schizophrenia: Theory and therapy. *Annual Review of Clinical Psychology, 1*, 577–606.

Beck, A. T., Rush, A. J., Shaw, B. F., & Emery, G. (1979). *Cognitive therapy of depression*. New York: Guilford Press.

Beck, A. T., & Steer, R. A. (1991). *Manual for Beck scale for suicide ideation*. San Antonio, TX: Psychological Corporation.

Beck, J. S. (1995). *Cognitive therapy: Basics and beyond*. New York: Guilford Press.

Beck, J. S. (2005). *Cognitive therapy for challenging problems: What to do when the basics don't work*. New York: Guilford Press.

Benazzi, F. (1997). Antidepressant-associated hypomania in outpatient depression: A 203-case study in private practice. *Journal of Affective Disorders, 46*, 73–77.

Bender, T. W., Gordon, K. H., & Joiner, T. E., Jr. (2007). *Impulsivity and suicidality: A test of the mediating role of painful experiences*. Manuscript in preparation.

Bennewith, O., Nowers, M., & Gunnell, D. (2007). Effect of barriers on the Clifton suspension bridge, England, on local patterns of suicide: Implications for prevention. *The British Journal of Psychiatry, 190*, 266–267.

Berk, M. S., Henriques, G. R., Warman, D. M., Brown, G. K., & Beck, A. T. (2004). A cognitive therapy intervention for suicide attempters: An overview of the treatment and case examples. *Cognitive and Behavioral Practice, 11*, 265–277.

Biller, O. A. (1977). Suicide related to the assassination of President John F. Kennedy. *Suicide and Life-Threatening Behavior, 7*, 40–44.

Blair-West, G. W., Cantor, C. H., Mellsop, G. W., & Eyeson-Annan, M. L. (1999). Lifetime suicide risk in major depression: Sex and age determinants. *Journal of Affective Disorders, 55*, 171–178.

Blair-West, G. W., Mellsop, G. W., & Eyeson-Annan, M. L. (1997). Down-rating lifetime suicide risk in major depression. *Acta Psychiatrica Scandinavica, 95*, 259–263.

Blaustein, M. (2005). *In support of a barrier*. Retrieved July 25, 2007, from http://www.pfnc.org/bridge/index.aspx

Bleuler, E. (1950). *Dementia praecox of the group of schizophrenias*. Oxford, England: International Universities Press.

Blouin, J., Schnarre, K., Carter, J., Blouin, A., Tener, L., Zuro, C., & Barlow, J. (1995). Factors affecting dropout rate from cognitive–behavioral group treatment for bulimia nervosa. *International Journal of Eating Disorders, 17*, 323–329.

Bostwick, J. M. (2006). Do SSRIs cause suicide in children? The evidence is underwhelming. *Journal of Clinical Psychology, 62*, 235–241.

Bostwick, J. M., & Pankratz, V. S. (2000). Affective disorders and suicide risk: A reexamination. *The American Journal of Psychiatry, 157*, 1925–1932.

Bradford, D., Stroup, S., & Lieberman, J. (2001). Pharmacological treatments for schizophrenia. In P. E. Nathan & J. M. Gorman (Eds.), *A guide to treatments that work* (2nd ed, pp. 169–199). New York: Oxford University Press.

Brenner, H. (2002, October 12). Long-term survival rates of cancer patients achieved by the end of the 20th century: A period analysis. *The Lancet, 360,* 1131–1135.

Brent, D. A., Perper, J. A., Allman, C. J., Moritz, G. M., Wartella, M. E., & Zelenak, J. P. (1991). The presence and accessibility of firearms in the homes of adolescent suicides. *The Journal of the American Medical Association, 266,* 2989–2995.

Brimblecombe, N., O'Sullivan, G., & Parkinson, B. (2003). Home treatment as an alternative to inpatient admission: Characteristics of those treated and factors predicting hospitalization. *Journal of Psychiatric and Mental Health Nursing, 10,* 683–687.

Britton, P. C., Williams, G. C., & Conner, K. R. (2007). Self-determination theory, motivational interviewing, and the treatment of clients with acute suicidal ideation. *Journal of Clinical Psychology, 64,* 52–66.

Brown, G. K., Beck, A. T., Steer, R., & Grisham, J. (2000). Risk factors for suicide in psychiatric outpatients: A 20-year prospective study. *Journal of Consulting and Clinical Psychology, 68,* 371–377.

Brown, G. K., Ten Have, T., Henriques, G. R., Xie, S. X., Hollander, J. E., & Beck, A. T. (2005). Cognitive therapy for the prevention of suicide attempts: A randomized controlled trial. *The Journal of the American Medical Association, 294,* 563–570.

Bruce, M. L., Have, T. R. T., Reynolds, C. F., Katz, I. I., Schulberg, H. C., Mulsant, B. H., et al. (2004). Reducing suicidal ideation and depressive symptoms in depressed older primary care patients. *The Journal of the American Medical Association, 291,* 1081–1091.

Burbidge, J. A., & Barch, D. M. (2007). Anhedonia and the experience of emotion in individuals with schizophrenia. *Journal of Abnormal Psychology, 116,* 30–42.

Butler, A. C., Brown, G. K., Beck, A. T., & Grisham, J. R. (2002). Assessment of dysfunctional beliefs in borderline personality disorder. *Behaviour Research and Therapy, 40,* 1231–1240.

Butler, A. C., Chapman, J. E., Forman, E. M., & Beck, A. T. (2006). The empirical status of cognitive–behavioral therapy: A review of meta-analyses. *Clinical Psychology Review, 26,* 17–31.

Caldwell, C. B., & Gottesman, I. I. (1990). Schizophrenics kill themselves too: A review of risk factors for suicide. *Schizophrenia Bulletin, 16,* 571–588.

Camus, A. (1991). *The Myth of Sisyphus and other essays* (J. O'Brien, Trans.). New York: Vintage. (Original work published 1955)

Carter, G. L., Clover, K., Whyte, I. M., Dawson, A. H., & D'Este, C. (2005, September 23). Postcards from the EDge project: Randomised controlled trial of an intervention using postcards to reduce repetition of hospital treated deliberate self-poisoning. *BMJ, 331,* 805–809.

Casbon, T. S., Burns, A. B., Bradbury, T. N., & Joiner, T. E., Jr. (2005). Receipt of negative feedback is related to increased negative feedback seeking among individuals with depressive symptoms. *Behaviour Research and Therapy, 43*, 485–504.

Cavanagh, J. T. O., Carson, A. J., Sharpe, M., & Lawrie, S. M. (2003). Psychological autopsy studies of suicide: A systematic review. *Psychological Medicine, 33*, 395–405.

Centers for Disease Control and Prevention. (2004). *Web-based injury statistics query and reporting system*. Retrieved June 25, 2007, from http://www.cdc.gov/ncipc/wisqars/default.htm

Charlton, J. (1995). Trends and patterns in suicide in England and Wales. *International Journal of Epidemiology, 24*(Suppl. 1), 45–52.

Cheng, K. K., Leung, C. M., Lo, W. H., & Lam, T. H. (1990). Risk factors of suicide among schizophrenics. *Acta Psychiatrica Scandinavica, 81*, 220–224.

Chiles, J. A., & Strosahl, K. D. (1995). *The suicidal patient: Principles of assessment, treatment, and case management*. Washington, DC: American Psychiatric Association.

Clafferty, R. A., McCabe, E., & Brown, K. W. (2001). Conspiracy of silence? Telling patients with schizophrenia their diagnosis. *Psychiatric Bulletin, 25*, 336–339.

Clum, G. A., Esposito, C. L., Hirai, M., & Nelson, W. A. (2000). The relative contribution of diagnostic and psychosocial variables to severity of suicidal ideation. *Journal of Psychopathology and Behavioral Assessment, 22*, 80–90.

Coid, J. (2003). Epidemiology, public health, and the problem of personality disorder. *The British Journal of Psychiatry, 182*(Suppl. 44), 3–10.

Colapinto, J. (2000). *As nature made him: The boy who was raised as a girl*. New York: HarperCollins.

Comtois, K. A., & Linehan, M. M. (2006). Psychosocial treatments of suicidal behaviors: A practice-friendly review. *Journal of Clinical Psychology, 62*, 161–170.

Conner, K. R., Britton, P., Sworts, L., & Joiner, T. E., Jr. (2007). Suicide attempts among individuals with opiate dependence: The critical role of felt belonging. *Addictive Behaviors, 32*, 1395–1404.

Conner, K. R., Duberstein, P. R., Conwell, Y., & Caine, E. D. (2003). Reactive aggression and suicide: Theory and evidence. *Aggression and Violent Behavior, 8*, 413–432.

Conner, K. R., Duberstein, P. R., Conwell, Y., Seidlitz, L., & Caine, E. D. (2001). Psychological vulnerability to completed suicide: A review of empirical studies. *Suicide and Life-Threatening Behavior, 31*, 367–385.

Conner, K. R., & Zhong, Y. (2003). State firearm laws and rates of suicide in men and women. *American Journal of Preventive Medicine, 25*, 320–324.

Conwell, Y. (1994). Suicide in elderly patients. In L. S. Schneider, C. F. Reynolds III, B. Lebowitz, & A. J. Friedhoff (Eds.), *Diagnosis and treatment of depression in late life* (pp. 397–418). Washington, DC: American Psychiatric Press.

Conwell, Y. (2001). Suicide in later life: A review and recommendations for prevention. *Suicide and Life-Threatening Behavior, 31*(Suppl. 1), 32–47.

Conwell, Y., Duberstein, P. R., Conner, K. R., Eberly, S., Cox, C., & Caine, E. D. (2002). Access to firearms and risk for suicide in late life. *American Journal of Geriatric Psychiatry, 10*, 407–416.

Corcos, M., Taieb, O., Benoit-Lamy, S., Paterniti, S., Jeammet, P., & Flament, M. F. (2002). Suicide attempts in women with bulimia nervosa: Frequency and characteristics. *Acta Psychiatrica Scandinavica, 106,* 381–386.

Coyne, J. C. (1976). Toward an interactional description of depression. *Psychiatry, 39,* 28–40.

Coyne, J. C., Kessler, R. C., Tal, M., Turnbull, J., Wortman, C. B., & Creden, J. F. (1987). Living with a depressed person. *Journal of Consulting and Clinical Psychology, 55,* 347–352.

Crandall, C. S. (1994). Prejudice against fat people: Ideology and self-interest. *Journal of Personality and Social Psychology, 66,* 882–894.

Crisp, A. H., Callender, J. S., Halek, C., & Hsu, L. K. G. (1992). Long-term mortality in anorexia nervosa. *The British Journal of Psychiatry, 161,* 104–107.

Cukrowicz, K. C., Burns, A. B., Minnix, J. A., Reitzel, L. R., & Joiner, T. E., Jr. (2004). *Simple treatments for complex problems: A patient workbook.* Tallahassee, FL: Center Circle Press.

Cukrowicz, K. C., & Joiner, T. E., Jr. (2005). Treating the "mischances of character," simply and effectively. *Journal of Contemporary Psychotherapy, 35,* 157–168.

Cukrowicz, K. C., Wingate, L. R., Driscoll, K. A., & Joiner, T. E., Jr. (2004). A standard of care for the assessment of suicide risk and associated treatment: The Florida State University psychology clinic as an example. *Journal of Contemporary Psychotherapy, 34,* 87–100.

Daigle, M., Beausoleil, L., Brisoux, J., Raymond, S., Charbonneau, L., & Desaulniers, J. (2006). Reaching suicidal people with media campaigns: New challenges for a new century. *Crisis, 27,* 72–180.

Davidson, K. (2007). *Cognitive therapy for personality disorders: A guide for clinicians* (2nd ed.). New York: Routledge.

Davidson, K., Norrie, J., Tyrer, P., Gumley, A., Tata, P., Murray H., & Palmer, S. (2006). The effectiveness of cognitive behavior therapy for borderline personality disorder: Results from the Borderline Personality Disorder Study of Cognitive Therapy (BOSCOT) Trial. *Journal of Personality Disorders, 20,* 450–465.

Davidson, K., Tyrer, P., Gumley, A., Tata, P., Norrie, J., Palmer, S., et al. (2006). A randomized controlled trial of cognitive behavior therapy for borderline personality disorder: Rationale for trial, method, and description of sample. *Journal of Personality Disorders, 20,* 431–449.

Deakin, J. F. W. (1996). 5-HT, antidepressant drugs, and the psychosocial origins of depression. *Journal of Psychopharmacology, 10,* 31–38.

Deci, E. L., Eghrari, H., Patrick, B. C., & Leone, D. (1994). Facilitating internalization: The self-determination theory perspective. *Journal of Personality, 62,* 119–142.

DeJong, W., & Winsten, J. A. (1990). The use of mass media in substance abuse prevention. *Health Affairs, 9,* 30–46.

De Leo, D., Carollo, G., & Dello Buono, M. (1995). Lower suicide rates associated with a Tele-Help/Tele-Check service for the elderly at home. *The American Journal of Psychiatry, 152,* 632–634.

De Leo, D., Dello Buono, M., & Dwyer, J. (2002). Suicide among the elderly: The long-term impact of a telephone support and assessment intervention in northern Italy. *The British Journal of Psychiatry, 181*, 226–229.

De Leo, D., Dwyer, J., Firman, D., & Neulinger, K. (2003). Trends in hanging and firearm suicide rates in Australia: Substitution of method? *Suicide and Life-Threatening Behavior, 33*, 151–164.

de Moore, G. M., & Roberston, A. R. (1999). Suicide attempts by firearms and by leaping from heights: A comparative study of survivors. *The American Journal of Psychiatry, 156*, 1425–1431.

Driscoll, K. A., Cukrowicz, K. C., Reardon, M. L., & Joiner, T. E., Jr. (2004). *Simple treatments for complex problems: A flexible cognitive behavior analysis system approach to psychotherapy*. Mahwah, NJ: Erlbaum.

Duberstein, P., & Witte, T. K. (2009). Suicide risk in personality disorders: An argument for a public health perspective. In P. M. Kleespies (Ed.), *Behavioral emergencies: An evidence-based resource for evaluating and managing suicidal behavior, violence, and victimization* (pp. 257–286). Washington, DC: American Psychological Association.

Dublin, L. I., & Bunzel, B. (1933). *To be or not to be*. New York: Harrison Smith and Robert Haas.

Dworkin, R. H. (1994). Pain insensitivity in schizophrenia: A neglected phenomenon and some implications. *Schizophrenia Bulletin, 20*, 235–248.

Dworkin, R. H., Clark, W. C., Lipsitz, J. D., & Amador, X. F. (1993). Affective deficits and pain insensitivity in schizophrenia. *Motivation and Emotion, 17*, 245–276.

Erlangsen, A., Zarit, S. H., Tu, X., & Conwell, Y. (2006). Suicide among older psychiatric inpatients: An evidence-based study of a high risk group. *American Journal of Geriatric Psychiatry, 14*, 734–741.

Evans, J., Evans, M., Morgan, G., Hayward, A., & Gunnell, D. (2005). Crisis card following self-harm: 12-month follow-up of a randomized controlled trial. *The British Journal of Psychiatry, 187*, 186–187.

Everly, G. S., Jr., Lating, J. M., & Mitchell, J. T. (2005). Innovations in group crisis intervention. In A. R. Roberts (Ed.), *Crisis intervention handbook: Assessment, treatment, and research* (3rd ed., pp. 221–245). New York: Oxford University Press.

Fairburn, C. G., Jones, R., Peveler, R. C., Carr, S. J., Solomon, R. A., O'Connor, M. E., et al. (1991). Three psychological treatments for bulimia nervosa: A comparative trial. *Archives of General Psychiatry, 48*, 463–469.

Fairburn, C. G., Jones, R., Peveler, R. C., Hope, R. A., & O'Connor, M. E. (1993). Psychotherapy and bulimia nervosa: Longer-term effects of interpersonal psychotherapy, behavior therapy, and cognitive behavior therapy. *Archives of General Psychiatry, 50*, 419–428.

Feeley, M., DeRubeis, R. J., & Gelfand, L. A. (1999). The temporal relation of adherence and alliance to symptom change in cognitive therapy for depression. *Journal of Consulting and Clinical Psychology, 67*, 578–582.

Fonagy, P., & Bateman, A. W. (2006). Mechanisms of change in mentalization-based treatment of BPD. *Journal of Clinical Psychology, 62*, 411–430.

Fonagy, P., & Target, M. (2006). The mentalization-focused approach to self pathology. *Journal of Personality Disorders, 20,* 544–576.

Foote, J., DeLuca, A., Magura, S., Warner, A., Grand, A., Rosenblum, A., & Stahl, S. (1999). A group motivational treatment for chemical dependency. *Journal of Substance Abuse Treatment, 17,* 181–192.

Forman, E. M., Berk, M. S., Henriques, G. R., Brown, G. K., & Beck, A. T. (2004). History of multiple suicide attempts as a behavioral marker of severe psychopathology. *The American Journal of Psychiatry, 161,* 437–443.

Franko, D. L., Keel, P. K., Dorer, D. J., Blais, M. A., Delinsky, S. S., Eddy, K. T., et al. (2004). What predicts suicide attempts in women with eating disorders? *Psychological Medicine, 34,* 843–853.

Friend, T. (2003, October 13). Jumpers: The fatal grandeur of the Golden Gate Bridge. *The New Yorker.* Retrieved May 7, 2008, from http://www.newyorker.com/archive/2003/10/13/031013fa_fact?currentPage=1

Gallop, R., Lancee, W., & Garfinkel, P. (1989). How nursing staff respond to the label "borderline personality disorder." *Hospital and Community Psychiatry, 40,* 815–819.

Ghaemi, S. N., Boiman, E. E., & Goodwin, F. K. (2000). Diagnosing bipolar disorder and the effect of antidepressants: A naturalistic study. *Journal of Clinical Psychiatry, 61,* 804–808.

Gibbons, J. S., Horn, S. H., Powell, J. M., & Gibbons, J. L. (1984). Schizophrenic patients and their families: A survey in a psychiatric service based on a DGH unit. *The British Journal of Psychiatry, 144,* 70–77.

Gilbert, P., & Leahy, R. L. (2007). Introduction and overview: Basic issues in the therapeutic relationship. In P. Gilbert & R. L. Leahy (Eds.), *The therapeutic relationship in the cognitive behavioral psychotherapies* (pp. 3–23). New York: Routledge.

Ginsberg, J. I. D., Mann, R. E., Rotgers, F., & Weekes, J. R. (2002). Motivational interviewing with criminal justice populations. In W. R. Miller & S. Rollnick (Eds.), *Motivational interviewing: Preparing people for change* (2nd ed., pp. 333–347). New York: Guilford Press.

Gloaguen, V., Cottraux, J., Cucherat, M., & Blackburn, I. (1998). A meta-analysis of the effects of cognitive therapy in depressed patients. *Journal of Affective Disorders, 49,* 59–72.

Goldberg, R. J. (1984). Disclosure of information to adult cancer patients: Issues and update. *Journal of Clinical Oncology, 2,* 948–955.

Goldney, R. D., Dal Grande, E., Fisher, L. J., & Wilson, D. (2003). Population attributable risk of major depression for suicidal ideation in a random and representative community sample. *Journal of Affective Disorders, 74,* 267–272.

Goodwin, F. K., Fireman, B., Simon, G. E., Hunkeler, E. M., Lee, J., & Revicki, D. (2003). Suicide risk in bipolar disorder during treatment with lithium and divalproex. *The Journal of the American Medical Association, 290,* 1467–1473.

Gormsen, L., Ribe, A. R., Raun, P., Rosenberg, R., Videbech, P., Vestergaard, P., et al. (2004). Pain thresholds during and after treatment of severe depression with electroconvulsive therapy. *European Journal of Pain, 8,* 487–493.

Gould, M. S., Greenberg, T., Velting, D. M., & Shaffer, D. (2003). Youth suicide risk and preventive interventions: A review of the past 10 years. *Journal of the American Academy of Child & Adolescent Psychiatry, 42*, 386–405.

Gould, M. S., Kalafat, J., Munfakh, J. L. H., & Kleinman, M. (2007). An evaluation of crisis hotline outcomes: II. Suicidal callers. *Suicide and Life-Threatening Behavior, 37*, 338–352.

Grossman, D. (1995). *On killing: The psychological cost of learning to kill in war and society*. New York: Back Bay Books.

Gunderson, J. G. (2001). *Borderline personality disorder: A clinical guide*. Washington, DC: American Psychiatric Press.

Guthmann, E. (2005, October 30). The allure: Beauty and an easy route to death have long made the Golden Gate Bridge a magnet for suicides. *San Francisco Chronicle*, p. A1.

Guthrie, E., Kapur, N., Mackway-Jones, K., Chew-Graham, C., Moorey, J., Mendel, E., et al. (2001, July 21). Randomised controlled trial of brief psychological intervention after deliberate self poisoning. *BMJ, 323*, 135–139.

Guze, S. B., & Robins, E. (1970). Suicide and primary affective disorders. *The British Journal of Psychiatry, 117*, 437–438.

Hallfors, D., Brodish, P. H., Khatapoush, S., Sanchez, V., Cho, H., & Steckler, A. (2006). Feasibility of screening adolescents for suicide risk in "real-world" high school settings. *American Journal of Public Health, 96*, 282–287.

Hammen, C. (1991). Generation of stress in the course of unipolar depression. *Journal of Abnormal Psychology, 100*, 555–561.

Harkavy-Friedman, J. M., Kimhy, D., Nelson, E. A., Venarde, D. F., Malaspina, D., & Mann, J. J. (2003). Suicide attempts in schizophrenia: The role of command auditory hallucinations for suicide. *Journal of Clinical Psychiatry, 64*, 871–874.

Harris, E. C., & Barraclough, B. (1997). Suicide as an outcome for mental disorders. *The British Journal of Psychiatry, 170*, 205–228.

Harriss, L., Hawton, K., & Zahl, D. (2005). Value of measuring suicidal intent in the assessment of people attending hospital following self-poisoning or self-injury. *The British Journal of Psychiatry, 186*, 60–66.

Hassan, A. M. F., & Hassan, A. (1998, October 3). Do we always need to tell patients the truth? *The Lancet, 352*, 1153.

Hawton, K., Sutton, L., Haw, C., Sinclair, J., & Harriss, L. (2005). Suicide and attempted suicide in bipolar disorder: A systematic review of risk factors. *Journal of Clinical Psychiatry, 66*, 693–704.

Hawton, K., Townsend, E., Deeks, J., Appleby, L., Gunell, D., Bennewith, O., & Cooper, J. (2001, May 19). Effects of legislation restricting pack sizes of paracetamol and salicylate on self poisoning in the United Kingdom: Before and after study. *BMJ, 322*, 1203–1209.

Heatherton, T. F., & Baumeister, R. F. (1991). Binge eating as escape from self-awareness. *Psychological Bulletin, 110*, 86–108.

Heckler, R. (1994). *Waking up, alive*. New York: Grosset/Putnam.

Helgason, L. (1990). Twenty years' follow-up on first psychiatric presentation: What could have been prevented? *Acta Psychiatrica Scandinavica, 81*, 231–235.

Hellerstein, D., Frosch, W., & Koenigsberg, H. W. (1987). The clinical significance of command hallucinations. *The American Journal of Psychiatry, 144*, 219–221.

Hendin, H., Maltsberger, J. T., Lipschitz, A., Haas, A. P., & Kyle, J. (2001). Recognizing and responding to a suicide crisis. *Suicide and Life-Threatening Behavior, 31*, 115–128.

Henggeler, S. W., Schoenwald, S. K., Borduin, C. M., Rowland, M. D., & Cunningham, P. B. (1998). *Multisystemic treatment of antisocial behavior in children and adolescents*. New York: Guilford Press.

Henggeler, S. W., Schoenwald, S. K., Rowland, M. D., & Cunningham, P. B. (2002) *Serious emotional disturbance in children and adolescents: Multisystemic therapy*. New York: Guilford Press.

Henriques, G., Beck, A. T., & Brown, G. K. (2003). Cognitive therapy for adolescent and young adult suicide attempters. *American Behavioral Scientist, 46*, 1258–1268.

Henriques, G., Wenzel, A., Brown, G. K., & Beck, A. T. (2005). Suicide attempters' reaction to survival as a risk factor for eventual suicide. *The American Journal of Psychiatry, 162*, 2180–2182.

Herzog, D. B., Greenwood, D. N., Dorer, D. J., Flores, A. T., Ekeblad, E. R., Richards, A., et al. (2000). Mortality in eating disorders: A descriptive study. *International Journal of Eating Disorders, 28*, 20–26.

Hewson, M. G., Kindy, P. J., Van Kirk, J., Gennis, V. A., & Day, R. P. (1996). Strategies for managing uncertainty and complexity. *Journal of General Internal Medicine, 11*, 481–485.

Higley, J. D., King, S. T., Jr., Hasert, M. F., Champoux, M., Suomi, S. J., & Linnoila, M. (1996). Stability of interindividual differences in serotonin function and its relationship to severe aggression and competent social behavior in rhesus macaque females. *Neuropsychopharmacology, 14*, 67–76.

Hobson, R. F. (1985). *Forms of feeling*. London: Tavistock.

Hoffman, P. D., Buteau, E., Hooley, J. M., Fruzzetti, A. E., & Bruce, M. L. (2003). Family members' knowledge about borderline personality disorder: Correspondence with their levels of depression, burden, distress, and expressed emotion. *Family Process, 42*, 469–478.

Holm-Denoma, J. M., Gordon, K. H., Donohue, K. F., Waesche, M. C., Castro, Y., Brown, J. S., et al. (2008). Patients' affective reactions to receiving diagnostic feedback. *Journal of Social & Clinical Psychology, 27*, 555–575.

Holm-Denoma, J. M., Witte, T. K., Gordon, K. H., Herzog, D., Franko, D. L., Fichter, M., et al. (2008). Deaths by suicide among individuals with anorexia as arbiters between competing explanations of the anorexia–suicide link. *Journal of Affective Disorders, 107*, 231–236.

Hooley, J. M., & Delgado, M. L. (2001). Pain insensitivity in the relatives of schizophrenia patients. *Schizophrenia Research, 47*, 265–273.

Hooley, J. M., Orley, J., & Teasdale, J. D. (1986). Levels of expressed emotion and relapse in depressed patients. *The British Journal of Psychiatry, 148*, 642–647.

Hoyer, G., & Lund, E. (1993). Suicide among women related to number of children in marriage. *Archives of General Psychiatry, 50*, 134–137.

Hoyert, D. L., Heron, M. P., Murphy, S. L., & Hsiang-Ching, K. (2006). Deaths: Final data for 2003. *National Vital Statistics Reports, 54*(13). Hyattsville, MD: National Center for Health Statistics.

Huey, S. J., Henggeler, S. W., Rowland, M. D., Halliday-Boykins, C. A., Cunningham, P. B., Pickrel, S. G., & Edwards, J. (2004). Multisystemic therapy effects on attempted suicide by youth presenting psychiatric emergencies. *Journal of the American Academy of Child & Adolescent Psychiatry, 43*, 183–190.

Humphreys, K., & Rapaport, J. (1993). From the community mental health movement to the war on drugs. *American Psychologist, 48*, 892–909.

Hunt, I. M., Kapur, N., Windfuhr, K., Robinson, J., Bickley, H., Flynn, S., et al. (2006). Suicide in schizophrenia: Findings from a national clinical survey. *Journal of Psychiatric Practice, 12*, 139–147.

Jacobson, N. S., Dobson, K. S., Truax, P. A., Addis, M. E., Koerner, K., Gollan, J. K., et al. (1996). A component analysis of cognitive–behavioral treatment for depression. *Journal of Consulting and Clinical Psychology, 64*, 295–304.

Jobes, D. A. (2006). *Managing suicidal risk: A collaborative approach.* New York: Guilford Press.

Jobes, D. A., Nelson, K. N., Peterson, E. M., Pentiuc, D., Downing, V., Fancini, K., & Kiernan, A. (2004). Describing suicidality: An investigation of qualitative SSF responses. *Suicide and Life-Threatening Behavior, 34*, 99–112.

Joiner, T. E., Jr. (1994). Contagious depression: Existence, specificity to depressed symptoms, and the role of reassurance seeking. *Journal of Personality and Social Psychology, 67*, 287–296.

Joiner, T. E., Jr. (1995). The price of soliciting and receiving negative feedback: Self-verification theory as a vulnerability to depression theory. *Journal of Abnormal Psychology, 104*, 364–372.

Joiner, T. E., Jr. (2000). Depression's vicious scree: Self-propagating and erosive processes in depression chronicity. *Clinical Psychology: Science and Practice, 7*, 203–218.

Joiner, T. E., Jr. (2005). *Why people die by suicide.* Cambridge, MA: Harvard University Press.

Joiner, T. E., Jr., Alfano, M. S., & Metalsky, G. I. (1992). When depression breeds contempt: Reassurance seeking, self-esteem, and rejection of depressed college students by their roommates. *Journal of Abnormal Psychology, 101*, 165–173.

Joiner, T. E., Jr., Alfano, M. S., & Metalsky, G. I. (1993). Caught in the crossfire: Depression, self-consistency, self-enhancement, and the response of others. *Journal of Social & Clinical Psychology, 12*, 113–134.

Joiner, T. E., Jr., Brown, J. S., & Wingate, L. R. (2005). The psychology and neurobiology of suicidal behavior. *Annual Review of Psychology, 56*, 287–314.

Joiner, T. E., Jr., Conwell, Y., Fitzpatrick, K. K., Witte, T. K., Schmidt, N. B., Berlim, M. T., et al. (2005). Four studies on how past and current suicidality relate even when "everything but the kitchen sink" is covaried. *Journal of Abnormal Psychology, 114,* 291–303.

Joiner, T. E., Jr., Gencoz, F., Gencoz, T., Metalsky, G. I., & Rudd, M. D. (2001). The relation of self-hatred and suicidality in people with schizophrenia-spectrum symptoms. *Journal of Psychopathology and Behavioral Assessment, 23,* 107–115.

Joiner, T. E., Jr., Hollar, D., & Van Orden, K. A. (2006). On Buckeyes, Gators, Super Bowl Sunday, and the Miracle on Ice: "Pulling together" is associated with lower suicide rates. *Journal of Social & Clinical Psychology, 25,* 180–196.

Joiner, T. E., Jr., Kalafat, J., Draper, J., Stokes, H., Knudson, M., Berman, A. L., & McKeon, R. (2007). Establishing standards for the assessment of suicide risk among callers to the National Suicide Prevention Lifeline. *Suicide and Life-Threatening Behavior, 37,* 353–365.

Joiner, T. E., Jr., & Metalsky, G. I. (1995). A prospective test of an integrative interpersonal theory of depression: A naturalistic study of college roommates. *Journal of Personality and Social Psychology, 69,* 778–788.

Joiner, T. E., Jr., & Metalsky, G. I. (2001). Excessive reassurance seeking: Delineating a risk factor involved in the development of depressive symptoms. *Psychological Science, 12,* 371–378.

Joiner, T. E., Jr., Metalsky, G. I., Katz, J., & Beach, S. R. H. (1999). Depression and excessive reassurance-seeking. *Psychological Inquiry, 10,* 269–278.

Joiner, T. E., Jr., Pettit, J. W., Walker, R. L., Voelz, Z. R., Cruz, J., Rudd, M. D., & Lester, D. (2002). Perceived burdensomeness and suicidality: Two studies on the suicide notes of those attempting and those completing suicide. *Journal of Social & Clinical Psychology, 21,* 531–545.

Joiner, T. E., Jr., & Rudd, M. D. (2000). Intensity and duration of suicidal crises vary as a function of previous suicide attempts and negative life events. *Journal of Consulting and Clinical Psychology, 68,* 909–916.

Joiner, T. E., Jr., Rudd, M. D., & Rajab, M. H. (1997). The modified scale for suicidal ideation: Factors of suicidality and their relationship to clinical and diagnostic variables. *Journal of Abnormal Psychology, 106,* 260–265.

Joiner, T. E., Jr., Sachs-Ericsson, N. J., Wingate, L. R., & Brown, J. S. (2007). Childhood physical and sexual abuse and lifetime number of suicide attempts: A resilient and theoretically important relationship. *Behaviour Research and Therapy, 45,* 539–547.

Joiner, T. E., Jr., Steer, R. A., Brown, G., Beck, A. T., Pettit, J. W., & Rudd, M. D. (2003). Worst-point suicidal plans: A dimension of suicidality predictive of past attempts and eventual death by suicide. *Behaviour Research and Therapy, 41,* 1469–1480.

Joiner, T. E., Jr., Walker, R. L., Rudd, M. D., & Jobes, D. A. (1999). Scientizing and routinizing the assessment of suicidality in outpatient practice. *Professional Psychology: Research and Practice, 30,* 447–453.

Jones, S. L., Roth, D., & Jones, P. K. (1995). Effect of demographic and behavioral variables on burden of caregivers of chronic mentally ill persons. *Psychiatric Services, 46,* 141–145.

Kalafat, J., Gould, M. S., Munfakh, J. L. H., & Kleinman, M. (2007). An evaluation of crisis hotline outcomes: I. Nonsuicidal crisis callers. *Suicide and Life-Threatening Behavior, 37,* 322–337.

Katz, J., & Beach, S. R. H. (1997). Romance in the crossfire: When do women's depressive symptoms predict partner relationship dissatisfaction? *Journal of Social & Clinical Psychology, 16,* 243–258.

Keel, P. K., Dorer, D. J., Eddy, K. T., Franko, D., Charatan, D. L., & Herzog, D. B. (2003). Predictors of mortality in eating disorders. *Archives of General Psychiatry, 60,* 179–183.

Keitner, G. I., Ryan, C. E., Miller, I. W., Kohn, R., Bishop, D. S., & Epstein, N. B. (1995). Role of the family in recovery and major depression. *The American Journal of Psychiatry, 152,* 1002–1008.

Keller, M. B., McCullough, J. P., Klein, D. N., Arnow, B., Dunner, D. L., Gelenberg, A. J., et al. (2000). A comparison of nefazodone, the Cognitive Behavioral-Analysis System of Psychotherapy, and their combination for the treatment of chronic depression. *The New England Journal of Medicine, 342,* 1462–1470.

Kerr, D. C. R., Lee, D. O., & Capaldi, D. M. (in press). Suicidal ideation and its recurrence in boys and men from early adolescence to early adulthood: An event history analysis. *Journal of Abnormal Psychology.*

King, C. A., Franzese, R., Gargan, S., McGovern, L., Ghaziuddin, N., & Naylor, M. W. (1995). Suicide contagion among adolescents during acute psychiatric hospitalization. *Psychiatric Services, 46,* 915–918.

King, R. A., Schwab-Stone, M., Flisher, A. J., Greenwald, S., Kramer, R. A., Goodman, S. H., et al. (2001). Psychosocial and risk behavior correlates of youth suicide attempts and suicidal ideation. *Journal of the American Academy of Child & Adolescent Psychiatry, 40,* 837–846.

Kingsbury, S., Hawton, K., Steinhardt, K. M., & James, A. (1999). Do adolescents who take overdoses have specific psychological characteristics? A comparative study with psychiatric and community controls. *Journal of the American Academy of Child & Adolescent Psychiatry, 38,* 1125–1131.

Klein, D. N., Schwartz, J. E., Rose, S., & Leader, J. B. (2000). Five-year course and outcome of dysthymic disorder: A prospective, naturalistic follow-up study. *The American Journal of Psychiatry, 157,* 931–939.

Klein, D. N., Shankman, S. A., & Rose, S. (2006). Ten-year prospective follow-up study of the naturalistic course of dysthymic disorder and double depression. *The American Journal of Psychiatry, 163,* 872–880.

Klerman, G. L., Weissman, M. M., Rounsaville, B. J., & Chevron, E. S. (1984). *Interpersonal psychotherapy.* Washington, DC: American Psychiatric Press.

Knipfel, J. (2000). *Quitting the Nairobi trio.* New York: Penguin Putnam.

Knox, K. L., Conwell, Y., & Caine, E. D. (2004). If suicide is a public health problem, what are we doing to prevent it? *American Journal of Public Health, 94,* 37–45.

Kochanek, K. D., Murphy, S. L., Anderson, R. N., & Scott, C. (2004). *Deaths: Final data for 2002. National Vital Statistics Reports, 53*(5). Hyattsville, MD: National Center for Health Statistics.

Koons, C. R., Robins, C. J., Tweed, J. L., Lynch, T. R., Gonzalez, A. M., Morse, J. Q., et al. (2001). Efficacy of dialectical behavior therapy in women veterans with borderline personality disorder. *Behavior Therapy, 32,* 371–390.

Kotler, P., & Andreasen, A. R. (1996). *Marketing for nonprofit organizations* (5th ed.). Upper Saddle River, NJ: Prentice-Hall.

Krakowski, M., & Czobor, P. (2004). Gender differences in violent behaviors: Relationship to clinical symptoms and psychosocial factors. *The American Journal of Psychiatry, 161,* 459–465.

Kreitman, N., & Platt, S. (1984). Suicide, unemployment, and domestic gas detoxification in Britain. *Journal of Epidemiology & Community Health, 38,* 1–6.

Kreyenbuhl, J. A., Kelly, D. L., & Conley, R. R. (2002). Circumstances of suicide among individuals with schizophrenia. *Schizophrenia Research, 58,* 253–261.

Kroll, J. (2000). Use of no-suicide contracts by psychiatrists in Minnesota. *The American Journal of Psychiatry, 157,* 1684–1686.

Lam, D. H., Watkins, E. R., Hayward, P., Bright, J., Wright, K., Kerr, N., et al. (2003). A randomized controlled study of cognitive therapy for relapse prevention for bipolar affective disorder. *Archives of General Psychiatry, 60,* 145–152.

Langer, E. J., & Rodin, J. (1976). The effects of choice and enhanced personality responsibility for the aged: A field experiment in an experimental setting. *Journal of Personality and Social Psychology, 34,* 191–198.

Leff, J., & Vaughn, C. (1987). Expressed emotion. *Hospital and Community Psychiatry, 38,* 1117–1118.

Lehman, A. F., & Steinwachs, D. M. (1998). Patterns of usual care for schizophrenia: Initial results from the schizophrenia Patient Outcomes Research Team (PORT) client survey. *Schizophrenia Bulletin, 24,* 11–20.

Lewis, L. M. (2007). No-harm contracts: A review of what we know. *Suicide and Life-Threatening Behavior, 37,* 50–57.

Lindeman, S., Laeaerae, E., Hakko, H., & Loennqvist, J. (1996). A systematic review on gender-specific suicide mortality in medical doctors. *The British Journal of Psychiatry, 168,* 274–279.

Linehan, M. M. (1993a). *Cognitive-behavioral treatment of borderline personality disorder.* New York: Guilford Press.

Linehan, M. M. (1993b). *Skills training manual for treating borderline personality disorder.* New York: Guilford Press.

Linehan, M. M. (2007). *Imminent suicide risk and serious self-injury protocol.* Unpublished manuscript, University of Washington, Seattle.

Linehan, M. M., Armstrong, H. E., Suarez, A., Allmon, D., & Heard, H. L. (1991). Cognitive–behavioral treatment of chronically parasuicidal borderline patients. *Archives of General Psychiatry, 48,* 1060–1064.

Linehan, M. M., Comtois, K. A., Brown, M. Z., Heard, H. L., & Wagner, A. (2006). Suicide Attempt Self-Injury Interview (SASII): Development, reliability, and validity of a scale to assess suicide attempts and intentional self-injury. *Psychological Assessment, 18,* 303–312.

Linehan, M. M., Comtois, K. A., & Murray, A. (2000). *The University of Washington Risk Assessment Protocol (UWRAP).* Unpublished manuscript, University of Washington, Seattle.

Linehan, M. M., Comtois, K. A., Murray, A. M., Brown, M. Z., Gallop, R. J., Heard, H. L., et al. (2006). Two-year randomized controlled trial and follow-up of dialectical behavior therapy vs. therapy by experts for suicidal behaviors and borderline personality disorder. *Archives of General Psychiatry, 63,* 757–766.

Linehan, M. M., Dimeff, L. A., Reynolds, S. K., Comtois, K. A., Welch, S. S., Heagerty, P., and Kivlahan, D. R. (2002). Dialectical behavior therapy versus comprehensive validation plus 12-step for the treatment of opioid dependent women meeting criteria for borderline personality disorder. *Drug and Alcohol Dependence, 67,* 13–26.

Linehan, M. M., Heard, H. L., & Armstrong, H. E. (1993). Naturalistic follow-up of a behavioral treatment for chronically parasuicidal borderline patients. *Archives of General Psychiatry, 50,* 971–974.

Linehan, M. M., Schmidt, H., Dimeff, L. A., Craft, J. C., Kanter, J., & Comtois, K. A. (1999). Dialectical behavior therapy for patients with borderline personality disorder and drug-dependence. *American Journal on Addiction, 8,* 279–292.

Lonnqvist, J. K. (2000). Psychiatric aspects of suicidal behavior: Depression. In K. Hawton & K. van Heeringen (Eds.), *Handbook of suicide and attempted suicide* (pp. 107–120). Chichester, England: Wiley.

Luoma, J. B., Martin, C. E., & Pearson, J. L. (2002). Contact with mental health and primary care providers before suicide: A review of the evidence. *The American Journal of Psychiatry, 159,* 909–916.

Lynch, T. R., Chapman, A. L., Rosenthal, M. Z., Kuo, J. R., & Linehan, M. M. (2006). Mechanisms of change in dialectical behavior therapy: Theoretical and empirical observations. *Journal of Clinical Psychology, 62,* 459–480.

Maltsberger, J. T. (1986). *Suicide risk: The formulation of clinical judgment.* New York: New York University Press.

Mandrusiak, M., Rudd, M. D., Joiner, T. E., Jr., Berman, A. L., Van Orden, K. A., & Witte, T. K. (2006). Warning signs for suicide on the Internet: A descriptive study. *Suicide and Life-Threatening Behavior, 36,* 263–271.

Mark, T., Coffey, R. M., McKusick, D., Harwood, H., King, E., Bouchery, E., et al. (2005). *National expenditures for mental health services and substance abuse treatment 1991–2001.* Rockville, MD: U.S. Department of Health and Human Services.

Markham, D. (2003). Attitudes towards patients with a diagnosis of "borderline personality disorder": Social rejection and dangerousness. *Journal of Mental Health, 12,* 595–612.

Markland, D., Ryan, R. M., Tobin, V. J., & Rollnick, S. (2005). Motivational interviewing and self-determination theory. *Journal of Social & Clinical Psychology, 24,* 811–831.

Marra, T. (2004). *Depressed and anxious: The dialectical behavior therapy workbook for overcoming depression and anxiety.* Oakland, CA: New Harbinger.

Martin, D. J., Garske, J. P., & Davis, K. D. (2000). Relation of the therapeutic alliance with outcome and other variables: A meta-analytic review. *Journal of Consulting and Clinical Psychology, 68,* 438–450.

Maser, J., Akiskal, H., Schettler, P., Scheftner, W., Mueller, T., Endicott, J., et al. (2002). Can temperament identify affectively ill patients who engage in lethal or near-lethal suicidal behavior? A 14-year prospective study. *Suicide and Life-Threatening Behavior, 32,* 10–32.

McCullough, J. P. (2003). *Treatment for chronic depression: Cognitive Behavioral Analysis System of Psychotherapy (CBASP).* New York: Guilford Press.

McDonald-Scott, P., Machizawa, S., & Satoh, H. (1992). Diagnostic disclosure: A tale in two cultures. *Psychological Medicine, 22,* 147–157.

McFarlane, W. R., Link, B., Dushay, R., Marchal, J., & Crilly, J. (1995). Psychoeducational multiple family groups: Four-year relapse outcome in schizophrenia. *Family Process, 34,* 127–144.

McGirr, A., Tousignant, M. N., Routhier, D., Pouliot, L. Chawky, N., Margolese, H. C., & Turecki, G. (2006). Risk factors for completed suicide in schizophrenia and other psychotic disorders: A case-control study. *Schizophrenia Research, 84,* 132–143.

McIntosh, J. L., & Santos, J. F. (1985). Methods of suicide by age: Sex and race differences among the young and old. *The International Journal of Aging & Human Development, 22,* 123–139.

McNiel, D. E., & Binder, R. L. (1994). The relationship between acute psychiatric symptoms, diagnosis, and short-term risk for violence. *Hospital and Community Psychiatry, 45,* 133–137.

Meehan, J., Kapur, N., Hunt, I. M., Turnbull, P., Robinson, J. Bickley, H., et al. (2006). Suicide in mental health in-patients and within 3 months of discharge: National clinical survey. *The British Journal of Psychiatry, 188,* 129–134.

Meehl, P. E. (1990). Appraising and amending theories: The strategy of Lakatosian defense and two principles that warrant it. *Psychological Inquiry, 1,* 108–141.

Miller, A. L., Rathus, J. H., & Linehan, M. M. (2007). *Dialectical behavior therapy with suicidal adolescents.* New York: Guilford Press.

Miller, D. N., Eckert, T. L., DuPaul, G. J., & White, G. P. (1999). Adolescent suicide prevention: Acceptability of school-based programs among secondary school principals. *Suicide and Life-Threatening Behavior, 29,* 72–85.

Miller, M. C., Jacobs, D. G., & Gutheil, T. G. (1998). Talisman or taboo: The controversy of the suicide prevention contract. *Harvard Review of Psychiatry, 6,* 78–87.

Miller, T. Q., Smith, T. W., Turner, C. W., Guijarro, M. L., & Hallet, A. J. (1996). A meta-analytic review of research on hostility and physical health. *Psychological Bulletin, 119,* 322–348.

Miller, W. R., & Rollnick, S. (2002). *Motivational interviewing: Preparing people for change* (2nd ed.). New York: Guilford Press.

Miranda, R., & Andersen, S. M. (2007). The therapeutic relationship: Implications from social cognition and transference. In P. Gilbert & R. L. Leahy (Eds.), *The therapeutic relationship in the cognitive behavioral psychotherapies* (pp. 63–89). New York: Routledge.

Mishara, B. L., & Weisstub, D. N. (2005). Ethical and legal issues in suicide research. *International Journal of Law and Psychiatry, 28*, 23–41.

Mishara, B. L., & Weisstub, D. N. (2007). Ethical, legal, and practical issues in the control and regulation of suicide promotion and assistance over the Internet. *Suicide and Life-Threatening Behavior, 37*, 58–65.

Mitchell, A. M., Kim, Y., Prigerson, H. G., & Mortimer-Stephens, M. (2004). Complicated grief in survivors of suicide. *Crisis, 25*, 12–18.

Moller-Madsen, S., Nystrup, J., & Neilsen, S. (1996). Mortality in anorexia nervosa in Denmark during the period 1970–1987. *Acta Psychiatrica Scandinavica, 94*, 454–459.

Montross, L. P., Zisook, S., & Kasckow, J. (2005). Suicide among patients with schizophrenia: A consideration of risk and protective factors. *Annals of Clinical Psychiatry, 17*, 173–182.

Motto, J. A., & Bostrom, A. G. (2001). A randomized controlled trial of post-crisis suicide prevention. *Psychiatric Services, 52*, 828–833.

Mujica, R., & Braunstein, J. W. (2002). Assessing pain tolerance in a patient with acute psychosis. *Canadian Journal of Psychiatry, 47*, 788.

Mulsant, B. H., Alexopoulos, G. S., Reynolds, C. F., Katz, I. R., Abrams, R., Oslin, D., et al. (2001). Pharmacological treatment of depression in older primary care patients: The PROSPECT algorithm. *International Journal of Geriatric Psychiatry, 16*, 585–592.

Naar-King, S., Wright, K., Parsons, J. T., Frey, M., Templin, T., Lam, P., & Murphy, D. (2006). Healthy choices: Motivational enhancement therapy for health risk behaviors in HIV-positive youth. *AIDS Education and Prevention, 18*, 1–11.

National Institutes of Health. (2007). *Estimates of funding for various diseases, conditions, research areas.* Retrieved June 29, 2007, from http://www.nih.gov/news/funding researchareas.htm

Naudts, K., & Hodgins, S. (2006). Neurobiological correlates of violent behavior among persons with schizophrenia. *Schizophrenia Bulletin, 32*, 562–572.

Neeleman, J. (2002). Behavior in its social and epidemiological context. *Crisis, 23*, 114–120.

Nehls, N. (1998). Borderline personality disorder: Gender stereotypes, stigma, and limited system of care. *Issues in Mental Health Nursing, 19*, 97–112.

Newhill, C. E., Mulvey, E. P., & Lidz, C. W. (1995). Characteristics of violence in the community by female patients seen in a psychiatric emergency service. *Psychiatric Services, 46*, 785–789.

Newman, C. F. (2007). The therapeutic relationship in cognitive therapy with difficult-to-engage clients. In P. Gilbert & R. L. Leahy (Eds.), *The therapeutic relationship in the cognitive behavioral psychotherapies* (pp. 165–184). New York: Routledge.

Nezu, A., Nezu, C., & Perri, M. (1989). *Problem-solving therapy for depression: Theory, research, and clinical guidelines*. New York: Wiley.

Nolen-Hoeksema, S., Grayson, C., & Larson, J. (1999). Explaining the gender differences in depressive symptoms. *Journal of Personality and Social Psychology, 77*, 1061–1072.

Norcross, J. C. (2002). *Psychotherapy relationships that work*. New York: Oxford University Press.

Omer, J., & Elitzur, A. C. (2001). What would you say to the person on the roof? A suicide prevention text. *Suicide and Life-Threatening Behavior, 31*, 129–139.

Orbach, I., Stein, D., Palgi, Y., Asherov, J., Har-Even, D., & Elizur, A. (1996). Perception of physical pain in accident and suicide attempt patients: Self-preservation vs. self-destruction. *Journal of Psychiatric Research, 30*, 307–320.

Osgood, N. J. (1985). *Suicide in the elderly*. Rockville, MD: Aspen Publishers.

Outward Bound International. (2006). *Inspirational readings*. Wan Chai, Hong Kong: Red Publish.

Outward Bound International. (2008). *Testimonial—Bob*. Retrieved May 31, 2008, from http://www.outwardboundwilderness.org/alumstories/bob.html

Palmer, B. A., Pankratz, S., & Bostwick, J. M. (2005). The lifetime risk of suicide in schizophrenia. *Archives of General Psychiatry, 62*, 247–253.

Parascandola, M., Hawkins, J., & Danis, M. (2002). Patient autonomy and the challenge of clinical uncertainty. *Kennedy Institute of Ethics Journal, 12*, 245–264.

Pariante, C. M., & Carpiniello, B. (1996). Family burden in relatives of schizophrenics and of people with mental retardation: A comparative study. *European Psychiatry, 11*, 381–385.

Patton, G. C. (1988). Mortality in eating disorders. *Psychological Medicine, 18*, 947–951.

Paykel, E. S., Myers, J. K., Lindenthal, J. J., & Tanner, J. (1974). Suicidal feelings in the general population: A prevalence study. *The British Journal of Psychiatry, 124*, 460–469.

Pbert, L., Osganian, S. K., Gorak, D., Druker, S., Reed, G., O'Neill, K. M., & Sheetz, A. (2006). A school nurse-delivered adolescent smoking cessation intervention: A randomized controlled trial. *Preventative Medicine, 43*, 312–320.

Perkins, S., Winn, S., Murray, J., Murphy, R., & Schmidt, U. (2004). A qualitative study of the experience of caring for a person with bulimia nervosa: I. The emotional impact of caring. *International Journal of Eating Disorders, 36*, 256–268.

Petty, F., Davis, L. L., Kabel, D., & Kramer, G. L. (1996). Serotonin dysfunction disorders: A behavioral neurochemistry perspective. *Journal of Clinical Psychiatry, 57*, 11–16.

Pike, K. M., Walsh, B. T., Vitousek, K., Wilson, G. T., & Bauer, J. (2003). Cognitive behavior therapy in the post-hospitalization treatment of anorexia nervosa. *The American Journal of Psychiatry, 160*, 2046–2049.

Pompili, M., Mancinelli, I, Girardi, P., Ruberto, A., & Tatarelli, R. (2004). Suicide in anorexia nervosa: A meta-analysis. *International Journal of Eating Disorders, 36*, 99–103.

Pope, K. S., & Tabachnick, B. G. (1993). Therapists' anger, hate, fear, and sexual feelings: National survey of therapist responses, client characteristics, critical events, formal complaints, and training. *Professional Psychology: Research and Practice, 24,* 142–152.

Potthoff, J. G., Holahan, C. J., & Joiner, T. E., Jr. (1995). Reassurance-seeking, stress generation, and depressive symptoms: An integrative model. *Journal of Personality and Social Psychology, 68,* 664–670.

Psychiatric Foundation of Northern California. (2005). *Demographic profile: Golden Gate Bridge suicide victims. Bodies received by Marin County Coroner's office January 1995–July 2005.* Retrieved July 25, 2007, from http://www.pfnc.org/coroner_report.pdf

Putnins, A. L. (2005). Correlates and predictors of self-reported suicide attempts among incarcerated youths. *International Journal of Offender Therapy and Comparative Criminology. 49,* 143–157.

Qin, P., & Nordentoft, M. (2005). Suicide risk in relation to psychiatric hospitalization. *Archives of General Psychiatry, 62,* 427–432.

Regier, D. A., Narrow, W. E., Rae, D. S., Manderscheid, R. W., Locke, B. Z., & Goodwin, F. K. (1993). The de facto U.S. mental and addictive disorders service system: Epidemiologic catchment area prospective 1-year prevalence rates of disorders and services. *Archives of General Psychiatry, 50,* 85–94.

Reis, B. F., & Brown, L. G. (1999). Reducing psychotherapy dropouts: Maximizing perspective convergence in the psychotherapy dyad. *Psychotherapy, 36,* 123–136.

Reitzel, L. R., Burns, A. B., Repper, K. K., Wingate, L. R., & Joiner, T. E., Jr. (2004). The effect of therapist availability on the frequency of patient-initiated between-session contact. *Professional Psychology: Research and Practice, 35,* 291–296.

Repper, K. K., & Driscoll, K. A. (2004). Cognitive-Behavioral Analysis System of Psychotherapy for social skills deficits in children. In K. A. Driscoll, K. C. Cukrowicz, M. Lyons Reardon, & T. E. Joiner, Jr. (Eds.), *Simple treatments for complex problems: A flexible cognitive behavior analysis system approach to psychotherapy* (pp. 139–152). Mahwah, NJ: Erlbaum.

Ressler, W. H., & Toledo, E. (1998). Kasdah B'Rosh Tov: A description and evaluation of the Israeli bicycle helmet campaign. *Health Education & Behavior, 25,* 354–370.

Reuter, C. (2004). *My life is a weapon.* Princeton, NJ: Princeton University Press.

Reynolds, S. K., Lindenboim, N., Comtois, K. A., Murray, A., & Linehan, M. M. (2006). Risky assessments: Participant suicidality and distress associated with research assessments in a treatment study of suicidal behavior. *Suicide and Life-Threatening Behavior, 36,* 19–34.

Rihmer, Z., Barsi, J., Arato, M., & Demeter, E. (1990). Suicide in subtypes of primary major depression. *Journal of Affective Disorders, 18,* 221–225.

Rihmer, Z., & Pestality, P. (1999). Bipolar II disorder and suicidal behavior. *The Psychiatric Clinics of North America, 22,* 667–673.

Rihmer, Z., Rutz, W., & Pihlgren, H. (1995). Depression and suicide on Gotland: An intensive study of all suicides before and after a depression-training programme for general practitioners. *Journal of Affective Disorders, 35,* 147–152.

Rogers, C. (1965). *Client-centered therapy: Its current practice, implications, and theory.* Boston: Houghton-Mifflin.

Rorty, M., Yager, J., Buckwalter, J. G., & Rossotto, E. (1999). Social support, social adjustment, and recovery status in bulimia nervosa. *International Journal of Eating Disorders, 26,* 1–12.

Rose, G. (1985). Sick individuals and sick populations. *International Journal of Epidemiology, 14,* 32–38.

Rose, G. (1992). *The strategy of preventive medicine.* Oxford, England: Oxford University Press.

Rossotto, E., Yager, J., & Rorty, M. (1998). *The Impulsive Behavior Scale.* Unpublished manuscript.

Rudd, M. D., Berman, A. L., Joiner, T. E., Jr., Nock, M., Mandrusiak, M., Van Orden, K., et al. (2006). Warning signs for suicide: Theory, research, and clinical application. *Suicide and Life-Threatening Behavior, 36,* 255–262.

Rudd, M. D., Joiner, T. E., Jr., & Rajab, M. H. (1995). Help negation in suicide. *Journal of Consulting and Clinical Psychology, 63,* 499–503.

Rudd, M. D., Joiner, T. E., Jr., & Rajab, M. H. (1996). Relationships among suicide ideators, attemptors, and multiple attemptors in a young-adult sample. *Journal of Abnormal Psychology, 105,* 541–550.

Rudd, M. D., Joiner, T. E., Jr., & Rajab, M. H. (2001). *Treating suicidal behavior: An effective, time-limited approach.* New York: Guilford Press.

Rudd, M. D., Joiner, T. E., Jr., & Rumzek, H. (2004). Childhood diagnoses and later risk for multiple suicide attempts. *Suicide and Life-Threatening Behavior, 34,* 113–125.

Rudd, M. D, Joiner, T. E., Jr., Trotter, D., Williams, B., & Cordero, L. (2009). The psychosocial treatment of suicidal behavior: A critique of what we know (and don't know). In P. M. Kleespies (Ed.), *Behavioral emergencies: An evidence-based resource for evaluating and managing suicidal behavior, violence, and victimization* (pp. 339–350) Washington, DC: American Psychological Association.

Rudd, M. D., Mandrusiak, M., & Joiner, T. E., Jr. (2006). The case against no suicide contracts: The commitment to treatment statement as a practice alternative. *Journal of Clinical Psychology, 62,* 243–251.

Rudd, M. D., Mandrusiak, M., Joiner, T. E., Jr., Berman, A. L., Van Orden, K. A., & Hollar, D. (2006). The emotional impact and ease of recall of warning signs for suicide: A controlled study. *Suicide and Life-Threatening Behavior, 36,* 288–295.

Rudd, M. D., Rajab, M. H., Orman, D., Stulman, D., Joiner, T. E, Jr., & Dixon, W. (1996). Effectiveness of an outpatient problem-solving intervention targeting suicidal young adults: Preliminary results. *Journal of Consulting and Clinical Psychology, 64,* 179–190.

Runyon, B. (Speaker/Writer), & Glass, I. (Executive Producer). (2002, March 29). Didn't ask to be born [Radio series episode]. In I. Glass (Producer), *This American life.* Chicago: Public Radio International.

Ryan, R. M., & Deci, E. L. (2000). Self-determination theory and the facilitation of intrinsic motivation, social development, and well-being. *American Psychologist, 55,* 68–78.

Ryan, R. M., & Deci, E. L. (2002). Overview of self-determination theory: An organismic–dialectical perspective. In E. L. Deci & R. M. Ryan (Eds.), *Handbook of self-determination research* (pp. 3–33). Rochester, NY: University of Rochester Press.

Sabbath, J. C. (1969). The suicidal adolescent—The expendable child. *Journal of the American Academy of Child Psychiatry, 8,* 272–285.

Safran, J. D., & Segal, Z. (1990). *Interpersonal processes in cognitive therapy.* New York: Basic Books.

Salkovskis, P. M , Atha, C., & Storer, D. (1990). Cognitive–behavioural problem solving in the treatment of patients who repeatedly attempt suicide: A controlled trial. *The British Journal of Psychiatry, 157,* 871–876.

Salmon, W. C. (1984). *Scientific explanation and the causal structure of the world.* Princeton, NJ: Princeton University Press.

Segal, Z. V., Williams, J. M. G., & Teasdale, J. D. (2001). *Mindfulness-based cognitive therapy for depression: A new approach to preventing relapse.* New York: Guilford Press.

Segrin, C. (1992). Specifying the nature of social skill deficits associated with depression. *Human Communication Research, 19,* 89–123.

Segrin, C. (2001). *Interpersonal processes in psychological problems.* New York: Guilford Press.

Segrin, C., & Dillard, J. P. (1992). The interactional theory of depression: A meta-analysis of the research literature. *Journal of Social & Clinical Psychology, 11,* 43–70.

Segrin, C., & Flora, J. (1998). Depression and verbal behavior in conversations with friends and strangers. *Journal of Language and Social Psychology, 17,* 492–503.

Seiden, R. H. (1978). Where are they now? A follow-up study of suicide attempters from the Golden Gate Bridge. *Suicide and Life-Threatening Behavior, 8,* 1–13.

Seidman, E. (1987). Toward a framework for primary prevention research. In J. A. Steinberg & M. M. Silverman (Eds.), *Preventing mental disorders* (pp. 2–26). Rockville, MD: National Institute of Mental Health.

Shaffer, D., Garland, A., Vieland, V., Underwood, M., & Busner, C. (1991). The impact of curriculum-based suicide prevention programs for teenagers. *Journal of the American Academy of Child & Adolescent Psychiatry, 30,* 588–596.

Shapiro, D. A., Barkman, M., Rees, A., Hardy, G. E., Reynolds, S., & Startup, M. (1994). Effects of treatment duration and severity of depression on the effectiveness of cognitive–behavioral and psychodynamic-interpersonal psychotherapy. *Journal of Consulting and Clinical Psychology, 62,* 522–534.

Shapiro, D. A., & Startup, M. J. (1990). *Raters' manual for the Sheffield Psychotherapy Rating Scale.* Unpublished manuscript, Social and Applied Psychology Unit, University of Sheffield, Sheffield, England.

Shea, S. (2002). *The practical art of suicide assessment: A guide for mental health professionals and substance abuse counselors.* Hoboken, NJ: Wiley.

Sheldon, K., Williams, G., & Joiner, T. E., Jr. (2003). *Self-determination theory in the clinic: Motivating physical and mental health.* New Haven, CT: Yale University Press.

Shneidman, E. S. (1987). A psychological approach to suicide. In G. R. VandenBos & B. K. Bryant (Eds.), *Cataclysms, crises, and catastrophes: Psychology in action* (pp. 147–183). Washington, DC: American Psychological Association.

Shneidman, E. S. (1996). *The suicidal mind.* New York: Oxford University Press.

Simon, R. I. (1992). Clinical risk management of suicidal patients: Assessing the unpredictable. In R. I. Simon (Ed.), *American psychiatric press review of clinical psychiatry and the law* (Vol. 3, pp. 3–63). Washington, DC: American Psychiatric Press.

Simons, A. D., Angell, K. L., Monroe, S. M., & Thase, M. E. (1993). Cognition and life stress in depression: Cognitive factors and the definition, rating, and generation of negative life events. *Journal of Abnormal Psychology, 102,* 584–591.

Simpson, J. (1988). *Touching the void.* New York: Perennial.

Sindrup, S. H., Bach, F. W., Madsen, L. F., Gram, L. F., & Jensen, T. S. (2003). Venlafaxine versus imipramine in painful polyneuropathy: A randomized controlled trial. *Neurology, 60,* 1284–1290.

Sindrup, S. H., & Jensen, S. T. (1999). Efficacy of pharmacological treatment of neuropathic pain: An update and effect related to mechanism of drug action. *Pain, 83,* 389–400.

Sirey, J. A., Bruce, M. L., Alexopoulos, G. S., Perlick, D. A., Raue, P., Friedman, S. J., & Meyers, B. S. (2001). Perceived stigma as a predictor of treatment discontinuation in young and older outpatients with depression. *The American Journal of Psychiatry, 158,* 479–481.

Slater, L. (1996). *Welcome to my country.* New York: Anchor Books.

Smith, G. C., & Pell, J. P. (2003, December 20). Parachute use to prevent death and major trauma related to gravitational challenge: Systematic review of randomized controlled trials. *BMJ, 327,* 1459–1461.

Speckens, A. E. M., & Hawton, K. (2005). Social problem solving in adolescents with suicidal behavior: A systematic review. *Suicide and Life-Threatening Behavior, 35,* 365–387.

Stein, D., Apter, A., Ratzoni, G., Har-Even, D., & Avidan, G. (1998). Association between multiple suicide attempts and negative affects in adolescents. *Journal of the American Academy of Child & Adolescent Psychiatry, 37,* 488–494.

Stellrecht, N. E., Joiner, T. E., Jr., & Rudd, M. D. (2006). Responding to and treating negative interpersonal processes in suicidal depression. *Journal of Clinical Psychology, 62,* 1129–1140.

Stephens, R. S., Roffman, R. A., & Curtin, L. (2000). Comparison of extended versus brief treatments for marijuana use. *Journal of Consulting and Clinical Psychology, 68,* 898–908.

Suicide Prevention Resource Center. (2005). *Best practices registry for suicide prevention: Overview.* Retrieved August 23, 2007, from http://www.sprc.org/featured_resources/bpr//index.asp

Swann, W. B., Jr. (1983). Self-verification: Bringing social reality into harmony with the self. In J. Suls & A. G. Greenwald (Eds.), *Social psychological perspectives on the self* (Vol. 2 pp. 33–66). Hillsdale, NJ: Erlbaum.

Swartz, M., Blazer, D., George, L., & Winfield, I. (1990). Estimating the prevalence of borderline personality disorder in the community. *Journal of Personality Disorders, 4*, 257–272.

Tang, T. Z., & DeRubeis, R. J. (1999). Sudden gains and critical sessions in cognitive–behavioral therapy for depression. *Journal of Consulting and Clinical Psychology, 67*, 894–904.

Tardiff, K., & Sweillam, A. (1980). Assault, suicide, and mental illness. *Archives of General Psychiatry, 37*, 164–69.

Teasdale, J. D., Segal, Z. V., Williams, J. M. G., Ridgeway, V. A., Souslby, J. M., & Lau, M. A. (2000). Prevention of relapse/recurrence in major depression by mindfulness-based cognitive therapy. *Journal of Consulting and Clinical Psychology, 68*, 615–623.

Tidemalm, D., Elofsson, S., Stefansson, C. G., Waern, M., & Runeson, B. (2005). Predictors of suicide in a community-based cohort of individuals with severe mental disorder. *Social Psychiatry & Psychiatric Epidemiology, 40*, 595–600.

Tiller, J. M., Sloane, G., Schmidt, U., & Troop, N., Power, M., & Treasure, J. L. (1997). Social support in patients with anorexia nervosa and bulimia nervosa. *International Journal of Eating Disorders, 21*, 31–38.

Tomassini, C., Juel, K., Holm, N. V., Skytthe, A., & Christensen, K. (2003, August 16). Risk of suicide in twins: 51 year follow up study. *BMJ, 327*, 373–374.

Tondo, L., Hennen, J., & Baldessarini, R. J. (2003). Rapid-cycling bipolar disorder: Effects of long-term treatments. *Acta Psychiatrica Scandinavica, 108*, 4–14.

Tozzi, F., Thornton, L. M., Mitchell, J., Fichter, M. M., Klump, K. L., Lilienfeld, L. R., et al. (2006). Features associated with laxative abuse in individuals with eating disorders. *Psychosomatic Medicine, 68*, 470–477.

Treasure, J., Murphy, T., Szmukler, G., Todd, G., Gavan, K., & Joyce, J. (2001). The experience of caregiving for severe mental illness: A comparison between anorexia nervosa and psychosis. *Social Psychiatry & Psychiatric Epidemiology, 36*, 343–347.

Trout, D. L. (1980). The role of social isolation in suicide. *Suicide and Life-Threatening Behavior, 10*, 10–23.

Tschinkel, W. R. (2006). *The fire ants*. Cambridge, MA: Belknap Press.

Tucker, G. (1998). Putting *DSM–IV* in perspective. *The American Journal of Psychiatry, 155*, 159–161.

U.S. Department of Justice. (2004). *Bureau of Justice Statistics special report: State prison expenditures 2001*. Retrieved June 29, 2007, from http://www.ojp.gov/bjs/pub/pdf/spe01.pdf

Vaiva, G., Ducrocq, F., Meyer, P., Mathieu, D., Philippe, P., Libersa, C., et al. (2006, May 27). Effect of telephone contact on further suicide attempts in patients discharged from an emergency department: Randomised controlled study. *BMJ, 332*, 1241–1245.

Valtonen, H., Suominen, K., Mantere, O., Leppamaki, S., Arvilommi, P., & Isometsa, E. (2005). Suicidal ideation and attempts in bipolar I and II disorders. *Journal of Clinical Psychiatry, 66*, 1456–1462.

Valtonen, H. M., Suominen, K., Mantere, O., Leppamaki, S., Arvilommi, P., & Isometsa, E. (2007). Suicidal behavior during different phases of bipolar disorder. *Journal of Affective Disorders, 97*, 101–107.

Van Orden, K. A., Gordon, K. H., Counts-Allan, C., James, L. M., Schmeelk, K. M., & Joiner, T. E., Jr. (in press). Self-control regulation interpersonal psychotherapy: A SCRIPT for beginning therapists in the treatment of borderline personality disorder. *International Journal of Cognitive Therapy*.

Van Orden, K. A., & Joiner, T. E., Jr. (2006). The inner and outer turmoil of excessive reassurance seeking: From self-doubts to social rejection. In K. D. Vohs & E. J. Finkel (Eds.), *Self and relationships: Connecting intrapersonal and interpersonal processes* (pp. 104–129). New York: Guilford Press.

Van Orden, K. A., Joiner, T. E., Jr., Hollar, D., Rudd, M. D., Mandrusiak, M., & Silverman, M. (2006). A test of the effectiveness of a list of suicide warning signs for the public. *Suicide and Life-Threatening Behavior, 36*, 272–287.

Van Orden, K. A., Lynam, M. E., Hollar, D., & Joiner, T. E., Jr. (2006). Perceived burdensomeness as an indicator of suicidal symptoms. *Cognitive Therapy and Research, 30*, 457–467.

Van Orden, K. A., Witte, T. K., Gordon, K. H., Bender, T. W., & Joiner, T. E., Jr. (2008). Suicidal desire and the capability for suicide: Tests of the interpersonal–psychological theory of suicidal behavior among adults. *Journal of Consulting and Clinical Psychology, 76*, 72–83.

Vansteenkiste, M., & Sheldon, K. M. (2006). There's nothing more practical than a good theory: Integrating motivational interviewing and self-determination theory. *British Journal of Clinical Psychology, 45*, 63–82.

Verheul, R., van den Bosch, L. M. C., Koeter, M. W. J., de Ridder, M. A. J., Stijnen, T., & van den Brink, W. (2003). A 12-month randomized clinical trial of dialectical behavior therapy for women with borderline personality disorder in the Netherlands. *The British Journal of Psychiatry, 182*, 135–140.

Verona, E., Sachs-Ericsson, N., & Joiner, T. E., Jr. (2004). Suicide attempts associated with externalizing psychopathology in an epidemiological sample. *The American Journal of Psychiatry, 161*, 444–451.

von Knorring, L. (1974). An intraindividual comparison of pain measures averaged evoked responses and clinical ratings during depression and after recovery. *Acta Psychiatrica Scandinavica, 255*, 121–133.

von Knorring, L., & Espvall, M. (1974). Experimentally induced pain in patients with depressive disorders. *Acta Psychiatrica Scandinavica, 255*, 109–120.

Wallace, C., Mullen, P. E., & Burgess, P. (2004). Criminal offending in schizophrenia over a 25-year period marked by deinstitutionalization and increasing prevalence of co-morbid substance use disorders. *The American Journal of Psychiatry, 161*, 716–727.

Wehr, T. A., & Goodwin, F. K. (1987). Can antidepressants cause mania and worsen the course of affective illness? *The American Journal of Psychiatry, 144*, 1403–1411.

Weissman, M. M., Markowitz, J. C., & Klerman, G. L. (2000). *Comprehensive guide to interpersonal psychotherapy*. New York: Basic Books.

Whitely, B. E. (1990). The relationship of heterosexuals' attributions for the causes of homosexuality to the attitudes toward lesbian and gay men. *Personality and Social Psychology Bulletin, 16*, 379–377.

Wilcox, H. C., Conner, K. R., & Caine, E. D. (2004). Association of alcohol and drug use disorders and completed suicide: An empirical review of cohort studies. *Drug and Alcohol Dependence, 76*(Suppl. 1), 11–19.

Williams, J. M. G., Duggan, D. S., Crane, C., & Fennell, M. J. V. (2006). Mindfulness-based cognitive therapy for prevention of recurrence of suicidal behavior. *Journal of Clinical Psychology, 62*, 201–210.

Wingate, L. R., Van Orden, K. A., Joiner, T. E., Jr., Williams, F. M., & Rudd, M. D. (2005). Comparison of compensation and capitalization models when treating suicidality in young adults. *Journal of Consulting and Clinical Psychology, 73*, 756–762.

Wise, T. L., Jobes, D. A., Simpson, S., & Berman, A. L. (2005, April 15). *Suicidal client and clinician: Approach or avoidance*. Paper presented at the annual conference of the American Association of Suicidology, Denver, CO.

Wood, A., Trainor, G., Rothwell, J., Moore, A., & Harrington, R. (2001). Randomized trial of group therapy for repeated deliberate self-harm in adolescents. *Journal of the American Academy of Child & Adolescent Psychiatry, 40*, 1246–1253.

Woznica, J. G., & Shapiro, J. R. (1990). An analysis of adolescent suicide attempts: The expendable child. *Journal of Pediatric Psychology, 15*, 789–796.

Yager, J., Landsverk, J., & Edelstein, C. K. (1987). A 20-month follow-up study of 628 women with eating disorders: I. Course and severity. *The American Journal of Psychiatry, 144*, 1172–1177.

Zahn, T. (2006). *Why I jumped: My true story of postpartum depression, dramatic rescue, & return to hope*. Grand Rapids, MI: Baker.

Ziegler-Hill, V., & Abraham, J. (2006). Borderline personality features: Instability of self-esteem and affect. *Journal of Social & Clinical Psychology, 25*, 668–687.

Zisook, S., Byrd, D., Kuck, J., & Jeste, D. V. (1995). Command hallucinations in outpatients with schizophrenia. *Journal of Clinical Psychiatry, 56*, 462–465.

Zonda, T. (2006). One-hundred cases of suicide in Budapest: A case-controlled psychological autopsy study. *Crisis, 27*, 125–129.

索　引

〈あ行〉

アメリカ自殺学会　67, 112, 131
アメリカ自殺予防協会　235, 241
遺書　16
一次（全体的）予防戦略　217-229

〈か行〉

過剰な再保証探し　33-35
危機カード　97, 118-122, 189
気遣いの手紙　22, 232
気分安定薬　37
気分グラフ　126-128
気分障害　29-41
気分変調性障害　39-41
希望の道具箱　128, 129
境界性パーソナリティ障害　53-58, 60-62, 138-140, 145, 149, 179, 237
苦痛耐性スキル　144, 148
計画立案と準備　74, 76, 77, 79, 80, 90, 100
警告徴候　68, 69
向精神薬　181
コーピング・カード　147, 150, 151
ゴールデンゲート・ブリッジ　17, 221-223

〈さ行〉

自己確証理論　32

自己決定理論　19, 111, 163, 185-191
自殺関連事象経時評価法　79-81, 198
自殺状態評価様式　193
自殺の協働アセスメント・マネージメント　77-79, 192
自殺の対人関係理論　v, 4-24, 103-107, 239, 246, 247
自殺予防資源センター　235
自殺リスク評価決定木　72, 84-98
自殺をしない契約　114, 115
市民教育　224-228
社会リズム療法　153
状況分析　149, 165-180
症状マッチング階層　122-126
所属感の減弱　6-8, 17, 18, 20, 23, 24, 31-39, 41, 44-48, 51-55, 57-59, 142, 146, 147, 149, 150, 154-158, 161, 162, 223
神経性大食症　45-48, 153, 154
神経性無食欲症　12, 42-45, 145
診断の開示　59-61, 63
スキル・コーチング　205, 209, 211
精神力動的対人関係療法　156, 157
摂食障害　41-48, 154
セルフコントロール調節対人関係心理療法　162-180
全米自殺予防ライフライン　97, 112, 121, 122, 210, 225

双極性障害　36, 145
双極性スペクトラム障害　36-39

〈た行〉

大うつ病（エピソード）性障害　29-36, 91, 145
対人関係的精神力動的治療　153-158
対人関係欲求質問票　70, 71
対人関係療法　153-156, 233
致命的な自殺手段への接近を制限する　219-224
治療参加書　114-118
抵抗に巻き込まれ転がりながら進む　164
動機づけ面接（法）　120, 163, 189-191
統合失調症　48-53, 60, 145, 220
疼痛性・刺激誘発性出来事尺度　73
疼痛耐性　35, 51, 247

〈な行〉

二次（高リスク）予防戦略　217, 229-238
入院　29, 36, 43, 48, 108-110, 156, 157, 187, 188, 204
認知行動分析システム精神療法　149, 165, 166, 194
認知療法　145-153

〈は行〉

発達的集団療法　160

負担感の知覚　6, 13-17, 20, 31, 35, 44, 47, 52, 55, 70, 76, 88, 103, 123, 140, 234
物質依存　→薬物依存
物質乱用　→薬物使用
弁証法的行動療法　57, 138-145, 199, 209

〈ま行〉

マインドフルネス　144, 152, 153
マインドフルネス認知療法　136, 150, 152, 153
マルチシステミック療法　136, 158-161
身についた自殺潜在能力　6-13, 23, 30, 32, 35, 44, 49, 55, 70, 72-77, 85-88, 90-92, 140
身についた自殺潜在能力尺度　73-75
命令性の幻聴　49, 51
メンタライゼーション　157, 158

〈や行〉

薬物依存　45, 58
薬物使用　45, 58, 72, 87, 90, 139

〈ら行〉

リチウム　37
連鎖・解決分析　143, 166

〈わ行〉

ワシントン大学リスク評価プロトコル　81-83

著者について

Thomas E. Joiner Jr., PhD

Princeton University 卒業後、University of Texas at Austin で臨床心理学博士号を取得。Florida State University in Tallahassee で distinguished research professor、Bright-Burton Professor of Psychology、University Psychology Clinic の Director。心理学、神経生物学、自殺行動、抑うつ、不安、摂食障害の治療について研究。375編以上の査読論文の著者もしくは共著者であり、最近 Guggenheim Fellowship を受賞。American Psychological Association の fellow に選ばれて、National Alliance for Research on Schizophrenia and Depression の Young Investigator Award、American Psychological Association 第12部門（臨床心理学部門）から Shakow Award for Early Career Achievement、American Association of Suicidology から優秀な自殺研究に対する Shneidman Award、American Psychological Association の Award for Distinguished Scientific Early Career Contributions を受け、National Institute of Mental Health その他から研究助成金を受けている。American Psychological Association 発行の *Clinician's Research Digest* および *Journal of Social & Clinical Psychology* の編集委員。*Why People Die By Suicide*（2005）を含む、13冊の本の著者もしくは共著者。
現所属：Department of Psychology, Florida State University

Kimberly A. Van Orden, MS

Florida State University in Tallahassee 臨床心理学博士課程大学院生。指導教授は Thomas E. Joiner Jr.。Columbia University 卒業。主要研究領域は、調整不全行動、特に、自殺行動に対する病因論的な要因における基礎研究から自殺行動に対する治療での自殺のリスク・アセスメント・プロトコルの考案と変化のメカニズムの研究への移行。18編の査読論文の共著者であり、学会発表もたびたび行っている。2008年に American Association of Suicidology の Student Research Award、Melissa Institute for Violence Prevention から Belfer-Aptman Dissertation Research Award、P. E. O. International から Scholar Award を受けた。
現所属：Department of Psychiatry, University of Rochester School of Medicine

Tracy K. Witte, MS

Thomas E. Joiner Jr. の指導下にある、Florida State University in Tallahassee 臨床心理学博士課程大学院生。Ohio State University を主席で卒業、心理学学士。主要研究領域は、自殺行動とその相互関係、特に、身についた自殺潜在能力予測の個人差。自殺行動のテーマで 16 編の査読雑誌論文、複数の書籍の共著者。2004 年に Florida State University Presidential Fellowship、National Institute of Mental Health を通じて 2006 年に 3 年間の Ruth L. Kirschstein National Research Service Award を受賞。
現所属：Department of Psychology, Auburn University

M. David Rudd, PhD, ABPP

Texas Tech University in Lubbock 心理学部主任教授、Texas Tech Health Sciences Center 精神医学・行動科学兼担教授。臨床心理の個人クリニックも。Princeton University 卒業。University of Texas at Austin 博士課程の研修を完了後、Aaron T. Beck の指導の下で、フィラデルフィアの Beck Institute で認知療法での博士課程修了後の研修を完了。American Board of Professional Psychology の diplomate、American Psychological Association 第 12 部門（臨床心理学部門）および第 29 部門（心理療法部門）、International Association of Suicide Research、Academy of Cognitive Therapy 各 fellow。National Academies of Practice in Psychology 優秀臨床家研究者に選出。150 以上の業績。American Association of Suicidology から Edwin Shneidman Award、Texas Psychological Association から Outstanding Contribution to Science Award、イタリアにある Aleteia International School of Cognitive Therapy から Aleteia Award 受賞。2005 年に最初の American Association of Suicidology Exceptional Leadership Award 受賞。2007 年に American Psychological Association の Karl F. Heiser Presidential Award for Advocacy 受賞。Texas Psychological Association の代表として American Psychological Association Council of Representatives 代表。
現所属：Department of Psychology, University of Memphis

〈資料〉日本における自殺対策相談窓口　　　2024年6月現在

[代表的な自殺対策相談電話窓口一覧]

○精神保健福祉センターのこころの相談
全国の精神保健福祉センターにはこころの相談窓口があります。
詳細は全国精神保健福祉センター長会のウェブサイトでご確認ください。
https://www.zmhwc.jp/centerlist.html

○#いのちSOS（特定非営利活動法人　自殺対策支援センターライフリンク）
・電話（24時間）　0120-061-338（フリーダイヤル・無料）
詳細はウェブサイトをご覧ください。
https://www.lifelink.or.jp/inochisos/

○よりそいホットライン（一般社団法人　社会的包摂サポートセンター）
・電話（24時間）　0120-279-338（フリーダイヤル・無料）
・岩手県・宮城県・福島県から　0120-279-226（フリーダイヤル・無料）
・050で始まるIP電話からは　050-3655-0279（24時間）
詳細はウェブサイトをご覧ください。
https://www.since2011.net/yorisoi/

○いのちの電話（一般社団法人　日本いのちの電話連盟）
全国にいのちの電話があります。詳細はウェブサイトをご覧ください。
https://www.inochinodenwa.org/?page_id=267

○こころの健康相談統一ダイヤル
全国どこからでも共通の電話番号に電話すれば、電話をかけた所在地の公的な相談機関に接続されます。詳細はウェブサイトをご覧ください。
https://www.mhlw.go.jp/stf/seisakunitsuite/bunya/hukushi_kaigo/seikatsuhogo/jisatsu/kokoro_dial.html
・こころの健康相談統一ダイヤル　0570-064-556（ナビダイヤル）

○NPO法人東京自殺防止センター
　・電話　03-5286-9090
　（年中無休20時～翌2時30分、月曜日22時30分～翌2時30分、火曜日17時～翌2時30分）
　詳細はウェブサイトをご覧ください。
　https://www.befrienders-jpn.org/

○チャイルドライン（特定非営利活動法人　チャイルドライン支援センター）
　18歳までの子供専用の相談窓口です。
　・電話　0120-99-7777（年中無休16時～21時）
　・通話料：無料
　詳細はウェブサイトをご覧ください。
　https://childline.or.jp/

[代表的な自殺対策相談SNS・チャット窓口一覧]

○特定非営利活動法人　自殺対策支援センターライフリンク
　LINE、X（旧Twitter）、チャット形式でのSNS相談です。
　相談時間：8時～22時30分（22時まで受付）
　詳細はウェブサイトをご覧ください。
　https://lifelink.or.jp/

○特定非営利活動法人　東京メンタルヘルス・スクエア
　LINE、Facebook、チャット形式でのSNS相談です。
　相談時間：
　・毎日第1部12時～15時50分（15時まで受付）、第2部17時～20時50分（20時まで受付）、第3部21時～23時50分（23時まで受付）
　・月曜日　4時～6時50分（6時まで受付）
　・毎月1回　最終土曜日から日曜日　24時～5時50分（5時まで受付）
　詳細はウェブサイトをご覧ください。
　https://www.npo-tms.or.jp/service/sns.html

○**特定非営利活動法人 あなたのいばしょ**
　年齢や性別を問わず、誰でも無料・匿名で利用できるチャット形式でのSNS相談です。
　いつでも、誰でもチャットで相談できます。
　相談時間：24時間365日
　詳細はウェブサイトをご覧ください。
　https://talkme.jp/

〔引用・参考〕厚生労働省ウェブサイト

〔作成：島田留津（城西国際大学）〕

〈付録〉 INTERPERSONAL SUICIDALITY RISK ASSESSMENT TOOL (ISRAT) 面接ガイド ver1.0

自殺願望および希死念慮 SUICIDAL DESIRE AND IDEATION

項目		A, B, C のうち少なくとも2つ	?不十分な情報 1 ない、またはあてはまらない 2 閾値以下 3 閾値またはあてはまる
A1:一人暮らし	お一人暮らしですか		? 1 2 3
A2:結びつきの欠如	他の人々と結びつきがあると感じますか（「全然感じない」を0、「非常に強く感じる」を10） 「全然感じない」(0点)でないなら：それはどなたでしょうか	1=7～10点 2=5～6点 3=4点以下 得点 人物を特定	? 1 2 3 _____
A3:頼れる他者がいない	気分が落ち込んでいるときに電話できる人がいますか 「はい」("1")なら：それはどなたですか 「いいえ」なら：あなたの支えになるような人間関係がまったくありませんか 「まったくない」なら3	人物を特定	? 1 2 3
A:所属感の減弱		A1, A2, A3のうち少なくとも2項目が"3"とコードされる	1 3
B:知覚された負担感	人は時々「私の人生に関わる人々は私がいなくなった方が楽になるだろう」と思います。あなたはそう思いますか（「全然思わない」を0、「非常に強く思う」を10） 「全然思わない」でないなら：どなたに負担をかけていると思いますか	1=0～2点 2=3～4点 3=5点以上 得点 人物を特定	? 1 2 3 _____
C1:死亡願望	この2週間、ご自分が死んでいたら良いのにと思ったりしますか どのくらい強く思いますか（「全然思わない」を0、「非常に強く思う」を10）	1=0～2点 2=3～4点 3=5点以上 得点	? 1 2 3 _____
C2:自殺のイメージ	この2週間、自殺を考えたり、イメージ（ご自身を傷つける考えやイメージ）したりしたことがありましたか （「まったくなかった」を0、「常にあった」を10）	1=0～2点 2=3～4点 3=5点以上 得点 特定せよ	? 1 2 3 _____

C：自殺のイメージと死亡願望	「まったくなかった」でないなら：そのことについて話してください	C1かC2のいずれかが"3"とコードされる	? 1 3
自殺願望および希死念慮		**A, B, Cのうち少なくとも2項目が"3"とコードされる**	**1 3**

計画立案と準備 RESOLVED PLAN AND PREOCCUPATION

項目	もし「死亡願望」および「自殺のイメージ」の両方が"1"と評価されたら、ここにレをつけて____「身についた自殺潜在能力」に進む		
A：持続期間（考えへのとらわれを探す）	このような考えをもたれると、どのくらいそれらが続きますか	1＝まったくない 2＝半日未満 3＝半日以上 特定せよ （例：10分、3時間、1週間など）	? 1 2 3 _____
B：自殺する意思の強度	あなたが自殺する意思はどのくらい強いですか （「全然思わない」を0、「強く思う」を10）	1＝0～2点 2＝3～4点 3＝5点以上 得点	? 1 2 3 _____
C：恐怖心のなさ	自殺について考えると怖いですか （「非常に怖い」を0、「全然怖くない」を10）	1＝0～2点 2＝3～4点 3＝5点以上 得点	? 1 2 3
D：自殺の準備	自殺をするための準備をしましたか（例：薬の購入） 「はい」なら：どんな準備をしましたか	特定せよ	? 1 2 3
E1：手段および機会(1)手段	お手元に薬（または銃など）を持っておられますか	特定せよ	? 1 2 3
E2：手段および機会(2)機会	実行する機会があると思いますか（「全然思わない」を0、「非常に強く思う」を10） もし「全然思わない」なら：「F 特定の計画」に進む	1＝0～2点 2＝3～4点 3＝5点以上 得点	? 1 2 3
E：手段および機会		E1もしくはE2のいずれかが"3"とコードされる	? 1 3

項目			
F:特定の計画（鮮明さ、詳細さに注意）	どのように自殺するか計画していますか それはどのような計画ですか 鮮明さおよび詳細さ（「全然鮮明、詳細でない」を0、「非常に鮮明、詳細」を10）	特定せよ 1＝鮮明さおよび詳細さが0〜2点 2＝"1"と"3"の中間 3＝鮮明さおよび詳細さが5点以上	? 1 2 3 鮮明さおよび詳細さ _____
G:明らかな実施時期	自分がその計画を実行するのが何時《いつ》かを決めていますか 「はい」("3")なら：何時《いつ》するつもりですか	特定せよ	? 1 2 3 _____
	計画立案と準備	**A, B, C, D, E, F, Gのうち"3"とコードされた項目数**	

身についた自殺潜在能力 ACQUIRED SUICIDAL CAPACITY

項目		AまたはB1〜B6のうち少なくとも3つ	
A:複数回の自殺企図（2回以上）	過去に自殺を試み、実行したことがありますか 「はい」なら： 1)何回ありましたか 2)使った方法は何ですか（致死性を評価する） 3)どうなりましたか（例：入院）		? 1 2 3 1)_____回 2)_____ 3)_____
B1:1回の自殺企図			? 1 2 3
B2:自殺の中断	自殺をしようと考えて試みるまでの最後の瞬間に思いとどまったことがありますか		? 1 2 3
B3:自己注射による薬物の使用	ご自身で注射をして薬物を使用したことがありますか 「はい」なら：何を使いましたか	特定せよ	? 1 2 3 _____
B4:自傷行為	自殺ではなく、ご自分を傷つけられたことはいかがですか		? 1 2 3
B5a	暴力にさらされたようなことはありましたか（例：外科手術を何度か受けている）		? 1 2 3
B5b	刺青を数か所入れている		? 1 2 3

B5c	ピアスを何回かしている		? 1 2 3
B5d	子どもの頃に暴力など身体的虐待を受けた		? 1 2 3
B5e	子どもの頃、性的な虐待を受けた		? 1 2 3
B5f	他者の痛みや怪我を目の当たりにした		? 1 2 3
B5g	DVを目撃した		? 1 2 3
B5:頻繁に身体的な暴力にさらされたこともしくは暴力を振るったこと		1＝B5a〜gで"3"が0個 2＝B5a〜gで"3"が1〜2個 3＝B5a〜gで"3"が3個以上 3の該当個数	? 1 2 3
B6:自殺した親族	ご家族の中で自殺したり未遂をした方はおられますか 注：家族は両親、同胞、子 もし「はい」なら：それはどなたでしたか	人物を特定	? 1 2 3
身についた自殺潜在能力		AまたはB1〜6のうち少なくとも3つが"3"とコードされる	1 3

その他の重要な危険因子 OTHER RISK FACTORS

項目		"3"とコードされた項目数	
A:原因となるストレス因子	最近、特にストレスとなるような出来事はありましたか（例：愛する人の死、離婚、重大な別れ、失職） もし「はい」なら：どんなことが起きましたか	特定せよ	? 1 2 3
B:絶望感	未来に希望がないと感じますか （「全然思わない」を0、「非常に強く思う」を10）	1＝0〜2点 2＝3〜4点 3＝5点以上 得点	? 1 2 3
	嫌な気分のとき、どのように対処なさいますか	対処スタイルを特定	
	嫌な気分のとき、それを良くするために衝動的なことをする人がいます。あなたにそんなことはありましたか		
C1	酒を飲む（暴飲）	内容を特定	? 1 2 3

C2	過食（やけ食い）	内容を特定	? 1 2 3
C3	例えば、リストカットをする（自分の皮膚を切る）	内容を特定	? 1 2 3
C4	家出する	内容を特定	? 1 2 3
C5	見境なく性交渉を持つ	内容を特定	? 1 2 3
C6	乱暴や八つ当たりなどの身体的な攻撃	内容を特定	? 1 2 3
C7	万引き	内容を特定	? 1 2 3
C：衝動性		C1～C7のうち少なくとも1つが"3"とコードされる該当個数	? 1 3
	もし患者の診断名がすでに分かって入ればここにレをつけて_____面接の最後に進む		
D：精神疾患の存在（面接者による評定）	こころの病気がありますか？ 「はい」なら：そのことについてもう少し話してください	特定せよ	? 1 2 3
	その他の重要な危険因子	A, B, C, Dのうち"3"とコードされた項目数	

SUICIDE RISK SEVERITY RATING

程度	基準
高度（極度）	1：身についた自殺潜在能力＋計画立案と準備が4項目以上で"3" 2：計画立案と準備が4項目以上で"3"＋その他の重要な危険因子が2項目以上で"3"
高度（重度）	1：身についた自殺潜在能力＋その他の重要な危険因子が2項目以上で"3" 2：計画立案と準備が2項目以上で"3"＋その他の重要な危険因子が1項目以上で"3"
中等度	1：身についた自殺潜在能力＋その他の重要な危険因子が1項目以上で"3" 2：計画立案と準備が2項目以上で"3" 3：自殺願望および希死念慮が2項目以上で"3"＋その他の重要な危険因子が2項目以上で"3"
軽度	1：上記のいずれにも該当しない

低い重症度の基準が満たされても、それより重症の基準が満たされる場合は後者を採用する

RISK MANAGEMENT

程度	対応
高度(極度) 高度(重度)	もしあなたが研修医(研修生)であればスーパーバイザーに、研修医(研修生)でないなら同僚に相談する ・緊急メンタルヘルス対応のオプションを検討する ・クライエントに常に誰かが同行し、モニターする ・もし、入院ができないなら中等度の自殺リスクでの提案を使う ・カルテに行ったことをすべて記録する(入院治療を少なくとも検討したことを文章化しておくことを含む)
中等度	・緊急時連絡電話番号を与える ・危機カードを作る ・症状マッチング階層を完成させる ・次回面接までの週の中頃に電話チェックをすることを検討する ・付加的な治療(例:薬物治療)の存在について知らせる ・ソーシャル・サポートを増やす ・友人や家族からサポートを求めるよう励ます ・誰かにクライエントを定期的に確認させることをクライエントとともに計画する ・確認してくれる人と連絡を取る許可をクライエントに求める ・カルテに行ったことを記録する
軽度	<u>現在、自殺念慮がない</u> ・以下に類したことをクライエントに教える:「もし自殺する気持ちが出始めたら、あなたにしていただきたいことをお話しします。まず、自己コントロール技法を使ってください。それについては後でお話しますが、周囲からのサポートを得ることが含まれています。そしてもし、自殺したい気持ちが残っているなら、[緊急時に電話する人]に電話をしましょう。もし、理由が何であれ、援助が得られないとか、あるいは物事が待てないと感じるなら、119番に電話するか、救急外来に行きましょう」 ・地域に合った緊急時連絡電話番号を与える ・以降のセッションで、リスクのモニターを続ける ・カルテに行ったことを記録する <u>現在、自殺念慮がある</u> ・緊急時連絡電話番号を与える ・危機カードを作る ・症状マッチング階層を完成させる ・カルテに行ったことを記録する

[作成:松長麻美(東京医科歯科大学精神保健看護学分野准教授)、北村俊則]

訳者あとがき

　どの国においても自殺は社会問題であり、メンタルヘルス領域の臨床家が常に直面する課題である。この状況はここ10年間の日本でも、国家的重大課題である。これまでにおびただしい数の研究論文や臨床報告がなされている。しかし、いまだに専門家として自信をもって述べることのできる事柄はわずかである。こうした問題の根底にあるのは、研究上の成果が臨床上の手立てに直結しない、あるいは両者に大きな隔たりがあるという点であろう。

　こうした状況のなかで、自殺研究のトップランナーであるThomas Joinerと彼の研究グループの近年の研究報告はいつも斬新なものであり、注目していた。そして、昨年に彼らの理論を踏まえた臨床治療マニュアルがアメリカ心理学会から刊行された。この著書の魅力は、彼らの研究成果と研究理論を臨床上の評価や支援手法に統合した点である。自殺危険性の発生機構、危険性の予測方法、危機介入の手法、予防措置までを、ひとつの理論で概観できる説得的な試みは稀である。また、相談事例が逐語で克明に紹介されており、きわめて実践的である。さっそく日本語翻訳を申し出たところ快諾を得た。

　本書の翻訳は、埼玉県で活躍する若手臨床心理の諸君の共同作業として生まれた。彼らを紹介していただいた、こうぬまクリニック・鈴木仁史院長に感謝の意を表したい。翻訳は各章を分担して行ったが、各章の間の統一を図るため、全員が全ページを通読している。監訳者は全文について文法上のチェック、記載内容の確認、専門用語の統一、日本語としての一貫性について責任を負った。

　本書の刊行にあたり、日本評論社、林克行氏には多くのご支援をいただき、特に日本語表記については専門的立場から多くの示唆をいただいた。ここに感謝の言葉を述べたい。

　メンタルヘルス領域で活躍している専門職の方々が、本書から自殺の危険性を持ったクライエントに希望を与えるサービスを提供する手法を汲み取ってい

ただければ、そしてこれまで以上に、自殺に関する臨床研究が日本において進展するのであれば、訳者としては望外の幸せである。

　　　　　　　　　　　　　　　　　2011 年 5 月　訳者を代表して
　　　　　　　　　　　　　　　　　　　　北村俊則

●監訳者─────

北村俊則 *KITAMURA Toshinori*
慶應義塾大学医学部卒業。慶應義塾大学病院（精神神経科）、東京武蔵野病院、英国バーミンガム市オールセインツ病院、国立精神・神経センター精神保健研究所を経て、熊本大学大学院生命科学研究部教授（臨床行動科学分野・こころの診療科）。ワシントン大学医学部（米国セント・ルイス）客員教授、いくつかの国際専門誌の編集委員、英国精神医学会会員（日本人初）およびフェロー。
現職：北村メンタルヘルス研究所所長、こころの診療科きたむら醫院院長、北村メンタルヘルス学術振興財団代表理事。

●訳者─────

奥野大地 *OKUNO Daichi*　　熊谷心理センター　臨床心理士、公認心理師

鹿沼 愛 *KANUMA Ai*　　陽和病院　臨床心理士、公認心理師

弘世純三 *HIROSE Junzo*　　東京都立松沢病院　臨床心理士、公認心理師

小笠原貴史 *OGASAHARA Takafumi*　　小笠原こどもとかぞくのカウンセリングルーム　臨床心理士、公認心理師

新装版 自殺の対人関係理論：予防・治療の実践マニュアル

2011年6月25日　第1版第1刷発行
2024年9月20日　新装版第1刷発行

著　者	Thomas E. Joiner Jr. Kimberly A. Van Orden Tracy K. Witte M. David Rudd
監訳者	北村俊則
発行所	株式会社 日本評論社 〒170-8474 東京都豊島区南大塚3-12-4 電話 03-3987-8621（販売）　-8598（編集） 振替 00100-3-16　http://www.nippyo.co.jp/
印刷所	株式会社 平文社
製本所	株式会社 松岳社
装　幀	図工ファイブ

検印省略　©KITAMURA Toshinori et al., 2024
ISBN978-4-535-98536-0　　　　　　　　　　　　　　　　Printed in Japan

JCOPY 〈(社) 出版者著作権管理機構 委託出版物〉
本書の無断複写は著作権法上での例外を除き禁じられています。複写される場合は、そのつど事前に、(社)出版者著作権管理機構（電話 03-5244-5088、FAX 03-5244-5089、e-mail: info@jcopy.or.jp）の許諾を得てください。また、本書を代行業者等の第三者に依頼してスキャニング等の行為によりデジタル化することは、個人の家庭内の利用であっても、一切認められておりません。